U0879103

"十二五"职业教育国家规划教材
经全国职业教育教材审定委员会审定
全国卫生高等职业教育规划教材

供临床医学类专业用

口腔科学

第2版

主　编　欧阳翔英

副主编　马　涛　齐鸿亮　宋黎亮

编　委（按姓名汉语拼音排序）

白　洁（北京大学医学部）
李昭萍（邢台医学高等专科学校）
马　涛（邢台医学高等专科学校）
欧阳翔英（北京大学医学部）
齐鸿亮（山西医科大学）
宋黎亮（江西医学高等专科学校）
苏哲君（承德医学院）
王笑茹（承德医学院）
许向亮（北京大学医学部）
岳　炜（首都医科大学燕京医学院）

北京大学医学出版社

KOUQIANGKEXUE

图书在版编目（CIP）数据

口腔科学/欧阳翔英主编. —2版. —北京：北京大学医学出版社，2014.8（2017.8重印）

ISBN 978-7-5659-0819-4

Ⅰ.①口… Ⅱ.①欧… Ⅲ.①口腔科学—医学院校—教材 Ⅳ.①R78

中国版本图书馆CIP数据核字（2014）第056771号

口腔科学（第2版）

主　　编：欧阳翔英
出版发行：北京大学医学出版社
地　　址：（100191）北京市海淀区学院路38号　北京大学医学部院内
电　　话：发行部：010-82802230；图书邮购：010-82802495
网　　址：http://www.pumpress.com.cn
E - mail：booksale@bjmu.edu.cn
印　　刷：北京瑞达方舟印务有限公司
经　　销：新华书店
责任编辑：王　楠　　**责任校对**：金彤文　　**责任印制**：罗德刚
开　　本：787mm×1092mm　1/16　**印张**：12.5　**彩插**：5　**字数**：317千字
版　　次：2008年6月第1版　2014年8月第2版　2017年8月第2次印刷
书　　号：ISBN 978-7-5659-0819-4
定　　价：29.00元

全国卫生高等职业教育规划教材修订说明

北京大学医学出版社于1993年和2002年两次组织北京大学医学部和8所开办医学专科教育院校的老师编写了临床医学专业专科教材（第1版和第2版），并于2000年组织编写了护理专业专科教材（第1版）。2007年同时对这些教材进行了修订再版。因这两套教材内容精炼、实用性强，符合基层卫生工作人员的培养需求，受到了广大师生的好评，并被教育部中央广播电视大学选为指定教材。“十一五”期间，这两套教材中有24种被教育部评为**普通高等教育“十一五”国家级规划教材**，其中3种入选**普通高等教育精品教材**。

进入“十二五”以来，专科教育已归入职业教育范畴。为适应新时期我国卫生高等职业教育发展与改革的需要，在广泛调研、总结上版教材质量和使用情况的基础上，北京大学医学出版社启动了临床医学、护理专业高等职业教育规划教材的修订再版工作，并调整、新增了部分教材。本套教材有22种入选**“十二五”职业教育国家规划教材**，修订和编写特点如下：

1. 优化编写队伍 在全国范围内遴选作者，加大教学经验丰富的从事卫生高等职业教育工作的作者比例，力求使教材内容的选择具有全国代表性、贴近基层卫生工作人员培养需求，提高适用性；遴选知名专家担纲主编，对教材的科学性、先进性把关。

2. 完善教材体系 针对不同院校在专业基础课设置方面的差异，对部分专业基础课教材实行双轨制，如既有《人体解剖学》《组织学与胚胎学》，又有《人体解剖学与组织胚胎学》《正常人体结构》教材，便于广大院校灵活选用。

3. 锤炼教材特色 教材内容力求符合高等职业学校专业教学标准，基本理论、基本知识和基本技能并重，紧密结合国家临床执业助理医师、全国护士执业资格考试大纲，以“必需、够用”为度；以职业技能和岗位胜任力培养为根本，以学生为中心，使教材更适合于基层卫生工作人员的培养。

4. 创新编写体例 完善、优化“学习目标”；教材中加入“案例”“知识链接”，使内容与实践紧密结合；章后附思考题，引导学生自主学习。力求体现专业特色和职业教育特色。

5. 强化立体建设 为满足教学资源的多样化需求，实现教材立体化、数字化建设，大部分教材配套实用的学习指导和数字教学资源，实现教材的网络增值服务。

本套教材主要供三年制高等职业教育临床医学、护理类及相关专业用，于2014年陆续出版。希望广大师生多提宝贵意见，反馈使用信息，以逐步修改和完善教材内容，提高教材质量。

临床医学专业教材目录

说明：1．“十二五”：**“十二五”职业教育国家规划教材**（“十二五”含其配套教材）。

2．“十一五”：普通高等教育“十一五”国家级规划教材。

3．“ * ”：普通高等教育精品教材。

4．辅导教材名称：《主教材名称 + 学习指导》，如《内科学学习指导》。

序号	教材名称	版次	十二五	十一五	辅导教材	适用专业
1	医用基础化学	4		✓	✓	临床医学、护理类及相关专业
2	人体解剖学与组织胚胎学	2				临床医学类
3	人体解剖学	4	✓	✓	✓	临床医学、护理类及相关专业
4	组织学与胚胎学 *	4	✓	✓	✓	临床医学、护理类及相关专业
5	人体生理学	4	✓	✓	✓	临床医学、护理类及相关专业
6	医学生物化学	4			✓	临床医学、护理类及相关专业
7	病原生物与免疫学	1				临床医学类
8	医学免疫学与微生物学	5	✓	✓	✓	临床医学、护理类及相关专业
9	医学寄生虫学 *	4	✓	✓	✓	临床医学、护理类及相关专业
10	医学遗传学	3	✓	✓	✓	临床医学、护理类及相关专业
11	病理学与病理生理学	1				临床医学、护理类及相关专业
12	病理学	4	✓		✓	临床医学、护理类及相关专业
13	病理生理学	4	✓	✓	✓	临床医学、护理类及相关专业
14	药理学	4			✓	临床医学、护理类及相关专业
15	诊断学基础	4	✓	✓	✓	临床医学类
16	内科学	4	✓	✓	✓	临床医学类
17	外科学	4		✓		临床医学类

续表

序号	教材名称	版次	十二五	十一五	辅导教材	适用专业
18	妇产科学	4	√	√	√	临床医学类
19	儿科学	4				临床医学类
20	传染病学	4	√	√	√	临床医学类
21	眼耳鼻喉口腔科学	2				临床医学类
22	眼科学	2	√			临床医学类
23	耳鼻咽喉头颈外科学	2	√			临床医学类
24	口腔科学	2	√			临床医学类
25	皮肤性病学	4				临床医学类
26	康复医学	2	√			临床医学类
27	急诊医学	2	√			临床医学类
28	中医学	3				临床医学类
29	医护心理学 *	3		√		临床医学、护理类
30	全科医学导论	1				临床医学类
31	预防医学	4		√	√	临床医学类

全国卫生高等职业教育规划教材编审委员会

序

近十余年来，随着国家教育改革步伐的加快，我国职业教育如雨后春笋般蓬勃发展，在总量上已与普通教育并驾齐驱，是我国教育体系构成的重要板块。卫生高等职业教育同样取得了可喜的成绩。开办卫生高等职业教育的院校与日俱增，但存在办学、培养不尽规范等问题。相应的教材建设也存在内容与职业标准对接不紧密、职教特色不鲜明、呈现形式单一、配套资源开发不足、不少是本科教材的压缩版或中职教材的加强版、不能很好地适应社会发展对技能型人才培养的要求等问题。

进入“十二五”以来，独立设置的高等职业学校（含高等专科学校）、成人教育学校、本科院校和有关高等教育机构举办的高等职业教育（专科）统称为高等职业教育，由教育部职业教育与成人教育司统筹管理。教育部发布了**《教育部关于“十二五”职业教育教材建设的若干意见》**等重要文件，陆续制定了各专业教学标准，对学制与学历、培养目标与规格、课程体系与核心课程等10个方面做出了具体要求。职业教育以培养具有良好职业道德、专业知识素养和职业能力的高素质技能型人才为根本，以学生为中心、以就业为导向。教学内容以“必需、够用”为度，教材须图文并茂，理论密切联系实际，强调实践实训。卫生高等职业教育有很强的特殊性，编好既涵盖卫生实践所要求具备的较完整知识体系又能体现职业教育特点的教材殊为不易。

北京大学医学出版社组织的临床医学、护理专业专科教材，是改革开放以来该专业我国第二套有较完整体系的教材，历经多年的教学应用、修订再版，得到了教育部和广大院校师生的认可与好评。斗转星移，转眼间距离2008年上一轮教材修订已5年，随着时代的发展，这两套教材中部分科目需要调整、教学内容需要修订。在大量细致调研工作的基础上，北京大学医学出版社审时度势，及时启动了这两套教材的修订再版工作，成立了教材编审委员会，组织活跃在卫生高等职业教育教学和实践一线的专家学者召开教材编写会议，认真学习教育部关于高等职业教育教材建设的精神，结合当前高等职业教育学生的特点，经过充分研讨，确定了教材的编写原则和编写思路，统一了教材的编写体例，强化了与教材配套的数字化教学资源建设，为使这两套教材成为优秀的立体化教材打下了坚实的基础。

相信经过本轮修订，在北京大学医学出版社的精心组织和全体专家学者对教材的精雕细琢下，这两套教材一定能满足新时期我国卫生高等职业教育人才培养的需求，在教材建设“百花齐放、百家争鸣”的局面中脱颖而出，真正成为好学、好教、好用的精品教材。

本轮教材修订工作得到了各参编院校的高度重视和大力支持，众多专家学者投入了极大的热情和精力，在主编带领下克服困难，以严肃、认真、负责的态度出色地完成了编写任务，谨在此一并致以衷心的感谢！诚恳地希望使用本套教材的广大师生不吝提出建议与指正，使本套教材能与时俱进、日臻完善，为我国的卫生高等职业教育事业做出贡献。

感慨系之，欣为之序！

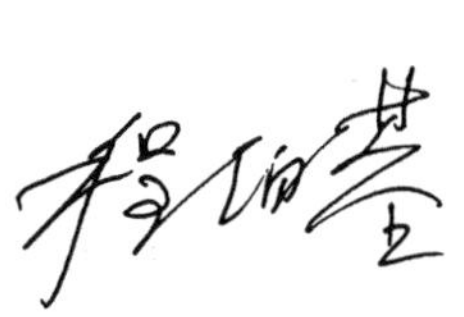

第2版前言

口腔医学是研究以口腔及口腔颌面部疾病的病因、病理、诊断、治疗及预防为主要内容的学科。口腔及口腔颌面部是构成人体的重要组成部分，口腔是人体的重要器官之一，与全身有着密切的联系，因此，作为一名医学生或医师，有必要掌握和了解口腔医学的最基本理论和知识。

现代口腔医学发展迅速，包括口腔解剖生理学、口腔组织病理学、牙体牙髓病学、牙周病学、口腔黏膜病学、口腔颌面外科学、口腔修复学及口腔正畸学等许多分支学科，然而，本书是非口腔专业医学生用的教材，因此，在书中未详细介绍这些分支学科的众多内容，而是着眼于介绍最基本的口腔医学知识，让学生学到口腔科学的基本理论和基本知识以及与全身医学的关系。

《口腔科学》第1版于2008年出版，由姬爱平和杨佑成主任医师主编，已在教学中应用多年。《口腔科学》第2版的主编和编委有很大调整，为了做好编写工作，尽可能地征求了使用本教材教师的意见，为新版教材的编写提供参考。编委们根据本书使用对象的特点和口腔科学各个方面的进展，在第1版教材基础上进行这一版教材的编写工作。

第二版教材保留了以疾病为主要线索编写的系统写法，简要介绍了口腔最常见与最多发疾病的病因、临床表现、诊断、治疗原则以及口腔的预防保健，并着重介绍了口腔疾病与全身疾病相互关系的知识与进展。除保留原有基本格局外，在格式上进行了一些改进：在每章前面增加了学习重点和章后的思考题；在相关部位增加了知识连接，以扩展知识范围；在可能的情况下采用表格来替代一些繁复的文字描述；在各个口腔疾病章节增加了链接的临床病案，在病案中提出了临床上需要思考的问题，并在教材网络增值服务中给出了案例问题的答案和解析，以供学生从临床病例出发学习相关知识，学会分析问题、解决问题的思路和方法。

本版教材在内容上也有较大变动，以便更适宜本教材的使用对象（非口腔专业医学大专学生）的学习，主要包括：①第一章主要从临床观点出发，介绍牙齿、口腔、颌面部的解剖生理特点，将生长发育方面的内容作为知识链接进行简要介绍。②龋病和牙周疾病是口腔中最常见的两大疾病，因此，牙体疾病和牙周疾病依然是本书的最基本内容，但根据学科的进展进行了相应内容的更新。③在口腔黏膜疾病中增加了“手－足－口病”的内容。④增加了“颞下颌关节病”一章，考虑到本书使用者在未来的基层急诊工作中有可能遇到这种临床常见病，本书还特别介绍了颞下颌关节脱臼问题的处理方法。⑤在其他各疾病章节中，对内容也进行了不同程度的补充和调整，力求达到突出重点，反映已成熟的口腔学科的最新知识和进展。⑥特别需要说明的是，本书的特色之一是将口腔疾病与全身疾病的关系及全身疾病在口腔的表征作为一个独立章编写，本版保留了这个特色，并根据国际上相关知识的进展做了调整更新，介绍了“牙周医学”的概念，介绍了口腔与全身健康的相互影响。使非口腔医学专业未来的医师们了解到这些知识，对某些全身疾病的早发现、早诊断和早治疗具有重要意义。

由于此次改编的时间非常紧，篇幅有限，可能会有许多不足之处，真诚欢迎批评和提出宝贵意见。

本版教材的编委来自北京大学医学部、江西医学高等专科学校、邢台医学高等专科学校、承德医学院、山西医科大学、首都医科大学六所院校，他们均工作在临床及教学一线，临床经验及教学经验丰富。他们将工作中获得的宝贵病例资料和图片用于本教材，并沿用部分上版教材中的图片资料，在此对编委们的辛勤工作和提供图片资料的医师和同道们表示衷心感谢！

欧阳翔英

目录

第六章　口腔颌面部感染及涎腺炎症　84

第七章　口腔颌面部肿瘤　95

第八章　口腔颌面部损伤　113

第一章

口腔颌面部解剖生理特点

学习目标

【掌握】

牙齿的组成和结构。乳牙列和恒牙列的牙数、萌出时间及乳恒牙替换时间。口腔颌面部主要解剖结构特点，包括：上颌骨、下颌骨、颞下颌关节、咀嚼肌、唾液腺、血管、淋巴结、三叉神经、面神经以及口腔局部解剖。

【熟悉】

牙齿的解剖生理特点和增龄性变化。

【了解】

乳牙和恒牙萌出顺序。口腔颌面部解剖结构的临床意义。

第一节　牙齿的解剖生理特点

一、牙齿的组成和结构

（一）牙齿的组成

牙齿由牙冠、牙根及牙颈三部分组成（图 1－1）。

1. 牙冠　是发挥咀嚼功能的主要部分。牙体被牙釉质所覆盖的部分称为解剖牙冠，与牙根之间以牙颈为界。严格意义上说，显露于口腔内未被牙龈覆盖、在口腔内可见到的牙齿部分，称为临床牙冠，以牙龈缘为界。临床牙冠会随着年龄增长而变长，特别是老年人牙龈退缩，临床牙冠会变长。

2. 牙根　是牙体被牙骨质所覆盖的部分，包埋于牙槽骨内，是牙的支持部分。正常情况下，在口腔内见不到牙根。牙根的尖端称为根尖，每个根尖都有通过牙髓的小孔，称为根尖孔，是牙体本身营养来源的通道。

3. 牙颈　牙冠与牙根交界处的弧形曲线称为牙颈，又名颈缘、颈线，是牙釉质和牙骨质交界的区域。

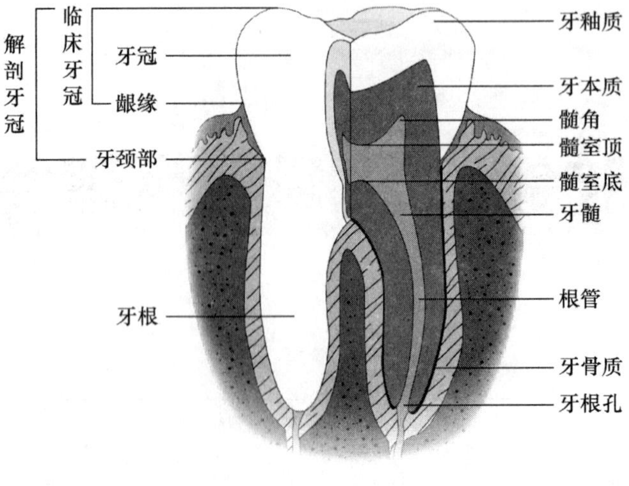

图 1－1　牙的组成

（二）牙的组织结构

从牙体的纵剖面观察，可见牙体由三种硬组织及一种软组织构成，硬组织为牙釉质、牙骨质、牙本质，软组织为牙髓（图 1－1）。

1. 牙釉质　是位于牙冠表层的半透明白色硬组织，是牙体中矿化程度最高、最坚硬的组织，无机盐占 95%～97%，其余为有机物和水。釉质的厚度因部位不同而异，切缘、牙尖部较厚，接近牙颈部最薄。

2. 牙骨质　为位于牙根表层色泽较黄的硬组织，是维系牙体和牙周组织联系的重要结构，硬度与骨组织相似。牙骨质和牙釉质在牙颈部相连，两者交界处称为釉牙骨质界。

3. 牙本质　是构成牙体的主要组织结构，位于牙釉质及牙骨质内层，呈淡黄色。牙本质包裹的空腔称为牙髓腔。牙本质有一定弹性，给坚硬的釉质提供了良好的缓冲。

4. 牙髓　是充满于牙髓腔中的蜂窝组织，内含血管、神经和淋巴，通过根尖孔与根尖部的牙周组织相通。牙髓中的神经大多为传递痛觉的有髓神经纤维，对各种刺激的反应均表现为痛觉，不能区分冷、热、压力等感觉；且牙髓神经缺乏定位能力，患者往往无法辨别疼痛的位置。

二、乳牙列及恒牙列

（一）乳牙列

婴儿出生后 6 个月左右乳牙开始萌出，至 2 岁半左右陆续萌出 20 颗牙。从乳牙完全萌出到第一恒磨牙萌出前，口腔内只有乳牙，这段时期称为“乳牙列期”。根据牙齿分布的位置、形态和功能，乳牙分为乳切牙、乳尖牙、乳磨牙（图 1－2）。

乳牙是儿童的咀嚼器官，完整的乳牙列可以发挥良好的咀嚼效能，保证儿童的营养摄入和全身的生长发育；咀嚼力通过牙根传递至颌骨，促进颌骨正常的生长发育；乳牙还可以引导恒牙的正常萌出。因此，乳牙列对儿童的生长发育极为重要。

（二）恒牙列

恒牙列是人类的第二副牙列，正常的恒牙数在 28～32 颗。根据牙齿分布的位置、形态

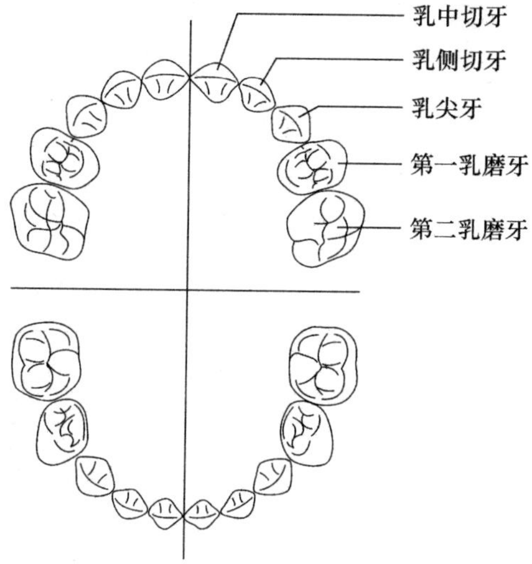

图 1－2　乳牙列

和功能特征分类，恒牙可分为切牙、尖牙、前磨牙（双尖牙）、磨牙（图 1－3），切牙和尖牙位于口角之前，称为前牙；前磨牙和磨牙位于口角之后，称为后牙。各组牙齿的不同功能见表 1－1。

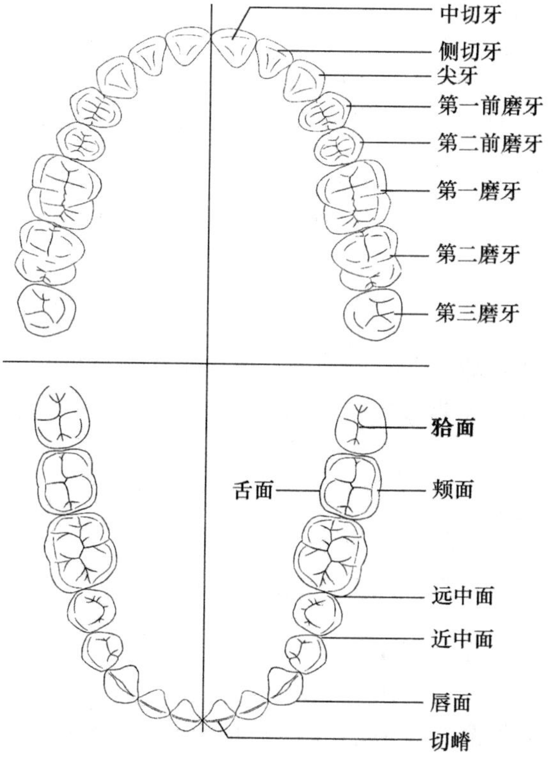

图 1－3　恒牙列

表 1-1 恒牙的形态和功能特征

牙名	牙齿数目	牙根特点	功　能
切牙	8	单根	切割食物
尖牙	4	单根、粗壮、长	穿刺、撕裂食物
前磨牙（双尖牙）	8	单根或双根	协助撕裂、捣碎食物
磨牙	8～12	上颌 3 根、下颌 2 根	磨细食物

（三）牙齿的萌出和替换

1. 牙齿的萌出　牙齿的萌出有一定规律，表现为以下特点：

（1）萌出的时间顺序：不论乳牙还是恒牙，均在一定时间范围内按先后顺序萌出。

乳牙萌出的顺序依次为乳中切牙、乳侧切牙、乳尖牙、第一乳磨牙、第二乳磨牙。最早萌出的为下颌乳中切牙，于婴儿出生后 6 个月左右萌出。最迟萌出的是上颌第二乳磨牙，一般在 2 岁半左右萌出。

知识链接

乳牙胚在胚胎 2 个月即已发生，胚胎 4～6 个月开始钙化。在婴儿出生时颌骨内已有 20 个乳牙牙胚。故孕期的营养缺乏、有害物质的影响等均会造成乳牙发育异常，如釉质发育不良。

恒牙萌出的顺序：上颌依次为上颌第一磨牙、上颌中切牙、上颌侧切牙、上颌第一前磨牙、上颌尖牙、上颌第二前磨牙、上颌第二磨牙、上颌第三磨牙；下颌依次为下颌第一磨牙、下颌中切牙、下颌侧切牙、下颌尖牙、下颌第一前磨牙、下颌第二前磨牙、下颌第二磨牙、下颌第三磨牙。第三磨牙有退化的趋势，不少人第三磨牙缺失。

知识链接

第一恒磨牙牙胚在胚胎 4 个月时出现，是恒牙中发育最早的牙；5 岁以前最后一个恒牙胚即第三恒磨牙牙胚出现。从出生到出生后 5 个月第一恒磨牙和恒前牙开始钙化，直到 7～10 岁，第三恒磨牙开始钙化。在牙齿发育矿化期间（即 7～10 岁前）若生活在高氟地区，会因摄入过量的氟而患氟牙症，即一种特殊类型的釉质发育不全（详见第十二章第三节）。

（2）左右对称萌出：中线左右同颌的同名牙几乎在同一时期萌出。

（3）下颌牙齿的萌出略早于上颌同名牙。

2. 乳恒牙替换　在 6 岁左右，第一恒磨牙在第二乳磨牙的远中萌出，是最早萌出的恒牙，不替代任何乳牙，俗称“六龄齿”。乳恒牙替换过程中，恒牙向口腔方向移动压迫乳牙牙根，使乳牙牙根逐渐吸收、直至松动脱落。乳牙从 6～7 岁开始陆续出现生理性脱落，到 12～13 岁全部被恒牙代替。6～7 岁至 12～13 岁期间，口内既有未脱落的乳牙，也有新萌出的恒牙，这一阶段称为“混合牙列期”或“替牙期”。12～13岁以后口腔内都是恒牙，称为“恒牙列期”或“恒牙𬌗期”。

三、牙齿的解剖生理特点

（一）牙的表面标志

1. 牙体解剖应用术语

（1）牙长轴：通过牙齿中心的一条假想纵轴。

（2）接触区：牙与牙在相邻面互相接触的区域，也称为接触点、接触面。

（3）外形高点：牙齿各面最突出的部位。

（4）唇面及颊面：前牙接近口唇的一面称为唇面；后牙接近颊的一面称为颊面（图1-4）。

（5）舌面：前、后牙接近舌的一面称为舌面。上颌牙的舌面有时又称为腭面（图1-4）。

（6）近中面及远中面：牙与牙相邻的两个面称邻面。牙冠的两个邻面中，离颌面部中线较近的一面称为近中面；较远的一面称为远中面（图1-3、图1-4）。

（7）𬌗面和切嵴：上、下颌后牙咬合时发生接触的一面，称为𬌗面；上、下前牙有切咬功能的部分称为切嵴（图1-3）。

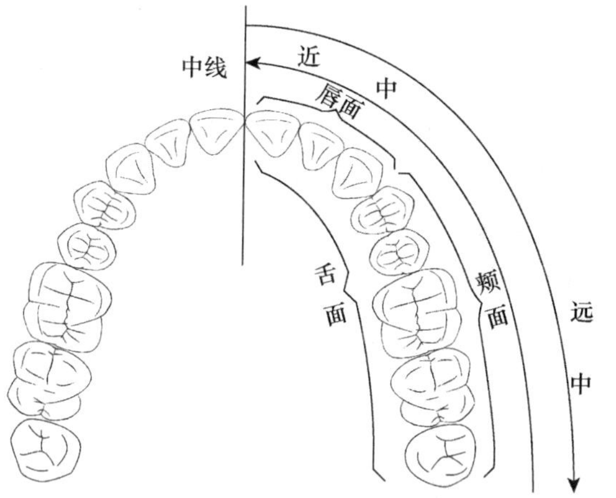

图1-4 牙体解剖应用术语

2. 牙冠的表面标志

（1）牙尖：为位于尖牙的切端及后牙𬌗面上的近似锥体形的显著突起。

（2）舌隆突：为切牙及尖牙舌面颈1/3处的半月形釉质突起，也是该牙在舌面的外形高点。

（3）窝：位于前牙舌面及后牙𬌗面的不规则凹陷。

（4）沟：为牙冠表面的细长凹陷部分。

（5）点隙：为几条发育沟相交或沟的末端所形成的点状小凹陷，此处易堆积食物残渣，好发龋病。

（二）牙髓腔的解剖标志

牙髓腔是位于牙体中部的一个与牙体外形相似的空腔，腔内充满牙髓，可简称为髓腔。牙髓腔被牙本质包围，仅在根尖部通过根尖孔与牙周膜相通。

牙髓腔由髓室和根管系统两个部分组成。

1. 髓室　为髓腔位于牙冠及牙颈部的部分，形状与牙冠外形相似。前牙髓室与根管无明显界限；后牙髓室呈立方体形，分顶、底及四壁（图 1-1）。

（1）髓室顶和髓室底：髓室朝向牙冠𬌗面或切嵴的面称为髓室顶。与髓室顶相对的朝向牙根的面称为髓室底。

（2）髓室壁：为髓室朝向牙长轴的四个壁，分别为近中髓壁、远中髓壁、唇（颊）侧髓壁、舌侧髓壁。

（3）髓角：为髓室向牙尖方向突起的部分，呈角状。

（4）根管口：为髓室与根管交界的部分。

2. 根管系统　是髓腔位于牙根的部分。根管的形态和数目与牙根的形态和数目常不一致。通常较圆的牙根内有 1 个与其外形相似的根管，但较扁的牙根内可能不只有 1 个根管。根管与牙周组织相通的孔，称为根尖孔（图 1-1）。

（三）牙齿的增龄性变化

乳牙在萌出后 1～1.5 年，恒牙在萌出后的 3～5 年，牙冠及牙根才发育成熟。在此之前，牙齿的髓腔宽大，根尖孔呈喇叭口状，牙髓组织血运丰富，修复再生能力强，临床上称此阶段的牙齿为“年轻乳牙”或“年轻恒牙”。

牙釉质结构中既没有细胞，也没有血液循环，无法再生，随着年龄增长，釉质将不断磨耗变薄。年轻时的牙釉质类似半透膜，随着年龄增长，有机物等渗入釉质会使其颜色变深。

随着年龄的增长和牙齿不断受到外界的刺激，髓室和根管壁会形成继发性牙本质和（或）修复性牙本质，髓腔体积逐渐减小，髓角变低，根管变细，根尖孔缩窄，有的牙髓腔甚至出现部分或全部闭锁。同时随着年龄增长，牙髓组织中的细胞成分逐渐减少，纤维成分增多，牙髓活力降低，出现退行性改变。

知识链接

在牙齿发育期间，原发性牙本质以较快速度形成，构成了牙本质的主体。牙齿萌出牙根形成后，成牙本质细胞以缓慢的速度继续形成牙本质，这种牙本质称为继发性牙本质。

当牙齿和牙髓受到外界较强的刺激之后，局部成牙本质细胞死亡，牙髓中的间充质前体细胞可以分化成为成牙本质样细胞并分泌牙本质，此时分泌的牙本质称为修复性牙本质。

（白　洁）

第二节　颌面部的解剖生理特点

面部为人体极为重要的部位。该部位既有口腔、鼻腔、眼等重要解剖结构，又是容貌美的重要代表区。面部的上界为发际，下界为下颌骨下缘，两侧以下颌支后缘为界。经过眉间点及鼻下点的两条水平线，可将面部分为上、中、下三等份，颌面部是中、下两等份的合称。此区域内的解剖结构极为复杂，其所涉及的内容与多个临床学科密切相关，如临床口腔医学（特别是口腔颌面外科）、头颈部外科、耳鼻喉科以及整形外科等。本章主要介绍口腔颌面部的解剖特点。

面部皮肤薄而柔软，皮下组织疏松，皮肤易于伸展移动，有利于外伤缝合及整形美容手术。该区域皮肤是表情肌的止点，表情肌收缩时牵动皮肤，使面部形态出现丰富多彩的表情，因此，在手术时需注意处理每一块表情肌与皮肤之间的关系，以免造成表情功能受损。面部皮肤富于皮脂腺、毛囊和汗腺，若腺管阻塞、细菌繁殖，可引起皮脂腺囊肿或疖。由于面部皮下静脉与颅内静脉窦关系密切，因此，在处理面部炎症时应慎重，避免感染向颅内蔓延。面部血管密集，血运丰富，因而组织再生和抗感染能力强，有利于创口愈合，为颌面部手术提供了便利条件，但创伤时出血亦较多。面部皮下组织内有面神经、血管及腮腺导管等穿行，手术中应特别注意避免损伤上述重要结构。

一、骨

面颅位于颅脑的前下方，与脑颅相连接，构成面部框架，支持和保护与眼眶、鼻腔、口腔等相关的结构。除下颌骨及舌骨外，所有面颅骨均由骨缝紧密相连，不能移动。面颅骨由15块不规则骨组成，其中成对的有上颌骨、颧骨、鼻骨、泪骨、腭骨和下鼻甲；单一骨有下颌骨、犁骨、舌骨（图1-5）。其中，颧骨、上颌骨与下颌骨支撑了颌面部的骨性轮廓，这里介绍上颌骨与下颌骨的主要解剖特点。

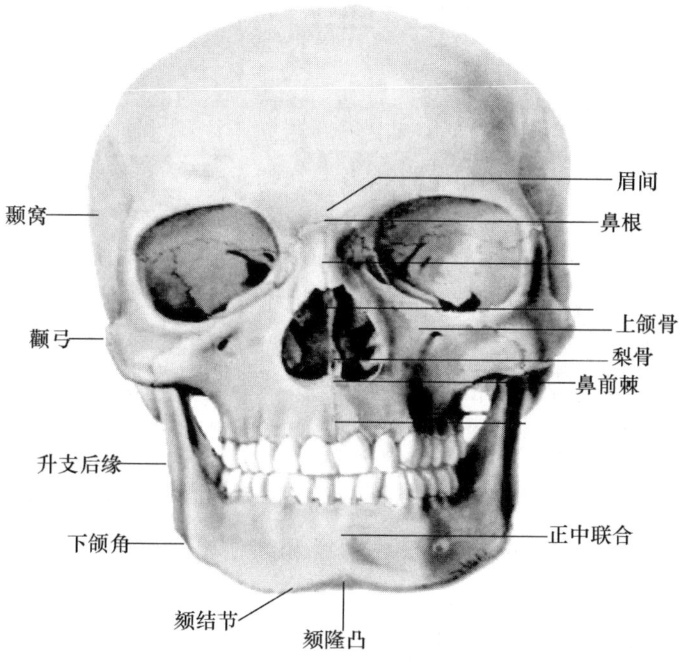

图1-5 颅骨正面观（彩图）

（一）上颌骨

上颌骨位于面中部，左右各一，它与颧骨、额骨、蝶骨、鼻骨、犁骨、泪骨、腭骨等邻接，构成眼眶底部、口腔顶部、鼻腔侧壁和底部、颞下窝和翼腭窝、翼上颌裂及眶下裂。上颌骨可分为一体和四突（图 1－6）。

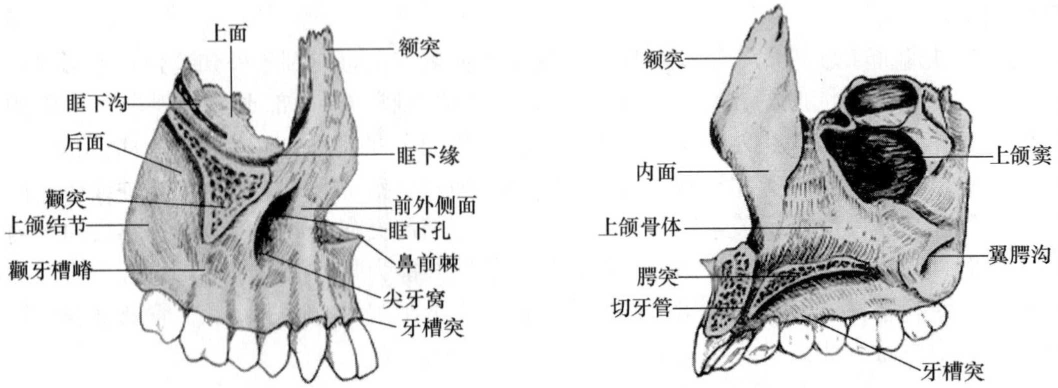

图 1－6　上颌骨前外侧面（左图）及内侧面（右图）（彩图）

1. 上颌体　略呈锥体形，分为前、后、上、内四面，上颌体内有上颌窦。

（1）前面：该面上部有一小椭圆形的眶下孔位于眶下缘中点下方约 0.5cm 处，孔内有眶下神经、血管通过，是眶下神经阻滞麻醉的进针部位。

（2）后面：又称颞下面，其下部有较粗糙的隆起，称为上颌结节。

（3）上面：又称眶面，构成眶底的大部。

（4）内面：又称鼻面，参与形成鼻腔外侧壁。

知识链接

上颌窦　为上颌骨内的空腔，呈锥体形。上颌窦开口在中鼻道。上颌窦与颞下窝及翼腭窝仅以薄骨壁相隔，故上颌窦肿瘤可穿破骨壁而达颞下窝，产生相应症状；窦上壁为眶面，故眶底发生爆裂性骨折时眶内容物可冲破骨壁进入上颌窦腔。上颌窦下壁与上颌第二前磨牙、磨牙各根尖之间隔以较薄的骨板，甚至仅覆盖以黏膜。上述各牙的牙源性感染可累及上颌窦，引起上颌窦炎症。临床拔除上述各牙及摘除断根时，要避免将断根推入上颌窦内造成上颌窦瘘。此外，在行上颌窦手术时，应避免伤及牙根尖。

2. 四突　上颌骨的四突为额突、颧突、腭突和牙槽突。其中腭突和牙槽突是构成口腔的重要结构。

（1）腭突：位于上颌骨内侧面的下部，呈水平位，向内侧突出，与对侧腭突在中线相接，形成腭中缝，构成鼻腔底部和硬腭的大部分，分隔鼻腔与口腔。腭突后缘与腭骨水平部相接。腭突后外侧近牙槽突处，有纵行的沟，走行腭大血管及腭前神经。

（2）牙槽突：又称牙槽骨，呈弓形，为上颌骨包围牙根的突起骨质。牙槽突中容纳牙根的部分称为牙槽窝，其形态、大小、数目和深度与牙根相适应。其中唇颊侧骨板较薄，且由多数小孔通入骨松质，因此，在上颌牙及牙槽骨手术时可采用局部浸润麻醉。

在人的一生中，牙槽突是人体骨骼系统中变化最为显著的部分，其变化与牙齿的发育、萌出与脱落关系密切，还与咀嚼功能以及牙齿的移动等有关系。临床上根据该生物学特性，对牙齿施以适当的力，促使其向特定的位置移动，从而排齐牙列并建立正常咬合关系。

3. 上颌骨的血运特点　上颌骨的血液供应非常丰富，其抗感染能力强，故上颌骨骨折愈合较下颌骨迅速，上颌骨骨髓炎也远较下颌骨为少，且多局限，但外伤或手术中出血也较多。

（二）下颌骨

下颌骨主要位于面部下 1/3，是面颅骨中两块能运动的骨之一，另一块为舌骨。下颌骨由水平部——下颌体和垂直部——下颌支组成。下颌体下缘与下颌支后缘相连接的转角处称为下颌角。

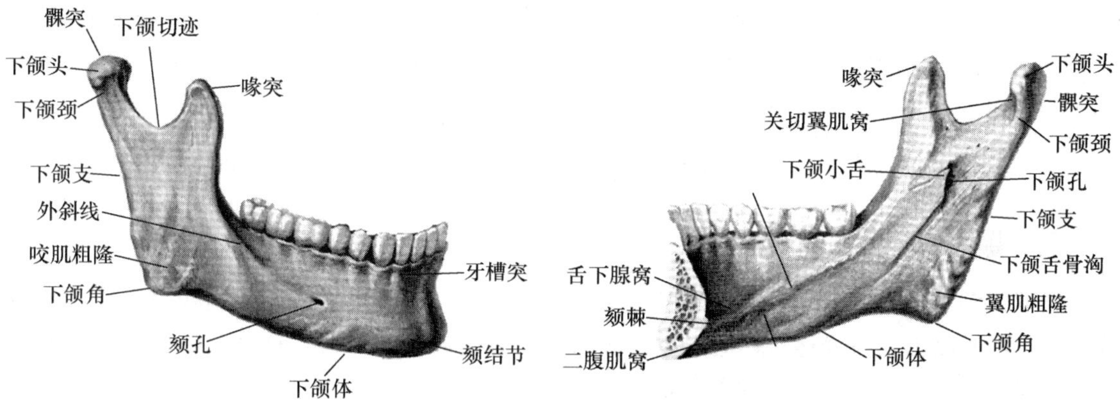

图 1－7　下颌骨外面（左图）及内面（右图）（彩图）

1. 下颌体　呈蹄铁形，分内、外两面和上、下两缘（图 1－7）。

（1）外面：中线处为正中联合，在其下部，左右各有一颏结节，其后外方可见颏孔。在下颌体外面有一条增厚的骨嵴，称为外斜线。

（2）内面：与外斜线相对应，下颌体内面也有一条骨嵴，称为内斜线或下颌舌骨线，下颌舌骨肌附着于其上。内斜线将下颌体内面分为上、下两部分。上部有舌下腺窝；下部有二腹肌窝以及下颌下腺窝。

（3）上缘：即牙槽突，与上颌骨牙槽突相似呈弓状。

（4）下缘：又称下颌下缘，外形圆钝，为下颌骨骨质最致密处。

2. 下颌支　又称下颌升支，位于下颌体后方，左右各一，几乎呈垂直方向，分为两突和两面。

（1）两突：

1）髁突：又称关节突或髁状突。为颞下颌关节的关节头。髁突之下是较窄的髁突颈，又称下颌颈。髁突是下颌骨的主要生长中心之一，在成年之前，如髁突受到损伤或破坏，将严重影响下颌骨的生长发育，从而导致颌面部畸形。

2）喙突：又称肌突或冠状突，呈扁三角形，有颞肌和咬肌附着。

（2）两面：

1）内面：最明显的标志为下颌孔，位于中央偏后上方，在孔的后方有下颌神经沟，下牙槽神经、血管由此进入下颌孔。下颌孔向下内通入下颌管。在下颌角内侧骨面较粗糙，称为翼肌粗隆，为翼内肌的附着处。在下颌孔的前上方，有下颌隆突，此处由前向后有颊神经、舌神经和下牙槽神经越过。下颌孔约相当于下颌磨牙的咬合平面。以口内法行下牙槽神经阻滞麻醉时，注射器针尖应到达下颌孔上方约 1cm 处。

2）外面：在偏下方的骨面较粗糙，称为咬肌粗隆，是咬肌的附着部位。

知识链接

下颌管　下颌骨表层为骨密质，内部为骨松质，其内有下颌管，走行下牙槽神经和血管，有重要的临床意义。该管在下颌支内自下颌孔向前下行，在下颌体内呈水平向前行，分出许多小管与牙槽窝相通，最后在前磨牙根的下方，下颌管分为颏管和切牙管。在下颌磨牙区，下颌管比较接近磨牙根尖，尤其是下颌第三磨牙（智齿）根尖。因此，在行下颌骨手术以及拔牙时应注意下颌管的位置关系，以免损伤下牙槽神经。

二、颞下颌关节

颞下颌关节是颅面部唯一能活动的关节，行使着复杂的生理功能，在咀嚼时可承受高达数十公斤的咀嚼力，在表达言语时颞下颌关节又可非常灵活地运动，这种复杂的功能需要使颞下颌关节成为人体最为复杂的关节之一。

（一）颞下颌关节的组成

颞下颌关节由下颌骨髁突、颞骨关节面、关节盘、关节囊和关节诸韧带组成（图1－8）。

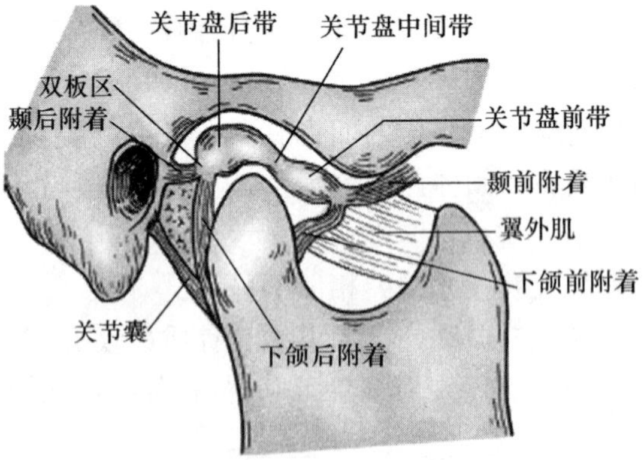

图 1－8　颞下颌关节（彩图）

1. 下颌骨髁突　外形略呈椭圆形，其内外径长，前后径窄。通过内外极在髁突顶面连成一隆起的骨嵴称横嵴，把髁突分为前、后两个斜面，前斜面窄，是负重区，后斜面宽而平，不是负重区。

2. 颞骨关节面　由两个部分组成，即一个关节窝和一个关节结节。

（1）关节窝：关节窝容纳下颌髁突，其顶部很薄，与颅中窝相隔，关节窝顶部不是负重区。

（2）关节结节：关节窝前方的颧弓根部是关节结节。关节结节由关节结节嵴顶分为两个斜面，嵴顶的前方是前斜面，斜度较小；嵴顶的后面为后斜面，是关节的负重区。关节结节是人类颞下颌关节特有的结构。

3. 关节盘　关节盘位于下颌髁突与颞骨关节面之间，一般认为关节盘从前向后分为4个带，即前带、中间带、后带和双板区。

4. 关节囊和关节间隙　关节被关节囊所包裹，内部形成关节间隙或称关节腔，由关节盘将关节间隙分为关节上腔和下腔，上腔容量较下腔大。

5. 关节韧带　关节韧带分囊内韧带和囊外韧带。囊外韧带有关节外侧的颞下颌韧带、内侧的蝶下颌韧带和后方的茎突下颌韧带，这些韧带可防止下颌侧方运动时向侧方脱位，并起到下述作用：悬吊下颌骨、保护进入下颌孔的下颌血管神经束以及限制下颌过度前伸。

（二）颞下颌关节的功能运动

颞下颌关节运动归纳起来就是转动运动和滑动运动两种方式。

1. 颞下颌关节转动运动　有两种方式的转动运动，即水平轴转动和垂直轴转动。水平轴转动是指以两侧髁突的水平轴作转动，垂直轴转动是指以一侧髁突垂直轴的转动。

2. 颞下颌关节滑动运动　包括两侧髁突向前下滑动，两侧髁突向前滑动的下颌前伸运动，一侧髁突向前向下滑动的下颌侧方运动以及一侧髁突的上下滑动运动等。

三、肌肉

与口腔颌面部相关的肌肉包括头部肌、腭咽部肌以及颈部肌。

（一）头部肌

可分为浅层的表情肌（又称为颅面肌）及深层的咀嚼肌。

1. 表情肌　又称为颅面肌，是面部肌肉的重要组成部分，属于皮肌，由薄层肌束构成，肌力较弱，大部分起自颅面骨表面或筋膜，止于皮肤。从其起止点可以看出，肌纤维收缩时可使面部皮肤外形改变，形成不同的皱折和凹陷，从而表达喜怒哀乐等表情，并部分参与咀嚼、呼吸、吞咽、言语等活动。所有表情肌均由面神经支配。因而，面神经受损将会导致其所支配的相应表情肌发生功能障碍。

2. 咀嚼肌　通常所谓咀嚼肌只包括四对肌肉，分别为咬肌、颞肌、翼内肌及翼外肌（图1－9），其主要功能为运动下颌骨。其中咬肌及颞肌位置相对较浅，用力时可在体表触及。实际上，头颈部还有许多其他肌肉均参与咀嚼运动，如二腹肌、下颌舌骨肌及颏舌骨肌等。

（1）咬肌：外形大致呈四边形。起于上颌骨颧突、颧弓下缘及深面，止于下颌角、下颌支外侧面及喙突。在咀嚼运动时，上提下颌并微向前。

（2）颞肌：主要位于颞窝，起于颞窝和颞深筋膜的深面，呈扇形，向前下方聚拢走行，大多数肌束会聚止于喙突、下颌支前缘直至下颌第三磨牙远中。咀嚼运动时，很容易在颞部触及该肌的收缩。

（3）翼内肌：位置与咬肌相对，在下颌骨内侧面，外形也近四边形。起于腭骨锥突、翼外板内面和上颌结节。主要作用为上提下颌，并辅助下颌前伸及侧方运动。

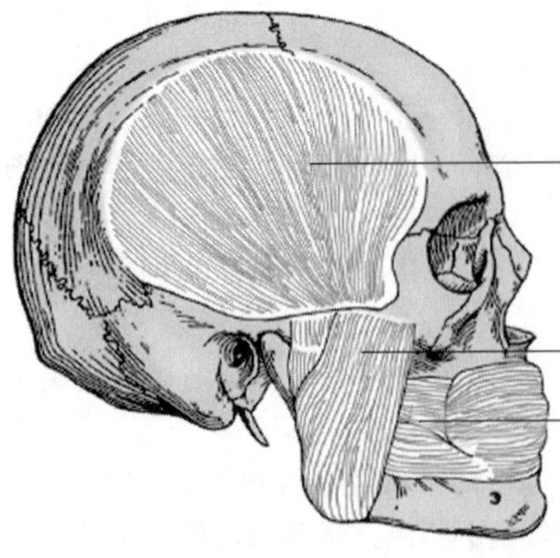

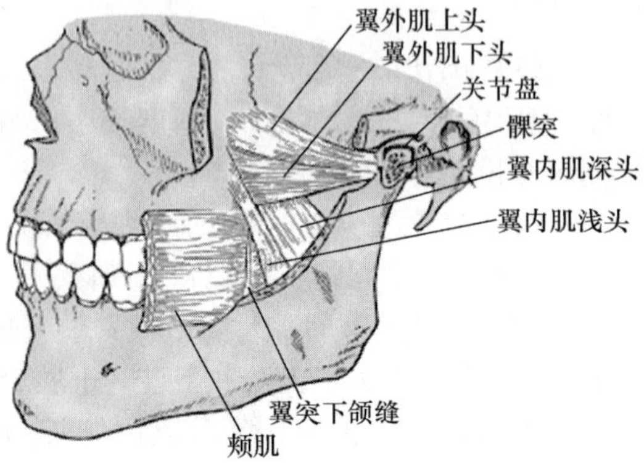

图 1-9　咀嚼肌（彩图）

（4）翼外肌：呈前后水平方向走行，起自蝶骨大翼与翼外板外面，大部分止于髁突颈前方的关节翼肌窝。主要功能为使下颌下降，起到开口的作用。

（二）腭部肌

腭部肌共 5 对，位于软腭内。包括：腭帆提肌、腭帆张肌、腭舌肌、腭咽肌以及腭垂肌。

知识链接

腭腱膜　腭部肌的肌束在软腭的背、腹面汇集，并于腭腱膜的背、腹面交织成肌板，构成软腭的肌层，共同附着于腭腱膜上。腭腱膜本质上是腭帆张肌的腱膜，为一薄层的纤维结缔组织，形成软腭的支架，于硬腭后缘与骨膜相延续，在软腭的前 2/3 处较厚，向后逐渐变薄而消失。

（三）颈部肌

颈部肌包括浅层的颈浅和颈外侧肌，颈前的舌骨上、下肌群以及颈深部的椎前肌群及椎外侧肌群。与口腔颌面部密切相关的主要有舌骨上肌群、颈阔肌以及胸锁乳突肌。舌骨上肌群包括二腹肌、茎突舌骨肌、下颌舌骨肌以及颏舌骨肌。

四、唾液腺

分泌唾液进入口腔的腺体被称之为唾液腺，又名涎腺，它包括三对大唾液腺和许多个位于唇、颊、舌、腭等处的小唾液腺（图 1-10）。

人体三对大唾液腺包括腮腺、下颌下腺及舌下腺。其中腮腺是最大的一对。

1. 腮腺　腮腺位于面侧部皮下，平均重 25g，左右各一，位于外耳道前下方，颧弓下方的范围内，内面绕过下颌骨升支后缘至咽旁间隙内。腮腺内穿行着面神经，临床上常以面神经平面将腮腺分为深、浅两叶。腮腺表面包绕着腮腺鞘，腮腺鞘的浅面致密，深面薄弱而不

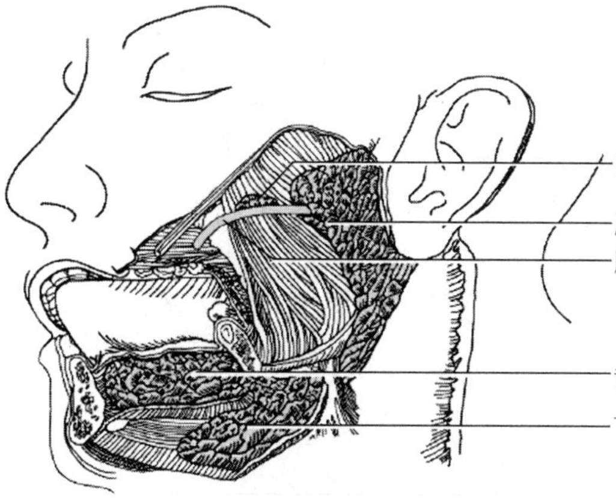

图 1-10 唾液腺（彩图）

完整。腮腺腺泡细胞所分泌的唾液经各级导管汇合，经腮腺导管排入口腔。腮腺导管开口于上颌第二磨牙牙冠正对颊黏膜后上部的腮腺导管乳头。腮腺导管的表面投影为：耳垂至鼻翼与口角间中点连线的中 1/3 段。

2. 下颌下腺　下颌下腺为第二对大唾液腺，呈扁椭圆形，重 10～20g，主要位于下颌骨下缘、二腹肌前腹及后腹共同围成的下颌下三角内。下颌下腺鞘与腺体的连接较为疏松。下颌下腺导管起自下颌下腺浅部的内面，向前上内方开口于口底的舌下肉阜。下颌下腺导管易发生涎腺结石。

3. 舌下腺　舌下腺在三对大唾液腺中是最小的一对，重 3～4g。舌下腺位于口底黏膜与下颌舌骨肌之间，腺体表面仅覆盖有薄层口底黏膜，形成舌下皱襞。舌下腺与腮腺及下颌下腺不同，其所分泌的唾液并非仅经一个大导管排入口腔。其分泌液可经舌下腺大管汇入下颌下腺导管或直接开口于舌下肉阜，也可经分泌管汇入邻近的下颌下腺导管，或直接开口于舌下皱襞。

五、血管

口腔颌面部的血运非常丰富，动脉来源于颈外动脉，静脉血回流主要汇入颈部的颈内静脉和颈外静脉（图 1-11）。头颈部的动脉之间通过末端血管网形成众多的吻合通路，故口腔颌面部外伤出血较多，但同时也是促进伤口愈合的有利条件。

1. 动脉　颈外动脉起自颈总动脉。颈总动脉在颈部分为颈内和颈外动脉。颈内动脉分布于脑、眼和额部，在颈部没有分支，而颈外动脉在颈部有数个分支，这一特点是鉴别颈内、外动脉的重要依据。颈外动脉主要有八个分支：甲状腺上动脉、咽升动脉、舌动脉、面动脉、枕动脉、耳后动脉、上颌动脉、颞浅动脉。其中与口腔颌面部密切相关的主要有面动脉、上颌动脉、颞浅动脉与舌动脉。

（1）面动脉：又称颌外动脉，于舌骨大角的稍上方起于颈外动脉，经二腹肌后腹的深面，进入下颌下三角，再转向外至下颌骨下缘，在咬肌附着处前缘，即咬肌前下角处，自内向外绕过下颌骨体的下缘，上行至面部，沿鼻唇沟方向，迂曲行向前内上方，经口角和鼻翼外侧至内眦，更名为内眦动脉。

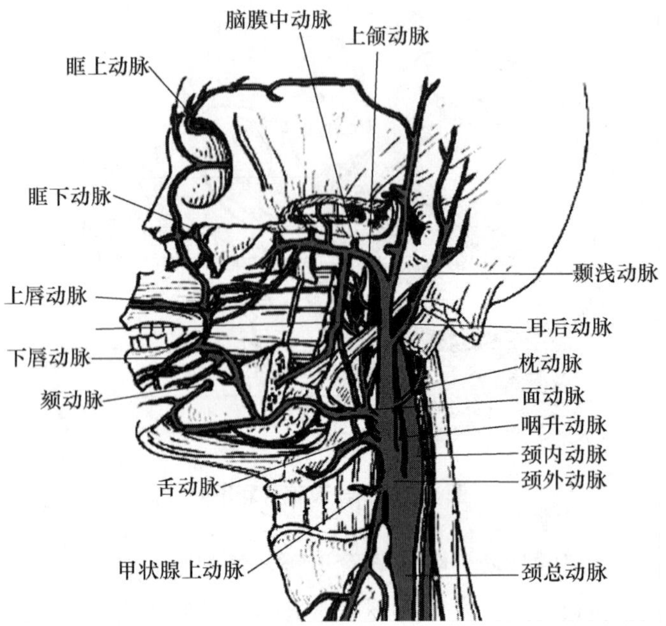

图 1－11　颌面部动脉（彩图）

知识链接

面动脉的走行特点及分支　由于唇颊部活动度较大，因而面动脉在面部行程弯曲，以适应其形变。面动脉在跨越下颌骨体下缘处位置表浅，可在咬肌前下角处轻易触及，在面部出血时，可以压迫该处进行暂时止血。面动脉在颈部的分支有腭升动脉、扁桃体动脉、腺支、颏下动脉；在面部的分支有下唇动脉、上唇动脉、鼻外侧动脉；其终末段为内眦动脉。

（2）上颌动脉：又称颌内动脉，为颈外动脉两终支中较大者，于下颌骨髁突颈部的内后方起于颈外动脉，水平前行，紧邻髁突颈的深面至颞下窝，在翼外肌的浅面（少数在深面）继续行向前上，经翼突上颌裂入翼腭窝。沿途发出的动脉主要有：脑膜中动脉、下牙槽动脉、上牙槽后动脉、眶下动脉、腭降动脉以及蝶腭动脉。

（3）颞浅动脉：为颈外动脉的另一终末支。在下颌骨髁突颈的后方发自颈外动脉，向上与颞浅静脉和耳颞神经伴行，出腮腺上缘至皮下，越过颞骨颧突根部继续上行约 3cm，分为额、顶两终支。颞浅动脉在颧突根部上方走行恒定，位置表浅，可以很容易触及其搏动，常用以测量脉搏及压迫止血。

知识链接

舌动脉　在平舌骨大角处，自颈外动脉前内侧壁发出，走行于颈动脉三角内，经舌骨舌肌深面向前上至舌尖。发出多个分支供应腭扁桃体、软腭、会厌、舌黏膜、舌肌、舌下腺、口底黏膜（包括舌系带）、牙龈以及下颌舌骨肌等处。

2. 静脉 静脉通常与动脉伴行，但变异较大，口腔颌面颈部静脉也不例外。静脉常分浅静脉和深静脉两类。浅静脉收纳浅层组织的血液，汇入深静脉。口腔颌面部的浅静脉主要包括面静脉与颞浅静脉，深静脉主要包括翼丛、上颌静脉、下颌后静脉以及面总静脉。颈部浅静脉主要有颈外静脉，深静脉主要为颈内静脉。

面静脉又称面前静脉，在面部与面动脉伴行，收集相当于面动脉分布区域的静脉血。临床上将鼻根部和两侧口角之间的三角形区域称为危险三角区，由于该区域内面静脉瓣膜数量相对较少或发育不全导致瓣膜功能不良，当表情肌收缩时，可驱动血液逆流。若发生疖、痈等感染，处理不当，可能使菌血栓自面静脉回流至颅内海绵窦，引起严重的海绵窦化脓性血栓性静脉炎而危及生命。因而，在危险三角区内的感染要慎重处理，切不可采用挤压、热敷等不当措施。

六、颌面部淋巴结和淋巴管

颌面部的淋巴结和淋巴管十分丰富，成为面颈部的重要防御系统之一。颌面部的淋巴结主要指分布于面部、颏下、下颌下、耳周及枕部的区域淋巴结，由前向后环绕头颈部交界处分布，呈环形排列，包括：面淋巴结、颏下淋巴结、下颌下淋巴结、腮腺淋巴结、耳后淋巴结和枕淋巴结。

在生理情况下，面颈部淋巴结硬度与软组织相似。当淋巴结所收纳的区域内有炎症时，该淋巴结会出现肿大，并引起不适和疼痛。当恶性肿瘤侵及口腔颌面部时，对应区域的淋巴结早期出现无痛性肿大，后期质地变硬，逐渐与周围组织粘连固定。由于面颈部恶性肿瘤大多沿淋巴通路发生转移，因此，掌握淋巴结分布的部位、收集范围和淋巴流向，将有助于面颈部肿瘤的诊断、治疗以及对其预后的判断。

七、神经

与口腔颌面部密切相关的神经主要为三叉神经与面神经。

（一）三叉神经

三叉神经是最粗大的一对脑神经，为混合性神经，大部为感觉纤维，小部为运动纤维。感觉纤维中的大部分传导口腔颌面部、头皮及硬脑膜等的躯体感觉，运动纤维支配咀嚼肌（咬肌、颞肌、翼内肌及翼外肌）等的运动。三叉神经分为眼神经、上颌神经以及下颌神经三支（图 1-12）。

1. 眼神经 为三叉神经中最细小者，属于感觉神经，经眶上裂入眶，分布于额部、眶、眼球、泪腺、结膜、上睑及鼻背。

2. 上颌神经 属于感觉神经。起自半月神经节，经圆孔出颅，进入翼腭窝，经眶下裂入眶更名为眶下神经，行于眶下沟、眶下管内，出眶下孔达面部。上颌神经的主要分支有：

（1）蝶腭神经：在翼腭窝内自上颌神经主干发出后下行，发出多个分支，其中两支与口腔医学关系密切。

1）鼻支：出切牙孔，分布于双侧上颌3-1 | 1-3的腭侧黏骨膜及牙龈。

2）腭神经：分为腭前、中、后神经。腭前神经（腭大神经）出腭大孔，分布于8-3 | 3-8的腭侧黏骨膜及牙龈。腭中、后神经（腭小神经）出腭小孔后分布于腭垂、软腭及腭扁桃体。

（2）上牙槽后神经：分布于一侧上颌磨牙（除上颌第一磨牙近中颊根外）及其牙周膜、

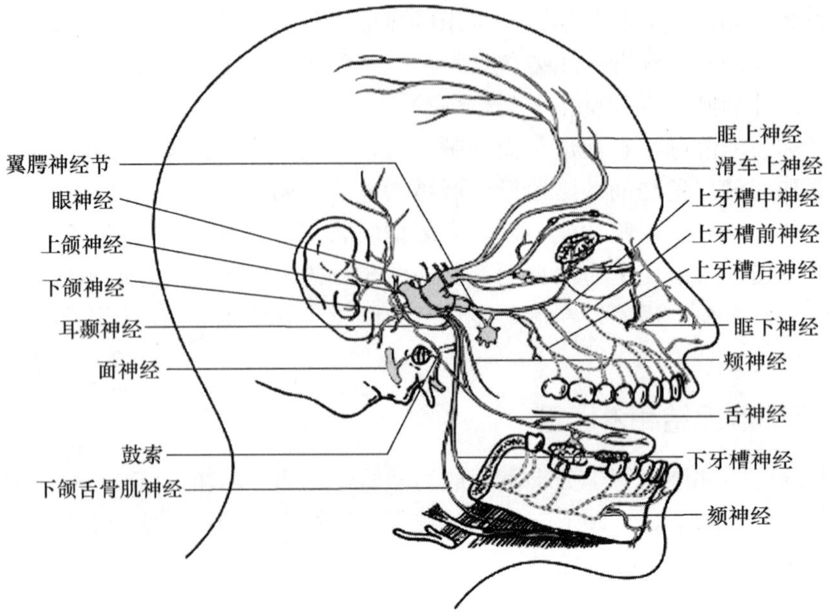

图 1-12　三叉神经（彩图）

牙槽骨和上颌窦黏膜。

(3) 上牙槽中神经：分布于一侧上颌前磨牙和上颌第一磨牙的近中颊根及其牙周膜、牙槽骨、颊侧牙龈及上颌窦黏膜。

(4) 上牙槽前神经：分布于上颌切牙、尖牙及其牙周膜、牙槽骨、唇侧牙龈及上颌窦黏膜。

上述三支上牙槽神经在上颌骨牙槽突基底部交互吻合形成上牙神经丛，再支配上颌牙齿。

(5) 睑支、鼻支、上唇支：于眶下孔处分出后，分布于下睑皮肤、鼻侧部及鼻前庭皮肤、上唇黏膜和皮肤。

3. 下颌神经　为混合性神经，由感觉及运动神经纤维组成，为三叉神经最粗大的分支。下颌神经自半月神经节发出，经卵圆孔出颅，发出的主要分支如下：

(1) 颊神经：为感觉神经，发出分支分布于下颌第二前磨牙及磨牙的颊侧牙龈及颊部黏膜和皮肤。颊肌的运动由面神经支配。

(2) 耳颞神经：通常以两根包绕脑膜中动脉，并在脑膜中动脉后方合并为一干，发出分支至颞下颌关节、外耳道、腮腺、耳屏、耳郭上外侧部以及颞部皮肤。

(3) 舌神经：自下颌神经分出，分布于下颌同侧舌侧牙龈、舌前 2/3 黏膜、口底黏膜、舌下腺和下颌下腺，传导一般躯体感觉。面神经鼓索的味觉纤维随舌神经分布于舌前 2/3 的味蕾，传导舌体的味觉。

(4) 下牙槽神经：与舌神经一起发自下颌神经，自下颌孔进入下颌管。下牙槽神经走行于下颌管内，在下颌管内发出一系列分支，分布于下颌牙的牙髓及其牙周膜、牙槽骨、下唇黏膜和皮肤以及颏部皮肤。

知识链接

下颌神经的临床联系

舌神经在下颌第三磨牙远中及舌侧，位置表浅，表面仅有黏膜覆盖，临床上可根据这一解剖特点在此行舌神经阻滞麻醉。

下颌管距下颌第三磨牙根尖很近，拔除下颌阻生智齿时要注意避免损伤位于其内的下牙槽神经。下牙槽神经损伤后，会发生同侧下唇麻木。

临床上可在卵圆孔、下颌孔上方和颏孔处分别行下颌神经、下牙槽神经及颏神经阻滞麻醉。在下颌孔上方、下颌神经沟处，舌神经恰位于下牙槽神经前内 1cm。因此，行下牙槽神经口内法麻醉时，在麻醉下牙槽神经后，只需将针尖退出 1cm，注射麻醉药，即可麻醉舌神经；再继续退针，使针尖至肌层、黏膜下，此时注射麻醉药，还可麻醉颊神经。

（二）面神经

面神经为以运动纤维为主的混合性神经，其进入腮腺内分支的纤维成分均为运动纤维。面神经在腮腺内主干常分为颞面干与颈面干，再分为5组分支，支配面部表情肌，包括：颞支、颧支、颊支、下颌缘支及颈支（图1-13）。面神经受损后，会导致受损分支所支配范围的表情障碍。

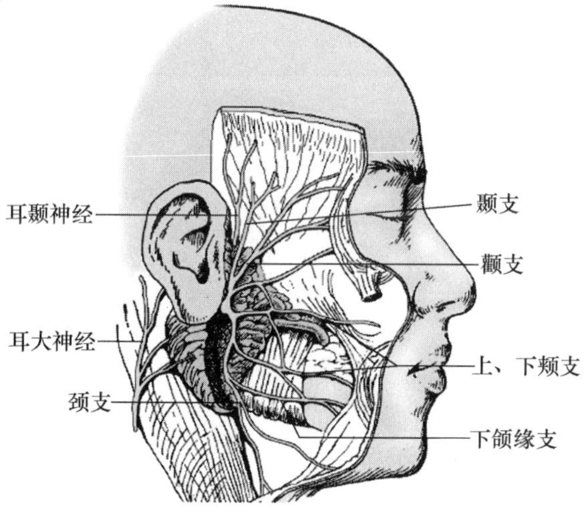

图 1-13 面神经（彩图）

知识链接

颞支和颧支损伤

颞支损伤在临床上可出现同侧额纹消失。颞支分1～2支，自颞面干发出后，经髁突浅面或前缘距耳屏前10～15mm，自腮腺上极几乎垂直穿出，在颞浅动脉稍前方，行向前上，其后支分布于耳前肌和耳上肌，其前支分布于额肌、眼轮匝肌上份。

颧支损伤在临床上可出现眼睑不能闭合，使异物较容易进入眼内而造成角膜溃疡、角膜云翳或角膜白斑，并进而产生视力障碍甚至失明，会给患者造成很大痛苦。颧支有1～4支，多为2～3支，自颞面干发出，自腮腺前上缘穿出，行向前上，越过颧骨至外眦，支配上、下睑的眼轮匝肌以及颧大肌、颧小肌、提上唇肌和提上唇鼻翼肌等表情肌。在临床手术时，要特别注意对颞支和颧支的保护，以免造成严重后果。

颊支损伤

临床上可出现鼻唇沟变浅或消失、鼓腮无力、上唇运动力减弱或偏斜以及食物积存于颊部等症状。颊支有2～6支，多为3～5支，由颈面干发出，或来自颞面、颈面两干。出腮腺前缘，可分为上颊支及下颊支，上颊支支配上唇部肌及鼻肌；下颊支支配颊肌及笑肌。各颊支间相互吻合形成不规则的颊面襻，由襻发出分支分布于颊部的表情肌。

下颌缘支和颈支损伤

下颌缘支损伤可导致患侧口角下垂，流口水。面神经的下颌缘支有1～3支，多为2支，由颈面干发出，穿经腮腺途径较长，位置变异较大，解剖研究表明，下颌缘支走行于下颌下缘上12mm至下颌下缘下7mm的范围内。下颌缘支支配降口角肌、降下唇肌、颏肌及笑肌。临床在行下颌下区切口时，为避免损伤下颌缘支，应在下颌骨下缘下15mm作切口，考虑到下颌缘支吻合支少，术中慎勿损伤。

颈支损伤可影响口角的微笑活动。面神经的颈支有1～3支，多为1支，为颈面干的终末支，分布于颈阔肌。

案例1－1

患者，男性，45岁。右面部刀砍伤1小时。1小时前患者被人用刀砍伤右面部，出现右口角运动障碍，右侧鼻唇沟变浅，鼓腮无力，右眼闭合困难，检查：右耳前至下颌下缘有一长约5cm斜行伤口，伤口深达腮腺内。

问题与思考

请分析患者右侧面部表情障碍的原因。

第三节　口腔局部的解剖生理特点

口腔为消化道的起始部分，具有咀嚼、吮吸、言语、感觉和吞咽等多种重要生理功能。

一、口腔的境界

前界为唇，经口裂与外界相通；后经咽门（由腭帆、腭舌弓与舌根共同围成）与口咽部相通；上界为腭部，下壁为舌下区，两侧为颊部（图1－14）。

整个口腔被上下牙列、牙龈及牙槽黏膜分为两部：前外侧部为口腔前庭，后内侧部为固有口腔。

口腔前庭是位于唇、颊与牙列、牙龈和牙槽黏膜之间的潜在腔隙。当牙列紧闭时，口腔前庭主要通过其后部翼下颌皱襞与最后磨牙远中面之间的空隙与固有口腔相通。

固有口腔是口腔的主要部分，上界为硬腭和软腭，下界为舌和口底，前界和两侧界为上下牙弓，后界为咽门。

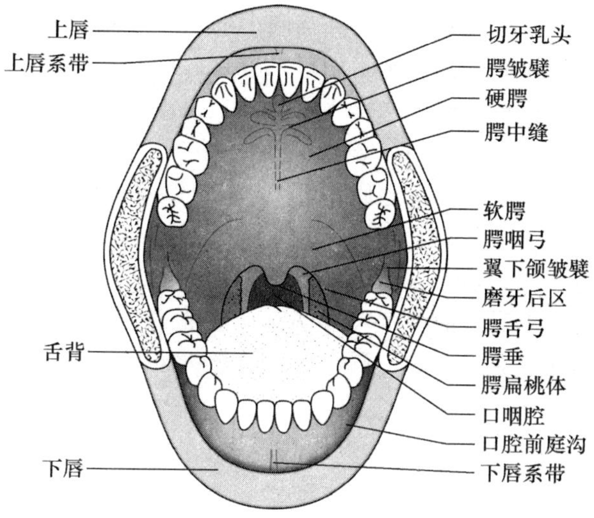

图 1-14 口腔

二、口腔前庭的解剖标志

1. 口腔前庭沟 位于口腔前庭的顶和底，呈弓形，为唇、颊黏膜移行于牙槽黏膜的沟槽，又称唇颊龈沟。

临床意义：该处黏膜下组织松软，是有关手术切口及口腔局部麻醉常用的穿刺部位。

2. 系带 有上、下唇系带和颊系带。唇系带位于口腔前庭沟的中线上，为扇形或线形的黏膜小皱襞；而颊系带位于相当于上、下尖牙或前磨牙区的口腔前庭沟处，为数目不定的扁形黏膜小皱襞，一般上颊系带较为明显。

临床意义：在制作义齿基托边缘时，应在唇系带和颊系带处作相应的缓冲，以免压伤软组织或影响义齿的固位。

3. 腮腺导管口 为腮腺导管的开口，又称腮腺乳头，位于上颌第二磨牙牙冠平对的颊黏膜上。

临床意义：腮腺造影或腮腺导管内注射治疗时，须自腮腺导管口处穿入注射器。

4. 颊垫及颊垫尖 于大张口时，在平对上、下颌后牙殆面间颊黏膜后部有一形似三角的黏膜隆起即颊垫，其深面为颊脂垫所衬托，颊垫的尖端称颊垫尖。

临床意义：颊垫尖常作为下牙槽神经阻滞麻醉的重要解剖标志。

5. 磨牙后三角及磨牙后垫 下颌最后磨牙（下颌第三磨牙）远中下颌骨上方三角形区域称为磨牙后三角，以下颌第三磨牙远中面的颈缘为该三角的底，下颌骨内、外斜线上的一部分为该三角的两边，其尖朝向后方。覆盖于磨牙后三角浅面的软组织称为磨牙后垫。

临床意义：磨牙后垫常作为下颌总义齿最后方的止点部位。

6. 翼下颌皱襞 伸延于上颌结节后内方与磨牙后垫后方之间的纵形黏膜皱襞，其深面为翼下颌韧带所衬托。

临床意义：常作为下牙槽神经阻滞麻醉的一个重要解剖标志。

三、唇

上界为鼻底，下界为颏唇沟，两侧为唇面沟。颏唇沟为下唇与颏部之间的横形凹陷。唇面沟为上唇与颊部之间的斜行凹陷。沿唇面沟向上内，鼻外侧之长形凹陷称为鼻面沟。唇面沟与鼻面沟合称为鼻唇沟，沿该沟作手术切口，愈合后瘢痕不明显。

上、下唇皮肤与黏膜移行的红色区称为唇红，上唇皮肤内有两条纵向的皮肤嵴，两者之间的纵行浅沟，称为人中，其上、中 1/3 交点为人中穴，为一急救穴位。唇部的解剖标志有唇红、唇红缘、唇弓、唇峰、唇珠（上唇结节）、人中以及人中点等，唇部整复手术时注意恢复其解剖特点。上唇位于“危险三角”内，感染可通过面部静脉血液逆行扩散至颅内，造成严重后果，故治疗时，严禁热敷、挤压，以免感染扩散。

唇部组织疏松，血运丰富，故炎症、外伤时常呈现明显水肿或血肿。唇的血液供应主要来自上、下唇动脉，形成冠状动脉环。唇的淋巴管较为丰富，引流复杂。

四、颊

上界为颧骨下缘，下界为下颌骨下缘，前以唇面沟、后以咬肌前缘为界。颊部皮下组织中脂肪含量较多，较面部其他部位发达，有一脂肪块位于颊肌表面，称为颊脂垫。颊部内有面神经颧支、上颊支、腮腺导管、面神经下颊支和下颌缘支、面动脉及其伴行的面静脉。颊肌表面覆盖着颊咽筋膜，该筋膜在上颌结节后内方与磨牙后垫后方之间，形成翼下颌韧带。在上颌第二磨牙牙冠相对应的颊黏膜上，有腮腺导管开口。

颊的血液供应丰富，动脉之间形成大量吻合；淋巴主要回流入下颌下淋巴结；感觉为三叉神经的上、下颌神经分支支配，运动则由面神经的分支司理。

五、牙龈

覆盖于牙颈及牙槽突的边缘区，属牙周组织，也是口腔黏膜的一部分。牙龈外侧与牙槽黏膜相连；下颌牙龈内侧与口底黏膜分界明显，但上颌牙龈内侧与腭黏膜分界不清晰。牙龈可分为游离龈、附着龈和牙间乳头三部分。牙龈无黏膜下层。

六、腭

又名口盖，为固有口腔的上壁，也构成鼻腔的底壁，将口腔与鼻腔分隔开，由硬腭和软腭构成。腭的前 2/3 由骨（上颌骨腭突与腭骨水平板）构成支架，浅面覆以软组织，故称硬腭；腭后 1/3 全由软组织构成，称为软腭。硬、软腭的口腔侧黏膜完整延续，在软腭静止时，无明显界限。

硬腭部分的表面解剖标志有：腭缝、切牙乳头、腭皱襞、上颌硬区、上颌隆突、翼钩、腭大孔等。软腭部分的表面解剖标志有：腭凹、腭帆、腭垂、腭舌弓、腭咽弓、咽门等。

1. 切牙乳头　为腭缝前端的卵圆形黏膜隆起，位于两侧上颌中切牙间的腭侧，其深面为切牙孔，其内走行鼻腭神经，因此，可在切牙乳头处行鼻腭神经局部麻醉。

2. 腭大孔　位于上颌第三磨牙腭侧，牙龈缘至腭中缝连线的外、中 1/3 交界处，距硬腭后缘前约 0.5cm，其深面即腭大孔，有腭前神经穿出，故可在此处麻醉腭前神经。

3. 腭舌弓与腭咽弓 为自软腭侧缘向下延续的黏膜皱襞，左右侧均存在，前后排列，两者之间为扁桃体窝，容纳腭扁桃体。

硬腭黏膜为咀嚼黏膜，能耐受摩擦和咀嚼压力。硬腭骨膜、黏膜下层及黏膜结合紧密，合称为黏骨膜。软腭黏膜下层含较多腺体，深面为腭腱膜及腭肌，腭腱膜实质上是腭帆张肌的肌腱，构成整个软腭的支架，其余 4 对腭肌均附丽于腭腱膜。腭肌与咽肌协调配合，控制腭咽闭合。

知识链接

"腭咽闭合"指鼻咽部的咽腔缩小，与上提的软腭形成广泛而密切的接触，将鼻咽腔与口咽腔分隔，避免吞咽时食物反入鼻腔，同时，也为获得清晰的语音提供重要保证。

七、舌

舌是口腔内重要的肌性器官，具有参与咀嚼和言语、协助吞咽与表情、感知味觉及一般感觉等诸多功能。

舌前端游离称舌尖，后端称舌根，与喉相连。舌背中、后 1/3 交界处有"人"字形界沟，分隔舌体与舌根，界沟前 2/3 为舌体，后 1/3 为舌根，界沟顶端正对舌盲孔。

舌体表面黏膜为咀嚼黏膜，无黏膜下层。舌黏膜内有四种乳头，它们担当舌的一般感觉和味觉功能。

1. 丝状乳头 数量最多，遍布舌背，为角化上皮的锥状隆起，司理一般感觉，具有粉碎食物和保护舌面的作用。

2. 菌状乳头 为散在舌背黏膜内的蘑菇状乳头结构，内含味蕾，可感知味觉。

3. 轮廓乳头 位于界沟前方，一般有 7～9 个，沿界沟排列。呈盘状，盘之边缘内陷成沟，其壁上有味觉感受器，沟底有 Ebner 腺开口，分泌液汇入唾液中。

4. 叶状乳头 位于舌体后部的侧缘，通常为 4～8 条并列的黏膜皱襞，皱襞间的沟内有味蕾。

舌的一般感觉和味觉的神经支配：在舌背的不同部位，神经分布不同。舌前 2/3 的一般感觉由舌神经支配，味觉由汇入舌神经的鼓索味觉纤维支配。舌后 1/3 两侧的一般感觉及味觉由舌咽神经支配，而舌根的中间部分则由迷走神经支配。

舌腹正中可见舌系带，系带移行于口底黏膜的两侧，有一对乳头状的突起称舌下肉阜，其上有下颌下腺导管和舌下腺大管的开口。口底的黏膜自舌下肉阜向两侧外方延伸成一对皱褶，称舌下襞，其表面有舌下腺小管的开口。

舌的运动：支配的神经为舌下神经。舌肌包括舌内肌和舌外肌，舌内肌包括舌下纵肌、舌上纵肌、舌横肌和舌垂直肌，舌外肌有颏舌肌、舌骨舌肌、茎突舌肌和腭舌肌。舌内肌收缩改变舌之外形，舌外肌收缩改变舌的空间位置，舌内外肌同时收缩使舌具有复杂的功能活动。

舌的动脉供给主要来自舌动脉，舌后 1/3 还有咽升动脉及面动脉的扁桃体支供血。舌的淋巴回流至颈深淋巴结，越靠近舌尖处的淋巴液注入至颈深淋巴结的位置越低，越靠近舌根处的淋巴液引流至颈深淋巴结的位置越高，另外，靠近舌中部的淋巴液可交叉流至对侧的淋巴结。

八、舌下区

位于舌及口底黏膜之下，其底由下颌舌骨肌和舌骨舌肌构成，前界和外侧界为下颌骨体的内面，后部止于舌根。颏舌肌和颏舌骨肌将该区分为左右两半，二者间在舌系带深面彼此相通。舌下区的后下外侧借舌骨舌肌与下颌舌骨肌之间的裂隙通连下颌下间隙（下颌下三角），神经、血管及下颌下腺深叶和其导管行走其间。从两侧向中线有下列重要结构：舌下腺、下颌下腺深部、舌下神经、下颌下腺导管、舌神经、舌下动脉。

（许向亮）

思考题

1. 牙齿由哪儿部分组成？
2. 简述牙齿的组织结构。
3. 替牙期的年龄阶段。
4. 简述年轻恒牙的概念。
5. 简述牙本质和牙髓的增龄性变化。
6. 试述下颌骨外面的解剖结构。
7. 简述颞下颌关节主要的组成结构。
8. 简述主要咀嚼肌的起止位置及功能。
9. 描述腮腺导管的体表投影及开口部位。
10. 颈外动脉有哪几个主要分支？
11. 简述三叉神经的纤维成分及主要分支。
12. 描述口腔的境界与口腔前庭的表面解剖标志。

第二章

口腔颌面部检查及口腔病历

学习目标

【掌握】

口腔颌面部检查常用器械。

【熟悉】

口腔颌面部常用检查方法。问诊内容及注意事项。牙齿松动度分度。

口腔颌面部检查是正确诊断口腔及全身疾病的重要手段。其内容包括采集病史和各种口腔检查。通过采集病史，根据具体病情，对牙体、牙周、口腔黏膜、口腔颌面组织进行全面而有重点的检查，将获得的病情资料经过综合分析，才能作出正确诊断，制订出合理的治疗计划。

口腔是人体的一部分，与全身关系密切、相互影响。例如，某些口腔疾病可以成为病灶，引起全身症状，甚至可使远隔组织或器官发生疾病；而一些系统性疾病，如白血病、血小板减少性紫癜患者，又常常因牙龈出血或溃烂，首先到口腔科就诊。如果只注意局部，忽视全身情况，就容易误诊。因此，检查时要遵循一定的顺序，以免遗漏。同时除检查颌面部、牙齿、牙周和口腔黏膜等的病变外，还要有整体观念，避免误诊和延误治疗。

口腔颌面部检查包括问诊、视诊、探诊、叩诊、扪诊等，并且根据需要可配合辅助穿刺、活组织检查、X线及造影、超声、实验室检查等现代检查技术。检查要细心、动作轻柔。

口腔是人体感染微生物的重要途径。做口腔检查和治疗时，要严格消毒器械和无菌操作，防止医患之间或患者之间交叉感染。

一、口腔检查前准备

（一）消毒和灭菌

口腔诊室要定期接受紫外线照射消毒，所有检查用器械都需经过高温高压灭菌消毒，用过的有菌器械和辅料一定要与无菌的器械、敷料分开放置，三用枪及机头在用于每位患者的检查后都应更换，进行消毒灭菌处理。

医师在检查前应穿戴好合格的工作服、工作帽和口罩，在检查前和检查后使用肥皂和流动水洗双手，戴手套进行检查和治疗。

（二）检查位置及光源

医师体位：医师位于口腔科检查椅的右前方或右后方。一般取坐位，脚底平放于地面，双肩和大腿下缘与地面平行，背部挺直，头略向前，肘关节高度与患者口腔在同一高度。

患者体位：患者仰卧在诊椅上，头枕部靠于头托之上，面对光源。检查上颌牙时，患者上颌牙的𬌗平面与地面的角度在45°～90°；检查下颌牙时，患者下颌牙的𬌗平面尽量与地面平行，其高度与医师的肘部相当。

口腔检查必须在良好的照明下进行。椅位调节合适后，再调光源，使光线集中投射至口腔，不要投射至患者眼睛。

二、常用检查器械

口腔检查常用器械有口镜、探针和镊子。

（一）口镜

口镜由口镜头和柄构成。通常医师左手执口镜。

口镜的作用：借助口镜可牵拉口角，推压唇、颊、舌等软组织，使检查时视野清楚；利用其镜面的反光及影像作用，可增加局部照明和检查不能直视的部位（如牙齿的腭舌面和磨牙的远中面，可以从口镜中反映出来）；金属口镜柄可用于叩诊牙齿。

（二）探针

探针包括普通探针（五号镰形探针）和牙周专用探针两种。普通探针两端形状弯曲不同，都具有锐利的尖端，使用时应有支点，避免探针滑动，刺伤软组织。普通探针用来探查牙面的窝、沟、点、隙是否存在龋坏、牙齿有无裂纹及发现邻面的隐匿性龋，探查牙齿感觉过敏点及瘘管的走行方向，检查充填体有无悬突及人造冠的密合程度。牙周专用探针尖端圆钝并有刻度，主要用于探测牙周袋的位置和深度。

（三）镊子

反角式口腔镊子，镊尖闭合严密。用于夹取敷料、药物、材料及异物等，夹持牙齿，检查牙齿的松动度。

三、检查方法

（一）问诊

通过问诊主要了解患者的主诉、现病史、既往史和有关家族史，了解疾病的发生、发展过程、原因、部位、时间和诊治经过。问诊时医师应态度和蔼。语言通俗易懂，尽量避免使用医学术语，引导患者简明扼要地反映与疾病有关的病情。对儿童应询问家长或伴随人员。不要暗示患者，以免影响病史的真实性。

1. 主诉　主诉是患者就诊的主要原因，患者最感痛苦、最迫切要求解决的问题。主诉包括主要症状、部位及患病的时间等。

2. 现病史　主要症状开始的时间、发病时情况及演变过程，是否为初发，是否曾接受检查和治疗，检查结果如何，治疗有无效果，全身健康状况等。

3. 既往史　是否曾患过对全身健康有重要影响的疾病，其治疗效果如何，是否有血液病史，药物过敏史等。有些口腔疾病的发生与患者既往的生活习惯和健康状况密切相关，如对多发性牙周脓肿者要询问有无糖尿病史，对牙龈肥大的女性患者，应询问月经史、妊娠史。对白斑患者，要询问有无烟酒嗜好。对氟牙症患者，要询问幼年时期居住地区及当地氟牙症流行情况。

4. 家族史　有些口腔疾病与遗传因素有关或具有家族性，所以对一些疾病的问诊可涉及其家庭成员的健康状况，是否有类似疾病发生等。如有出血倾向或错𬌗畸形者，要询问家族中有无类似患者。

（二）视诊

在患者进入诊室及调节椅位的过程中，医师应对患者的发育、营养、神志、精神、步态、面容等一般状况进行观察。

对颌面部应观察其左右是否对称、有无肿胀、畸形或创伤，关节和肌肉功能有无障碍，皮肤有无窦道或瘘管以及颜色改变等；检查面神经功能，可令患者作闭目、皱眉、吹哨等动作，观察鼻唇沟是否消失。

对牙齿应先检查主诉的牙齿，然后再全面检查其他牙。注意牙齿的数目、形态、质地、位置、排列和咬合关系等，注意牙齿有无错位、倾斜、扭转、拥挤、阻生，有无咬合异常，有无额外牙、缺失牙及过大牙、过小牙等异常，注意釉质的颜色和光泽。

注意牙龈的形态与颜色、点彩是否存在，是否有牙龈乳头肿胀、出血与增生，是否有牙周溢脓、牙龈窦道或牙松动等。牙龈有炎症时，龈缘及龈乳头肿胀变圆钝，点彩消失，黏膜呈暗红发亮。有些人前牙区附着龈有黑色素细胞，牙龈呈黑色。贫血者牙龈苍白。慢性汞、铅、铋中毒，龈缘可出现色素沉着线。

口腔黏膜有无水肿、疱疹、糜烂、溃疡、斑块、瘢痕等，有无炎症、色素沉着，舌背表面舌乳头情况等。

（三）探诊

口腔科常用探针来进行探诊。探诊时动作应轻柔，切忌粗暴，以免损伤牙周、黏膜及其他口腔软组织。

探诊可用来探查牙齿的邻面异常情况及牙面的窝、沟、隙、裂；检查龋或牙体缺损的部位、深浅、洞底软硬度、探查后的牙髓反应；检查充填体与牙体间的密合程度、有无继发龋；检查龈沟及牙周袋的深度（用牙周探针），龈下牙石情况；检查窦道和瘘管的方向和深度、有无游离的死骨形成等。

（四）叩诊

口镜柄及其他平头金属器械可用于对牙齿的叩诊，根据叩击音和患者的感觉判断牙周膜的反应。垂直叩诊检查根尖周牙周膜的反应，侧向叩诊了解牙根侧面牙周膜反应。叩诊时，一般先叩邻牙或对颌牙作对照，然后再叩可疑患牙。

正常牙叩音清脆，无叩痛；病患牙一般叩音浊，有不同程度叩痛反应。有根尖周炎及牙周病变的患牙，有不同程度的叩痛。根据有无叩痛及叩痛轻重程度分别记录：无叩痛记录为叩痛（－），叩不适记录为叩痛（±），重叩轻痛记录为叩痛（＋）、轻叩重痛记录为叩痛（＋＋＋），两者之间记录为叩痛（＋＋）。

（五）检查牙齿的松动度

多使用镊子操作。用镊子夹持前牙切缘或用镊子抵住后牙𬌗面窝沟，轻轻向颊舌向或近远中向摇动，根据牙齿松动度帮助判断牙周组织的病变程度。

正常牙齿约有 0.5mm 幅度的生理动度。根据牙齿松动的程度，可分为三度。

Ⅰ°松动　牙仅颊（唇）舌向一个方向松动，或松动幅度＜1.0mm。

Ⅱ°松动　牙有颊（唇）舌向和近远中向两个方向的松动，或松动幅度为 1.0～2.0mm。

Ⅲ°松动　牙在颊（唇）舌向、近远中向、垂直向三个方向均有松动，或松动幅度>2.0mm。

（六）扪诊

扪诊（触诊）是用医师的手指和患者的反应相结合来检查病变的部位、范围、大小、形状、软硬度、波动感、压痛、弹性感、移动度及温热感等，帮助判断病变的性质。

扪诊可采取单手和双手检查。扪诊时应轻柔。如检查牙齿是否有尖锐的牙尖和边缘嵴；触压牙龈，观察龈缘是否有脓液溢出以了解牙周炎症情况；检查肿胀部位的范围、质地、表面温度，周界是否清楚，是否有压痛等；了解淋巴结大小、数目、硬度、有无粘连、压痛等。淋巴结炎症肿胀触痛但不硬。肿瘤性淋巴结肿大，无触痛，质硬而不活动。

（七）嗅诊

嗅诊作为诊断的辅助手段，可对有些具有特殊气味的疾病病灶进行诊断。

坏死性龈炎有特征性的腐败性恶臭，牙周溢脓及多龋者口臭明显，糖尿病患者口腔有丙酮味；胃病、肝病、呼吸道病的患者口腔中均可发出异样臭味。

（八）牙髓活力测验

正常牙髓对外界刺激有一定的耐受量，正常牙髓对 20～50℃的温度一般无不适感。当牙髓出现病损时，刺激阈值发生改变，牙髓对外界刺激的反应表现为敏感或迟钝。牙髓活力测验是利用温度或电流刺激检查牙髓的反应，帮助诊断牙髓组织的生活状态。牙髓活力测验是定性而非定量的检查手段，个体对刺激感受的差异较大，测验时要求作自体对比测试，对照牙首选同颌同名的健康牙，其次为异颌同名的健康牙、再次为同期发育的其他健康牙齿，以患者自身健康牙测得的结果为标准进行对比。

1. 牙髓温度测验

（1）冷测：用从冰箱中取出的小冰棒测试，慢慢挤出冰棒头贴于受检牙的正常牙面（一般为颊舌面的中 1/3）上，观察患者的疼痛反应。也可用小棉球蘸化学性挥发剂在牙面上测试。牙髓充血时，冷刺激感觉敏感或一过性的疼痛；急性牙髓炎的早期，冷刺激会引起剧痛；急性牙髓炎的晚期，热刺激引起疼痛，冷刺激反而缓解疼痛。

（2）热测：一般采用烤热的牙胶（温度为 65～70℃，不要冒烟燃烧）来测试，将热牙胶置于湿润的受检牙的颊（唇）面（注：牙齿勿干燥，以免长时间接触刺激而损伤牙髓组织），观察患者的疼痛反应。热测法一般在冷测法测试结果不明确时使用，对牙髓感觉迟钝的患牙易得出阳性结果。

2. 牙髓活力电测验　利用微弱电流通过牙体硬组织，传导至牙髓神经，引起兴奋，产生知觉，来判断牙髓的活力。电活力测试仪可将定性的结果以量化的数字形式表现出来，数字区域一般为 1～80，首先对健康牙进行测试，电流量由小逐渐调大，记录健康牙感到有刺激时的数值，固定电流量并以此数字为基数，测试患牙。测试牙与对照牙的电测值之差大于 10 时，表示测试牙的牙髓活力与正常有差异；如达 80 仍无反应，表示牙髓无活力。临床上对电测反应的描述仅为正常和无反应两个指标。

测验时应注意诊断电极不可接触黏膜组织，以防止烧伤；诊断电极不要置于充填体、龋洞或暴露的牙本质上，否则得出的结果不具可比性。

（九）局部麻醉检查

急性牙髓炎的疼痛特点之一是患者不能准确指出患牙，当临床检查出的可疑牙齿分布在上、下颌两个不同区域且不能确定患牙时，对最可疑的患牙使用传导阻滞麻醉，若能阻断疼痛，即可确定患牙。

（十）实验室检查

口腔常用的实验室检查包括血常规、血小板计数、出血和凝血时间、细菌涂片及培养、脱落细胞检查和组织病理学检查等。病情需要时可选择有关项目进行检查。

血液检查：凡口腔急性炎症伴有全身反应、特殊性牙龈肿胀或坏疽，均需检查白细胞总数和分类，以便了解炎症程度，并排除白血病和粒细胞减少症。黏膜和牙龈苍白，牙龈出血和黏膜瘀斑等，应作血常规检查、出血和凝血时间、血小板计数等，以排除其他血液疾患。

细菌涂片及培养：在口腔黏膜出现糜烂、溃疡、假膜、坏死或溃烂，如怀疑为特殊细菌感染，最好先作涂片检查，观察有无特殊细菌。也可作细菌培养，并作抗生素敏感试验，以便选用有效抗菌药物，提高疗效。

肿瘤脱落细胞检查：对检查口腔上皮癌有参考价值，如检查癌细胞阴性，需进一步做活体组织检查。

组织病理学检查：即活体组织检查，可用于口腔各种肿瘤的诊断，白斑、慢性溃疡等可疑癌前病变的确诊，结核、梅毒、麻风等特殊感染的确诊，手术切除后的增生物或组织块的定性，疑难黏膜疾病的确诊等。

（十一）X线摄影检查

口腔科X线摄影在牙体、牙周病变的诊断和治疗方面有较大的价值，如协助确定邻面龋的部位、深度、龋洞与髓腔距离，发现充填物下面的继发龋、口小而深的潜行性龋、根折、牙内外吸收、牙骨质增生、牙髓钙化、髓石等，确定根尖周病变的范围和性质、牙周病牙槽骨破坏的程度和类型，牙体病治疗过程中了解髓腔大小、牙根和根管数目、根管形态、长度、弯曲、狭窄、阻塞等情况，协助确定髓室或根管壁是否穿通、根管内器械折断的位置、治疗后根管充填效果和牙周病变的恢复情况。

1. 牙片（根尖片） 可见到牙釉质、牙本质、牙髓腔、牙周膜及牙槽骨等结构。常用于牙体病、牙髓病、根尖周病、牙外伤和牙周病的检查及其治疗前后的对比观察。

2. 华氏位（鼻额位） 显示颌面骨与鼻窦全貌。常用于上颌炎症及肿瘤、骨折的检查，观察鼻窦、眼眶、颧骨和颧弓、上颌骨等病损情况。

3. 下颌骨侧位片 显示下颌体磨牙区与下颌升支，常用于检查下颌骨的各种病变。

4. 许勒位片 显示颞下颌关节侧斜位影像。用于检查颞下颌关节病变情况。

5. 曲面断层片 可显示上、下颌骨及牙列的全景形象。对牙体和颌骨囊肿、肿瘤、外伤、炎症及发育异常等方面的X线诊断有价值。

6. X线头影测量片 在头颅定位仪严格定位下拍摄的头颅正位或侧位片，可清楚地显示颅骨、上下颌骨的正、侧面影像。通过分析X线头影测量片，有助于正畸科对牙、颅面畸形患者作出正确的诊断和矫治设计。

（十二）造影检查

造影检查是在缺乏自然对比的组织和器官内，注入高密度或低密度的造影剂，以造成人工对比而协助诊断的方法。口腔造影检查包括：

1. 涎腺造影检查 检查涎腺的慢性炎症、涎瘘、导管阴性结石和涎腺肿瘤等；检查时常用的造影剂为60%的泛影葡胺或40%的碘化油。造影后常拍摄腮腺造影侧位、后前位与下颌下腺造影侧位等照片。

2. 颞下颌关节造影检查 检查平片发现关节骨质破坏或关节间隙有明显异常而需进一步明确病变类型者；常用的造影剂为30%泛影葡胺；造影后常拍摄许勒位片与关节侧位体

层片。

3. 颌面部血管瘤瘤腔造影检查　适用于海绵状血管瘤，常用造影剂为60%泛影葡胺。对碘过敏者禁用碘造影剂，否则会造成生命危险。

（十三）CT检查

电子计算机体层摄影（简称CT）是经过计算机处理利用检测器接收X线穿透人体后的不同强度信号而得到的数据和模拟信号，而后经电子系统变换后输至荧光屏显示出图像。CT具有分辨率高、定位准确、图像清晰、避免重叠等优点，能对上颌窦、颅底、涎腺以及口腔颌面部深在间隙病变的诊断提供较客观的依据。

锥行束CT（简称CBCT）是锥形束投照计算机重组断层影像设备，是当今口腔头颅影像设备中最有前途和实用性的设备，其应用给口腔及头颅部临床领域中的诊断和治疗带来了革命性的变化。其原理是X线发生器以较低的射线量（通常球管电流在10毫安左右）围绕投照体做环形数字式投照，然后将围绕投照体多次数字投照后“交集”中所获得的数据在计算机中重组后进而获得三维图像。广泛应用于口腔颌面外科、正畸科、正颌外科、种植科、牙体科、颞下颌关节科及耳鼻喉科等。

四、病历书写

病历是诊断和治疗疾病的依据，是进行科学研究、总结经验、提高医疗质量的资料。医生要严肃、认真地采集和书写病历。病历记录要求准确、完整和重点突出。

（一）临床牙位记录方法

临床病历书写，记录牙位的方法常常采用部位记录法，即以“+”符号将上下牙弓分为四个区，面对患者进行记录。恒牙用阿拉伯数字表示，中切牙记为1，侧切牙记为2，以此类推，第三磨牙记为8。例如，左侧上颌第一磨牙书写为$\underline{|\,6}$；乳牙采用罗马数字或英文大写字母表示，右侧上颌第二乳磨牙书写为$\underline{\text{V}\,|}$或$\underline{\text{E}\,|}$。

恒牙式：	上颌	$\underline{8\ 7\ 6\ 5\ 4\ 3\ 2\ 1\ |\ 1\ 2\ 3\ 4\ 5\ 6\ 7\ 8}$
	下颌	8 7 6 5 4 3 2 1 | 1 2 3 4 5 6 7 8
乳牙式：	上颌	$\underline{\text{V}\ \ \text{IV}\ \ \text{III}\ \ \text{II}\ \ \text{I}\ |\ \text{I}\ \ \text{II}\ \ \text{III}\ \ \text{IV}\ \ \text{V}}$
	下颌	Ⅴ Ⅳ Ⅲ Ⅱ Ⅰ | Ⅰ Ⅱ Ⅲ Ⅳ Ⅴ
或：	上颌	$\underline{\text{E D C B A}\ |\ \text{A B C D E}}$
	下颌	E D C B A | A B C D E

为了标记牙冠龋损的准确部位，临床上应用牙冠各牙面的命名方法（见第一章）记录龋损的具体部位，如$\underline{|\,6^{DO}}$表示牙冠的龋损部位位于远中𬌗面。

（二）检查内容的表述及记录方法

常规资料：包括姓名、性别、年龄、民族、出生地、婚姻、职业及住址。常规资料和疾病的发病率、职业病、流行病的发生有一定关系，要准确记录，项目填全。

主诉：使用通俗语言，简明扼要地概括记录主要症状的发生部位、性质和时间，如“右上后牙自发性疼痛3天”。

现病史：根据主诉，按症状发生的时间先后顺序记录疾病发生、发展、演变过程及目前状况。要求文字简洁，有逻辑性。如个别前牙变色要询问外伤史；女性患者牙龈肥大要记录月经史或妊娠史；错𬌗畸形应记录家族史；氟斑牙要记录生活史。

既往史：记录既往口腔病史，并记录全身病史，如过敏史、出血及止血情况等。

药物过敏史：必须仔细询问并记录在案。

口腔检查记录：重点记录主诉和现病史所反映的体征，其次按顺序全面记录检查结果，牙齿用牙式符号表示。

诊断：根据病史和检查结果进行综合分析，作出诊断，记录在病历的右下方。第一次不能确诊时，可暂时写初步诊断或印象诊断。

会诊记录：凡与他科有关的疾病，在请他科会诊时，要写明本科检查结果，提出会诊目的和要求。会诊结果记录在病历上作为诊断参考。

治疗计划：在确定诊断的基础上，根据病情的轻、重、缓、急订出治疗计划，包括对症治疗和根治疗法，以便有步骤地进行治疗。

病程记录和治疗经过记录，每次复诊的病情和治疗内容要扼要记录在病历上，作为下次治疗的依据，包括日期、部位、上次治疗的反应、病情变化、本次治疗的方法、使用的药物和剂量，下次复诊的建议。

最后签全名。

案例 2－1

患者，女性，56 岁。牙齿松动 2 年，近 3 个月影响咀嚼。曾有牙龈出血 6 年，检查：牙龈红肿，探诊出血，全口牙石（＋），第一、第二磨牙牙周袋深 4～8mm，附着丧失 2～6mm，双侧上颌、下颌第一磨牙松动Ⅱ度，颊侧牙周袋溢脓。X 线片示牙槽骨有水平、垂直吸收。

问题与思考

1. 作出诊断。

2. 写出病史应采集的内容。

（马　涛）

思考题

1. 说出口腔科常用检查器械及用法。
2. 简述牙齿常用的检查方法。

第三章

牙齿疾病

学习目标

【掌握】

致龋的四大因素。急性化脓性根尖周炎的临床表现及治疗。

【熟悉】

龋病的临床表现及治疗。牙髓病的病因。急性牙髓炎的临床表现及应急处理。

牙齿疾病包括牙齿硬组织病、牙髓病和根尖周病。牙齿硬组织病包括的病种较多，主要的疾病有龋病、楔状缺损、牙隐裂、磨损、牙根折裂、牙本质过敏症等，其中，以龋病最为常见。本章将重点介绍龋病、牙髓病和根尖周病。

第一节　龋　病

龋病，又称龋齿，俗称“虫牙”，是指在以细菌为主要病原体的多种因素影响下，牙齿硬组织发生的一种慢性、进行性、破坏性疾病。

龋病攻击的器官是牙齿硬组织（即牙釉质、牙本质和牙骨质），发生在成年人的龋病大多进展缓慢，从仅有色泽改变的初期龋发展到形成有实质性缺损的龋洞需1.5～2年时间，这一慢性过程因自觉症状不很明显，所以往往得不到患者的重视；但龋洞一旦形成，只有在极少数的特定条件下才能静止，绝大多数会呈进行性的发展，在向牙体深部发展的过程中，可引发牙髓病、根尖周病等极端痛苦且严重影响身体健康的一系列并发症；龋病的发展可使牙齿不断破坏，最终导致牙齿的丧失，破坏了咀嚼器官的完整性，直接影响食物的消化吸收，进而影响全身健康。

龋病是口腔常见病、多发病，世界卫生组织（WHO）之所以把龋病列为继心血管疾病和癌症之后的三大非传染性重点防治疾病之一，原因并不是龋病能像前两种疾病那样致人性命，而是龋病的发病率极高，危害人群广泛，世界各地、所有种族均有较高的发病率。在我国，龋病的发病率在城乡之间、性别之间及各年龄阶段有所不同。大多数调查资料显示，龋病的发病率城市高于农村，女性高于男性；乳牙萌出后不久即可发生龋病，6～12岁时达到高峰，随着乳牙的逐渐脱落，患龋率有所下降；恒牙的龋病从6～7岁开始发生，以后逐年上升，成年时期比较稳定；中年以后，由于牙龈退缩致牙根暴露，中老年牙根面龋的发生率达到高峰。第三次全国口腔健康流行病学调查显示，各年龄组均有较高的患龋率，其中，5岁组为66%、12岁组为28.9%、35～44岁组为88.1%、65～74岁组为98.4%，各年龄组人群所患的龋病中80%以上未治疗。

一、病因

龋病的病因十分复杂，与龋病发病相关的因素很多，目前公认的为细菌、饮食、宿主等因素，它们相互制约、相互影响，再加上时间因素，龋病才会发生，这就是龋病病因学的现代概念——四联因素论：龋病发生要求有敏感的宿主、口腔致龋菌群的作用以及适宜的食物，龋病发病的所有过程又都需要一定的时间。

1. 细菌　是攻击性因素，从病因学的角度来看，龋病是细菌感染性疾病。龋病的主要致龋菌是变形链球菌，其次为乳酸杆菌和放线菌。

2. 饮食因素　糖（尤其是蔗糖）的消耗量与龋病发生率呈正相关。糖是细菌作用的底物，并为细菌的新陈代谢提供能量。糖被致龋菌利用而产生各种有机酸，酸可使牙齿脱矿进而导致牙齿组织丧失，牙齿出现缺损即形成龋洞。

3. 宿主因素　牙齿是致龋菌攻击的靶子，形态复杂、排列拥挤的牙齿因易使细菌滞留而易发病；唾液的理化性质、分泌量与龋病的发生之间关系也很密切，口干症患者、头颈部放射治疗后的患者，由于唾液腺发生病理性破坏而致唾液分泌量减少，全口牙齿在短时间内可发生猖獗性龋坏，称为猖獗龋。

4. 时间　龋病的发生发展是一个缓慢过程，从菌斑形成到肉眼可见到龋洞，一般需要1～2年时间。龋病发生每一过程，包括获得性膜的形成，发育与成熟，糖类在牙面停留，进入菌斑，细菌无氧酵解和酸对牙齿的破坏均需要一定时间才能完成。在龋病发生的不同阶段，采用适当的方法和药物干扰，可以使龋病发展速度减慢或停止。

二、临床表现

（一）好发牙齿及好发部位

龋病好发于细菌易于滞留且不易清除的部位。形态复杂、窝沟点隙多的牙齿易患龋，故在恒牙列中，龋病最好发于磨牙，其次是前磨牙和上颌切牙，尖牙和下颌切牙较少。乳牙列中，最好发的牙齿是下磨牙，依次是上磨牙、上前牙、下前牙。

牙齿的窝沟点隙是龋病的最好发部位（图3-1），其次的好发部位是牙齿的邻面和牙颈部。老年人由于牙龈萎缩、牙根外露，邻面和牙颈部龋发生率较高。此外，在牙齿排列拥挤的部位也易发生龋坏。临床检查时应重点检查这些好发牙齿及好发部位。

（二）龋病的临床表现

成年人的龋病大多呈慢性过程，称为慢性龋；儿童或青年人的龋病进展快，称为急性龋，其中，身体健康状况很差或患有口干综合征的患者、头颈部放疗后的患者会在短期内多数牙同时患龋，且龋病进展迅速，称为猖獗龋，属于急性龋；儿童乳牙龋病的进展较成人迅速。本节以最常见的成人慢性龋为例叙述龋病的临床表现。

龋病的发生发展总是自外向内进行的，最先侵蚀的部分是覆盖牙齿表面的牙釉质或牙骨质。根据病变侵蚀的深度，临床上将龋病分为浅龋、中龋和深龋（图3-2）。

1. 浅龋　浅龋是早期龋，病变只限于釉质或牙骨质内。患者无自觉症状，一般在临床

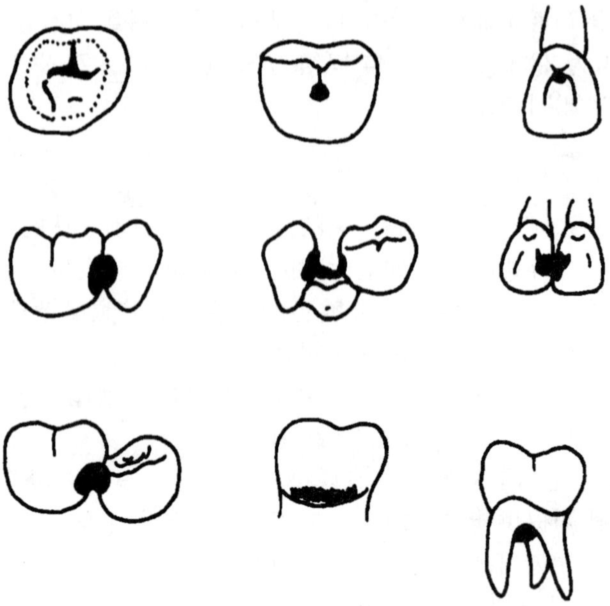

图 3－1 龋病的好发部位

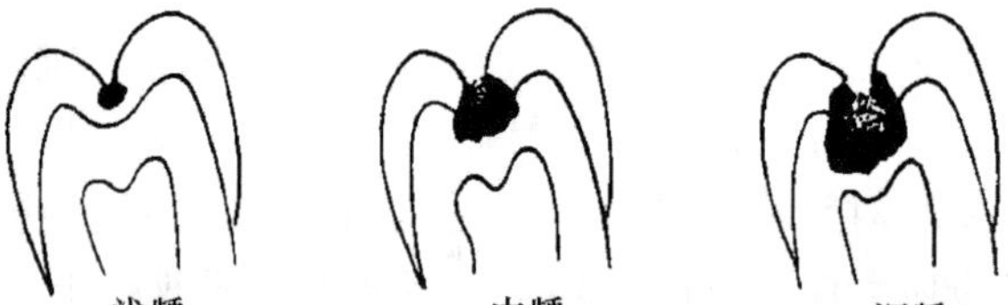

图 3－2 龋病的临床分类

体检时仔细检查才能发现。浅龋发生时，牙齿无形态缺损，牙齿的平滑部位可见釉质失去光泽，呈白垩色，探诊粗糙；窝沟部位呈黑褐色，探针尖可探入且不易取出。

2. 中龋 当龋病进一步发展到牙本质浅层时，牙齿的色、形、质均发生明显改变，患者对冷热酸甜刺激（尤其是酸甜等化学刺激）敏感，临床检查时，可探及龋洞，洞底探诊质软、有酸痛感，去除龋坏组织后，见洞深达牙本质浅层，即可确诊为中龋。

3. 深龋 龋病继续发展到牙本质深层时，即为深龋。此时，患者自觉症状更加明显，主要表现为患牙对冷热刺激，尤其是对冷刺激敏感，程度比中龋强烈。当食物嵌入龋洞时，可引起剧烈疼痛，致使患者不敢用患侧咀嚼。临床检查时，可探及深龋洞，探诊洞底或用冷水滴入窝洞时感到敏感或疼痛，而用冷热刺激测试正常牙面时感觉正常，在去除龋坏组织后，见洞深已达牙本质深层，但未穿透牙髓腔，即可诊断为深龋。

深龋诊断中，最关键的问题是鉴别牙髓状态，如错误地将已穿髓的深龋洞、牙髓已感染或坏死的龋洞当作深龋予以充填，则可引起严重的并发症，给患者带来极大痛苦。所以，诊断深龋时应排除牙髓疾病，鉴别诊断见牙髓病节。

三、治疗原则

龋病的治疗目的是终止龋病的发展、保护牙髓的正常活力、恢复牙齿的外形和功能。治疗方法主要有两类，一类是非手术治疗，另一类是手术治疗。

（一）龋病的非手术治疗

非手术治疗是针对牙齿早期龋的一种保守疗法，主要是采用化学疗法或再矿化法来终止龋病的发展，但不能修复已有实质性缺损的龋病，故适应范围有限。一般适用于接近替换期且龋坏面积广泛的乳牙浅中龋，恒牙平滑部位的早期釉质龋（白垩斑）。常用的化学药物有氟化物、硝酸银和再矿化液，使用方法为龋坏部位的局部涂擦。

（二）手术治疗

手术治疗是治疗龋病的最主要手段，对已有龋洞形成的患牙进行清创、修复，以达到终止龋病发展并同时恢复牙齿外形和功能的目的。手术治疗的方法包括充填术、粘接修复术、嵌体修复术和冠修复术。

1. 充填术　是最传统的治疗技术，它采用牙体外科的手术切割技术，去净龋坏组织，按窝洞的设计及制备原则将剩余牙体组织制备成具有机械固位的规定形状（即窝洞），用具有可塑性的牙科填充材料充填到窝洞中，以恢复牙齿的形态和功能。

充填术最常用的充填材料是银汞合金，它历史悠久，价格较低，使用广泛，但因色泽不美观，一般用于后牙。

2. 粘接修复术　是20世纪60年代以后逐渐发展起来的新技术，它对传统的以机械固位方法为主的充填术提出了挑战，牙体制洞的经典技术已逐渐被粘接技术所取代。粘接修复技术的优势主要表现在以下方面：更多地保留了健康牙体组织，减少了充填体与牙体组织之间的微渗漏，更有效地防止继发龋的产生，减少了牙齿破裂的危险性。光固化复合树脂是粘接修复术的最常用材料，它是一种新型高分子材料，其色泽酷似自然牙，是一种理想的有前景的修复材料，即可用于前牙，也可用于后牙。

第二节　牙髓病

牙髓病是指发生在牙髓组织的疾病。由于刺激物的性质、强度、作用时间及身体抵抗力的不同，牙髓病变可表现出各种不同的形式。包括可复性牙髓炎、不可复性牙髓炎、牙髓坏死和牙髓变性。不可复性牙髓炎是临床最常见的牙髓疾病，它包括急性牙髓炎、慢性牙髓炎、逆行性牙髓炎和残髓炎，其中又以急性牙髓炎和慢性牙髓炎更多见，本节将重点讨论。

一、病因

1. 感染　感染是牙髓病的主要致病因素，由进入髓腔的细菌和毒素所致。细菌侵入的最主要途径是通过近髓的深龋洞，可以说，绝大多数的牙髓病是龋源性的，牙髓病大多是龋病的继发病；此外，细菌还可以经过深的牙周袋从根尖孔逆行感染牙髓，所引起的牙髓炎称为逆行性牙髓炎。

2. 物理因素　造成牙髓疾病的物理因素主要有突然外力（如暴力、进食硌伤等）、慢性咬合创伤、温度刺激（如钻磨牙齿时操作不当、产生过高的热刺激）等。

3. 化学因素　绝大部分是医源性，主要来源于有理化刺激的充填材料。

二、临床表现及诊断

（一）可复性牙髓炎（牙髓充血）

可复性牙髓炎，顾名思义指的是通过及时恰当的治疗，已有病变的牙髓可以恢复到正常状态的一种牙髓疾病。其牙髓的病理变化是牙髓充血，故也将此病称为牙髓充血。

可复性牙髓炎的自觉症状与深龋相似，即遇冷热刺激后疼痛，去除刺激后疼痛立即缓解消失。疼痛范围多局限在患牙，一般不放散，无自发性疼痛。临床检查时可发现患牙有深龋洞，去净腐质后未及牙髓，探洞底敏感；用冷热刺激测试患牙正常牙面，可出现一过性敏感症状。

临床上需与慢性牙髓炎鉴别（见慢性牙髓炎）。

（二）急性牙髓炎

急性牙髓炎是牙髓病中痛苦最大的一种疾病，口腔急诊患者大多为急性牙髓炎。由于牙髓组织处在四壁坚硬、毫无弹性、出入孔狭小的牙髓腔中，牙髓发生急性炎症时，炎症渗出物得不到及时引流，髓腔压力急剧增高，患者会感到难以忍受的疼痛，俗语“牙疼不算病，疼起来真要命”指的就是急性牙髓炎。

由于牙髓所处的特殊环境，一般炎症所表现的红、肿、热、痛，在牙髓炎时只有疼痛能够表现出来，因此，疼痛、难以忍受的疼痛是急性牙髓炎的最大特点。

1. 临床表现　急性牙髓炎的疼痛症状有四大特点：

（1）自发痛，阵发性发作：与可复性牙髓炎不同，急性牙髓炎的患者在没有任何外界刺激的情况下也会感到阵发性的疼痛，疼痛的性质是尖锐性疼痛。炎症早期发作频率低，可能一天内发作 2～3 次，每次发作时间也较短（数分钟）。晚期发作频率高，发作时间长，甚至无间歇，只分大痛、小痛。

（2）夜间痛：疼痛常在夜间发作，程度比白天更剧烈。可能是平卧时，头部血流量增加，致使牙髓腔内压力增高而引起疼痛发作；另外，也可能是夜间身体各器官兴奋性降低，患牙相对兴奋性增高，兴奋灶集中所致。

（3）放散性痛：常不能定位，牙髓神经来源于三叉神经的上颌支和下颌支，所以，患牙引起的疼痛常常沿这两支神经的分布区域放射到患牙同侧的任何牙齿及颌面部、头颈部，许多患者不能准确地指出患牙位置所在或指错牙位，放散范围与疼痛程度呈正相关。除少数前牙外，一般不放散到对侧牙颌区域。

（4）温度刺激引起或加重痛：冷热刺激在疼痛的间歇期会引发疼痛，在发作期会加重疼痛，这是区别其他疾病引起口腔颌面部疼痛的重要标志。刺激去除后，疼痛仍持续一段时间才能缓解或消失；在牙髓炎的晚期，由于牙髓坏疽，髓腔内产生气体，基于热胀冷缩的原理，热刺激会加剧疼痛，而冷刺激却能使疼痛缓解。

2. 诊断

（1）诊断步骤：牙髓病的临床诊断并不困难，但因牙髓病疼痛的不定位性，使病源牙的确定成为诊断中的最大难点。患侧有 14～16 颗牙齿，任何一个牙齿都可成为被怀疑对象，如何快速准确地找到患牙，掌握牙髓炎的诊断步骤至关重要。依据牙髓炎的诊断三步骤，绝大多数牙髓炎都能得到确诊。

第一步是问诊，通过问诊可以了解患者的主要症状，建立初步印象。重点问疼痛与温度刺激的关系，因温度刺激引起或加重痛是区别其他疾病引起口腔颌面部疼痛的重要标志。

第二步是通过视诊、探诊、叩诊等一般临床检查，找出可疑患牙。根据病因，由常见至不常见，逐个排查患侧牙齿，可疑患牙可有数个。

第三步是采取冷热刺激测试可疑患牙，验证诊断并确定患牙。

（2）诊断依据：根据典型的四大疼痛特点，临床检查寻找有近髓深龋洞的患牙、其他原因造成的深的牙体缺损的患牙或有深牙周袋的患牙，将这些患牙列为可疑牙，对可疑患牙进行温度测试，如出现放射状剧痛，去除刺激后疼痛仍持续一段时间，诊断基本确定。

3. 鉴别诊断　可引起剧烈牙痛症状的疾病很多，临床须仔细鉴别。

（1）与三叉神经痛鉴别：三叉神经痛是一种原因不明的三叉神经感觉功能障碍性神经系统疾病，疼痛程度剧烈（刀割样、撕裂样、电击样），并沿三叉神经分布区域放散，易误诊为急性牙髓炎。三叉神经痛有别于急性牙髓炎的特点是：很少夜间发作，温度刺激不引发痛，发作持续时间短（数秒～2 分钟）；疼痛发生有扳击点，即轻触碰患侧面部某区可引发疼痛，以致患者不敢刷牙、洗脸、吃饭。临床检查牙齿无异常，或虽有牙齿疾病，但患牙治疗后疼痛仍不缓解。

（2）与龈乳头炎鉴别：龈乳头炎是相邻两牙之间由于长期食物嵌塞而发生的牙间龈乳头急性炎症。患者表现为剧烈的自发性疼痛，但疼痛的性质有别于急性牙髓炎，为持续性的胀痛，疼痛多可定位；临床检查可见患处牙龈乳头红肿、探痛明显、易出血，刺破肿胀的龈乳头，疼痛可缓解。

（3）与急性上颌窦炎鉴别：上颌后牙的牙根尖邻近上颌窦底，上颌后牙的神经进入根尖孔前，经过上颌窦侧壁和上颌窦底。所以，上颌窦内感染常引起上颌后牙的牙髓神经疼痛，并放散到头面部，而引起误诊。急性上颌窦炎表现为上颌多个牙持续性胀痛，近期有上呼吸道感染或鼻窦炎史。临床检查查不到引起牙髓炎症的患牙，邻近上颌窦的牙齿均有叩击痛，上颌窦前壁压痛，瓦氏位 X 线片可明确诊断。

（4）与心源性牙痛鉴别：据统计，心源性疼痛（心绞痛、心肌梗死引起）病例有 18% 可放射到颌面部，当患者以面部放射痛为唯一主诉症状时，应加以注意。

（三）慢性牙髓炎

慢性牙髓炎是牙髓病的最常见类型，日常门诊的牙髓病患者大多为慢性牙髓炎。慢性牙髓炎大多为原发性，少数由急性牙髓炎或其他牙髓病转变所致。其病理特点是牙髓组织呈慢性炎症状态，病变广泛，波及整个牙髓，根尖周膜可成为炎症外围区。慢性牙髓炎可同样具有急性牙髓炎的四大疼痛症状，但不很典型，程度也较急性牙髓炎弱。

1. 临床表现

（1）自发痛可有可无，但多有自发痛史；性质为钝痛，发作不频繁（每日 1 至数次），下午或夜间相对易发作，持续半小时左右。

（2）遇冷热刺激激发疼痛，放散区域广泛，不能定位，但有时患者可指出患牙（根尖周膜成为炎症外围区，咬合时疼痛），刺激去除后疼痛仍持续一段时间。

（3）食物嵌入龋洞内时疼痛，牙髓外露者会引起剧痛。在乳牙和年轻恒牙，牙髓可增生并向髓腔外生长，形成息肉，进食时易出血。

2. 诊断　诊断方法与急性牙髓炎相同，诊断依据是患者不典型的牙髓疼痛症状；临床检查在清除深龋洞内的食物残渣和已崩解的龋坏组织后露髓，或虽未露髓，但探查洞底不敏感，患牙有叩击痛；温度测试（最好热测）时，患牙感觉疼痛或迟钝，去除刺激后疼痛仍持续一段时间。

3. 鉴别诊断　由于慢性牙髓炎所表现出的疼痛症状不很典型，有的病例以冷热刺激疼痛为唯一主诉，故需与可复性牙髓炎鉴别，两者的相同点都是遇冷热刺激敏感或疼痛，区别点是慢性牙髓炎病史长，可有自发痛史；而可复性牙髓炎病史短，无自发痛史，洞底探查极敏感，患牙无叩击痛。鉴别困难时，作安抚治疗（诊断性治疗），观察两周，如在观察期内，无临床症状，牙髓活力正常，可确诊为可复性牙髓炎；如出现自发性疼痛和（或）咬合痛，牙髓敏感或迟钝，则确诊为慢性牙髓炎。

三、治疗原则

（一）应急处理

急性牙髓炎的疼痛症状异常剧烈，应首先进行应急处理。急性牙髓炎的治疗具有特殊性，虽为炎症，但消炎药物却无所作为。

最快速有效的治疗方法是开髓减压，通过打开髓腔，引流炎症，减轻髓腔压力。如诊断准确无误，患牙开髓后疼痛症状大多数立即缓解，手到病除在急性牙髓炎的治疗中最能得到体现。

（二）保存活髓

1. 保存活髓的意义　健康的牙髓可以维持牙体组织的营养代谢，保持牙齿正常的光泽度和强度。牙髓坏死或拔除牙髓后，牙釉质和牙本质将失去主要营养来源而变脆弱，牙齿易折裂；牙齿失去光泽，牙色暗淡甚至变黑。

由于牙髓组织所处的解剖环境不利于牙髓组织的修复与再生，保存活髓的适应范围很窄，一般仅适用于可复性牙髓炎及根尖孔粗大的年轻恒牙的早期牙髓炎。

2. 适应证

（1）深龋或其他牙体疾病所致的可复性牙髓炎。

（2）可复性牙髓炎与慢性牙髓炎难以鉴别时的诊断性治疗（安抚治疗）。

（3）年轻恒牙的早期牙髓炎。

3. 方法

（1）盖髓术：在严密消毒的条件下，用具有保护和治疗作用的药物、材料（盖髓剂）覆盖在近髓（或露髓）处，以防止感染，保存牙髓活力，诱导成牙本质细胞形成修复性牙本质，使牙髓炎症得以恢复正常。

（2）牙髓切断术：牙髓切断术是暂时治疗术，目的是使患病的年轻恒牙根尖继续发育完成，待根尖发育完成后须改做根管治疗。

适应证为根尖未完全形成的年轻恒牙，在深龋治疗时发生意外穿髓，露髓孔较大，无法做盖髓治疗时，或炎症限于冠髓的早期牙髓炎。

在严密消毒的条件下，切除有局限病变的冠髓．断髓创面用盖髓剂覆盖以防止根髓感染，并诱导成牙本质细胞形成修复性牙本质，封闭根管口，以保存根髓的活力和功能，使患病的年轻恒牙根尖继续发育完成。

（三）保存患牙

当不能使病变牙髓恢复健康时，应对牙髓进行无害化处理或摘除病变牙髓，尽可能地保存患牙，以维持牙列的完整性，使患牙发挥正常的咀嚼功能。

牙髓摘除术：方法是将牙髓全部摘除，并用根管充填材料严密充填摘除牙髓后的根管，以防止根尖周炎的发生。

适用于各型牙髓炎。

第三节 根尖周病

根尖周组织包括根尖部的牙槽骨、牙周膜和牙骨质，根尖周病是指发生在根尖周组织的疾病，多为牙髓病的继发病。当牙髓病变没有得到有效控制，牙髓组织中的感染通过根尖孔，作用于根尖周组织，引起根尖周病。根尖周病中绝大多数为炎症性疾病，以根尖周炎居多。

一、病因

根尖周病继发于牙髓病，所以，凡能引起牙髓病的因素都能直接或间接地引起根尖周病。

1. 感染　是根尖周病的主要致病因素。感染牙髓中的细菌和细菌产物直接侵及根尖周组织，造成根尖周感染，是最主要的感染途径。感染根管内的优势菌是厌氧菌，尤其是专性厌氧菌。少数情况下，感染还可以通过深的牙周袋或邻牙的根尖周病变直接扩散而来。

2. 创伤　创伤常常是引起急性根尖周炎的诱发因素，当突然外力作用于牙髓原本不健康或有慢性根尖周炎的患牙时，会引起急性根尖周炎。慢性咬合创伤、牙髓治疗时器械或根充物超出根尖孔，均能引起根尖周炎。

3. 化学因素　绝大部分是医源性的，当治疗牙髓病或根尖周病时，使用药物不适当，使药物成为一种化学刺激物，造成化学性的根尖周病。

二、临床表现及诊断

（一）急性根尖周炎

1. 临床表现　急性根尖周炎是从根尖周膜内的浆液性炎症反应到根尖周组织的化脓性炎症反应的一系列发展过程。

（1）急性根尖周炎病理变化的初期是根尖周膜内的浆液性炎症反应，患者此时自发痛不明显，一般只有轻微的咬合痛；患牙有浮起感，咬合时首先与对颌牙接触，咬紧牙时，由于咬合压力可将充血血管内的血液挤压出去，使充血减轻，患者反而感觉疼痛缓解。但浆液性炎症反应阶段十分短暂，很快就发展到根尖周组织的化脓性炎症反应，炎症渗出物增多，局部压力增高。

（2）当脓肿局限在根尖周时（图 3-3），患者可出现自发性剧痛，疼痛性质是持续性的跳痛；患牙浮起感明显，咬紧牙时疼痛不是缓解而是加重，以致患者不敢用患侧咀嚼；临床检查时，可见患牙多有深龋洞，牙髓全部或绝大部分坏死，探诊龋洞无感觉。根尖部黏膜充血，但不肿胀，扪压根尖部疼痛，叩击患牙疼痛明显。炎症如在此阶段没有得到及时引流，脓液则向四周扩散，穿过牙槽骨的骨松质、骨外板达到骨膜下，形成骨膜下脓肿。

（3）在骨膜下脓肿阶段，由于骨膜是致密坚韧的结缔组织，张力很大，所以患者此时感到极端痛苦，疼痛比根尖脓肿阶段更为剧烈，程度达到最高峰。患者多伴有全身症状，精神疲惫。临床检查时，可见患牙根尖部的黏膜明显红肿，移行沟变浅、变平，有明显压痛及深部波动感。触摸颌下或颏下淋巴结肿大，由于上颌的淋巴液也回流到颌下淋巴结，所以颌下淋巴结肿大并不完全是下颌牙齿的炎症所致。患牙相对应的颌面部出现反应性水肿。血常规化验白细胞计数多为 $(1\sim1.2)\times10^4/mm^3$，体温升高达 38℃左右。如白细胞计数和体温继

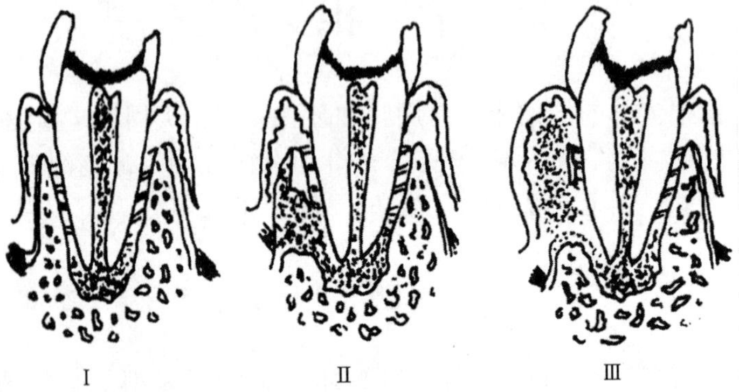

图 3－3　急性化脓性根尖周炎的典型过程

Ⅰ. 根尖周脓肿阶段　Ⅱ. 骨膜下脓肿阶段　Ⅲ. 黏膜下脓肿阶段

续升高，则应怀疑并发颌面部蜂窝织炎、颌骨骨髓炎或败血症。炎症发展到本阶段，病程已持续 3～5 天，由于痛楚难耐，绝大多数患者都能及时就诊，如果仍未治疗或没有得到合理治疗，脓肿会穿破骨膜到黏膜下，形成黏膜下脓肿。少数情况下，脓液从骨膜下进入肌间隙，引起间隙感染或并发败血症。

（4）在黏膜下脓肿阶段，由于黏膜下组织疏松，局部压力明显减轻，患者感到疼痛症状大大缓解。因为脓液趋于表面，根尖部肿胀局限，移行沟黏膜呈半球状隆起，浅表波动感明显。淋巴结仍肿大、压痛，白细胞计数和体温有所下降。

2. 诊断　根据临床症状，急性根尖周炎的诊断不难作出。但在诊断过程中，应根据现阶段的疼痛症状和肿胀程度，参考发病时间，准确判断病情所处的阶段对治疗设计非常重要。

3. 鉴别诊断

（1）与急性创伤性根周膜炎鉴别：急性创伤性根周膜炎是在牙齿受到突然外力（如暴力击打、进食硬物磕碰、创伤等）的情况下发生的根周膜内炎症，一般在外伤后 1～2 天内发病，症状与急性根尖周炎的浆液性炎症反应阶段相似。

但急性创伤性根周膜炎时，患牙的牙髓活力基本正常，对温度刺激略敏感，结合外伤史，不难鉴别。

（2）与牙周脓肿鉴别：牙周脓肿是牙周炎发展到晚期，出现深牙周袋后的一个常见伴发症状，一般为急性过程。牙周脓肿与急性根尖周炎的化脓性炎症反应阶段相似，虽然二者感染来源和炎症扩散途径各不相同，但有时根尖脓肿的脓液可穿过牙槽骨到牙周组织，牙周脓肿的感染也可扩散到根尖，所以应加以鉴别。

牙周脓肿时，患牙松动明显，可探及深的牙周袋，其肿胀部位接近牙龈边缘，肿胀范围较根尖周脓肿局限，牙髓活力正常、略敏感或略迟钝，X 线片可看到牙槽骨吸收。

（二）慢性根尖周炎

慢性根尖周炎可由急性根尖周炎转化而来，也可由牙髓病发展所致。

慢性根尖周炎常见的病理变化主要表现为三种，即慢性根尖周肉芽肿、慢性根尖周脓肿和慢性根尖周囊肿，三者可以相互转换，在临床表现上虽稍有差异，但不易完全明确区分，X 线片上有时可加以区别。临床诊断名称均为慢性根尖周炎，有确凿证据时注明其所属类型。

1. 临床表现

（1）慢性根尖周肉芽肿：是慢性根尖周炎的最常见类型。一般无自觉症状，有时患牙在咀嚼时稍感不适或乏力。临床检查时，患牙多有深龋洞，牙髓坏死，牙冠变色，叩击患牙有时有不适感。X线片显示在根尖部有圆形或椭圆形的透射区，边界清楚，直径一般在1cm以下。

（2）慢性根尖周脓肿：慢性根尖周脓肿有两种类型，即有瘘型和无瘘型。

无瘘型慢性根尖周脓肿的自觉症状与慢性根尖周肉芽肿大致相同，临床上二者很难区别。有瘘型慢性根尖周脓肿可在牙龈上发现瘘管口，瘘管口是根尖周脓液排脓道的出口，大多位于患牙根尖部的唇颊侧，少数位于舌腭侧，有的瘘管口在远离患牙的其他牙的根尖部，所以，临床检查时应注意瘘管口与患牙的关系，可用牙胶尖插入瘘管，拍摄X线片加以确定其来源。瘘管有时开口于皮肤，形成皮肤瘘，易被误诊为皮肤病。

慢性根尖周脓肿的X线片表现为患牙根尖部有近似圆形或椭圆形的透射区，边界模糊且不规则。无瘘型慢性根尖周脓肿易急性发作。

（3）慢性根尖周囊肿：根尖周囊肿增长缓慢，多无自觉症状。临床检查时，患牙牙髓坏死，牙冠变色。囊肿大小不等，小囊肿因不引起颌骨变形，外观上无异常表现而不易被发现，只有X线片检查时才能发现。当囊肿逐渐增大向外膨隆时，在患牙根尖部可见根尖部黏膜呈半球状隆起，表面不红，扪诊较硬，如囊肿周围骨质很薄，扪诊有乒乓球感。当囊肿增长过大时，可压迫邻牙牙根吸收或使邻牙移位。X线片检查可见根尖部有边界清楚、白线包绕的圆形透射区。

2. 诊断　慢性根尖周炎的临床症状不明显，诊断主要依靠X线片，没有X线片检查，诊断一般不能确立。但X线片上只能显示二维影像，尚不能完全真实地反映病变范围。

当病变较小时，慢性根尖周炎的三种类型在X线片上不易区别，较大的囊肿容易鉴别，圆形透射区边缘的阻射白线是根尖周囊肿的重要诊断依据；此外，在治疗时，如有褐色或棕黄色液体流出，液体涂片镜检发现有长方形缺一角的胆固醇结晶，即可确诊囊肿。

3. 鉴别诊断

（1）X线片上与正常骨孔鉴别：上中切牙牙根之间有切牙孔，下颌前磨牙牙根附近有颏孔，均是正常结构。X线片投照角度有偏差时，骨孔影像落在根尖处，易与慢性根尖周肉芽肿混淆。正常骨孔邻近的牙齿牙冠完整，色泽无异常改变，牙髓活力正常，牙根的根周膜连续、影像清晰。

（2）与颌骨内肿瘤鉴别：大的囊肿应注意与颌骨内肿瘤，尤其是与单房性造釉细胞瘤鉴别。单房性造釉细胞瘤囊壁厚薄不均，做病理检查可明确诊断。

三、治疗原则

根尖周病的治疗原则是清除病灶，保存患牙。

根尖周病时，牙髓全部或绝大部分坏死，根管壁受到感染，炎症已达根尖周组织，并可能破坏颌骨，有的成为破坏远隔器官的病灶。

治疗根尖周病，首先要彻底清除根管内和根管壁的感染及一切病源刺激物；然后用生物相容性良好的人工材料严密封闭根管系统，以防止根尖周组织的细菌入侵根管而造成根管再次感染；最后用封闭性良好的永久性充填材料或精密的冠类修复体修复牙体缺损，以防止来自口腔的细菌通过充填体或修复体与牙体组织的缝隙再次感染根管。

随着科学技术的发展，对根尖周病的治疗理论和方法逐渐完善，绝大多数的根尖周病可以治愈，破坏的骨组织可以恢复。现代牙体修复技术对牙冠破坏严重的患牙也可进行修复，使其发挥正常的咀嚼功能。因此，保存患牙的适应范围越来越广泛，绝大多数的患牙可以保留。

1. 应急处理　急性根尖周炎的疼痛症状剧烈，肿胀明显，应首先进行应急处理，及时消除这些症状，解除患者痛苦。

处理原则是建立引流、抗菌止痛。处理方法是打开髓腔，拔除牙髓，通畅根尖孔，使根尖周炎症的渗出物或脓液通过根管得以引流，从而缓解根尖部的压力。

急性根尖周炎晚期的患者往往伴有全身症状，必要时要配合全身用药，但单纯的药物治疗不能有效缓解疼痛。

急性根尖周炎消除急性炎症后，必须进行进一步的专业治疗，否则会再次急性发作或演变成为慢性根尖周炎，危害身体健康。感染根管的专业治疗方法为根管治疗术。

2. 根管治疗术　根管治疗术是国际通用的治疗牙髓病和根尖周病的最有效方法，疗效恒定，临床成功率可达95%以上。

原理是用机械和化学的方法彻底清除根管内的病源刺激物并成型根管，通过根管消毒和根管的严密充填，除去病源存在的条件，以达到防止根尖周炎发生和促进根尖周病愈合的目的。

根管治疗术适应证广泛，凡不能保存活髓的各型牙髓病，各型根尖周病均可采用。但在根管过于细小弯曲、根管内有异物或器械折断、根管不通的情况下，进行根管治疗比较困难，有时须配合采取根尖手术方法进行倒充填。

根管治疗术的优点是理论研究系统，治疗器械设备和操作技术步骤国际标准统一，术后即刻有明确的评定指标，可直观地评价治疗质量，并为后续的冠修复术提供了良好基础。缺点是治疗程序复杂、疗程较长、器械质量要求较高、大部分器械需依赖进口，因此治疗费用相对较高。根管治疗术在发达国家已成为治疗根尖周病及治疗不能保存活髓的牙髓病的唯一方法；在我国多数地区也已普遍应用，但由于我国各地区、各医疗机构的发展不够均衡，治疗器械设备的配制和收费标准不同，根管治疗的质量差异较大。

案例 3－1

患者，女性，45岁。主诉：左上后牙冷热刺激时疼痛2个月。现病史：近2个月来，左上后牙刷牙、进食、饮冷热水时酸痛，无自发痛和夜间痛。检查：左上第一磨牙远中邻面牙体变色，探诊可见深龋洞，探痛明显，温度测试有明显激发痛，刺激消除后疼痛即刻消失。X线片检查示龋洞透射影像未达髓腔。

问题与思考

1. 对左上第一磨牙患有的牙体疾病作出初步诊断。
2. 列出详细的诊断依据。
3. 拟订治疗计划。

案例3-2

患者，男性，52岁。主诉：上前牙牙龈流脓1周。现病史：2个月前上前牙曾在某医院做过治疗，治疗时牙龈已流脓2次，经治疗好转，但治疗后1个月又出现肿胀，自服消炎药消肿，近1周又出现类似情况，遂就诊。检查：右上中切牙龋洞玻璃离子充填，相应唇侧前庭沟处有龈瘘。叩诊（+），松动Ⅰ度。X线片示患牙欠充3mm。根管壁等有空隙，根尖部有2mm×1mm低密度透射影。

问题与思考

1. 诊断并提出诊断依据。
2. 说明治疗原则及方法。

案例3-3

患者，男性，32岁。主诉：左下磨牙隐痛半年，加重1天。现病史：患者于半年前开始不明原因自感左下磨牙隐痛，一天前左下磨牙出现自发性、阵发性疼痛，逐渐加重，发作频繁，持续时间长，间歇时间短，夜间疼痛不能入睡。口腔检查：左下第一磨牙有深龋洞，探痛明显，热刺激加剧疼痛，冷刺激缓解疼痛，叩痛（－）。

问题与思考

1. 诊断并提出诊断依据。
2. 该患者应如何应急处理。

（马　涛）

思考题

1. 什么是龋病，龋病有什么危害？龋病好发于哪些牙齿以及牙齿的哪些牙面？
2. 急性牙髓炎疼痛有哪些特点？其止痛的办法是什么？
3. 什么是急性根尖周炎的主要致病因素？急性根尖周炎急性期应急处理的原则是什么？说出其应急处理的方法。

第四章

牙周疾病

学习目标

【掌握】

牙周疾病的基本概念、危害和牙周健康的重要性，牙周疾病病因中的始动因素，慢性龈炎、牙周炎的主要症状，慢性牙周炎及牙周炎伴发病变——牙周脓肿。

【熟悉】

牙周疾病病因中的局部因素，妊娠期龈炎，坏死性龈炎，侵袭性牙周炎及牙周炎的其他伴发病变，牙周疾病治疗的程序。

【了解】

牙周疾病病因中的全身促进因素和牙周疾病治疗各程序的基本方法。

牙周组织疾病是指发生于牙齿周围支持组织（包括牙龈、牙周膜、牙槽骨和牙骨质）的疾病总称，包括牙龈病和牙周炎两大类。牙龈病是仅发生于牙龈组织的疾病；而牙周炎是累及四种牙周支持组织的炎症性、破坏性疾病，牙周炎不仅侵犯牙龈，还侵犯牙周膜、牙槽骨和牙骨质。

知识链接

牙周组织　指牙齿周围的支持组织，由牙龈、牙周膜、牙槽骨和牙骨质组成。牙龈覆盖在牙槽突表面和牙颈部周围，包括游离龈、附着龈和龈乳头；游离龈是牙龈的边缘部分，不与牙面附着，与牙面之间有龈沟；附着龈在游离龈的根方，紧密附着于牙槽骨表面；龈乳头也称牙间乳头，呈锥形充填于相邻两牙的牙间隙。牙周膜是位于牙根与牙槽骨之间的致密结缔组织，最主要成分是主纤维，一端埋入牙骨质内，另一端埋入牙槽骨，将牙悬吊固定在牙槽窝内，并调节牙齿承受的咀嚼压力。牙槽骨也称牙槽突，是颌骨包围和支持牙根的部分，容纳牙根的窝称牙槽窝，在冠方的游离端称牙槽嵴，两牙之间的部分称牙槽间隔。牙骨质覆盖牙根表面，有牙周膜纤维埋入。

牙周疾病是人类口腔疾病中患病率最高的两大疾病之一，是人类的一个古老的疾病。在世界范围内都是多发病和常见病，无论任何地域和民族，患病率都较高，且随着年龄增加而增高。在我国，其患病率高于龋病。2005—2007 年我国的第三次全国口腔健康流行病学调查资料显示，中年组和老年组的牙周健康率小于 15%，换句话说，牙周疾病患病率在 85%以上。牙龈炎早在 3～5 岁即可发病，随着年龄的增长发病率逐渐增加，至青春期达到高峰，此后随着年龄的增加有所下降；而牙周炎的发病率在 35 岁以后明显增高，40～50 岁时达到高峰，此后有所降低，可能是由于牙周炎导致的患牙被拔除、无牙颌的人增多所致。

牙周疾病的危害不容忽视。它可导致咀嚼功能下降和牙齿丧失。牙周疾病在早期往往无明显自觉症状，易被患者忽视，当出现牙松动、牙龈肿痛等明显症状时，疾病常已发展到较严重的程度，影响咀嚼，更严重者导致牙齿丧失。因牙周炎常侵犯全口多数牙或全部牙，因此常导致多牙丧失。牙周炎是导致我国成人失牙的首位原因。由于牙缺失，咀嚼功能进一步降低，并会给胃肠增加负担。此外，牙周炎是感染性炎症性疾病，长期的感染和炎症会影响到全身的健康，与糖尿病等多种全身疾病有关联。因此，牙周疾病即危害口腔健康，还危害全身健康。

牙周组织的健康与口腔医学各个学科都有关联，治疗牙周疾病恢复牙周组织的健康，是口腔医学许多学科治疗的基础。牙体组织与牙周组织通过根尖孔等通道相连，两种组织的疾病会相互影响；缺失牙的修复需要牙周组织处于健康状态，无论是活动义齿修复还是固定义齿修复都是如此；正畸治疗更需要牙周组织健康，否则正畸力会加速牙周疾病的进展；种植治疗和牙颌面手术也都需要在控制牙周组织的感染后进行。因此，控制牙周疾病是促进口腔健康的重要手段，在口腔医学中处于重要地位，也有助于促进全身的健康。作为医务工作者，应掌握有关牙周疾病的基本理论知识，并进行宣传、推广和教育，从而提高群众的口腔健康水平。

第一节　牙周疾病的病因

牙周疾病是多因素疾病，牙菌斑生物膜是牙周疾病的始动因素，菌斑微生物的感染引发宿主的免疫反应和炎症反应，宿主通过白细胞、抗体等抵抗微生物的感染，同时也会产生细胞因子、前列腺素和基质金属蛋白酶等，导致结缔组织和牙槽骨的破坏，形成牙周组织的炎症性、破坏性疾病，遗传因素、环境因素和吸烟等后天因素会影响这一过程。因此，在牙周疾病的病因中，除菌斑生物膜外，还有诸多的局部促进因素和全身促进因素。

一、牙菌斑生物膜

1. 概念　口腔内适宜的温度、湿度和营养构成了细菌生长、繁殖的环境，在人类口腔中有数百种微生物。微生物会黏附在牙面上形成细菌的斑块，称为牙菌斑。实际上，这些细菌不是散在的，而是具有一定的结构，即牙菌斑生物膜。牙菌斑生物膜是口腔中不能被水冲掉或漱掉的细菌性斑块，是由基质包裹的相互黏附或黏附于牙面、牙间或修复体表面的软而未矿化的细菌性群体，构成相互有序生长的建筑式样的生态群体。它是口腔细菌生存、代谢和致病的基础。牙菌斑生物膜这种独特的结构使细菌黏附在一起生长，相互紧密附着，不易被清除，并抵抗抗生素、表面活性剂或宿主防御功能对细菌的杀灭作用，各种细菌相互依存，发挥不同的致病作用。

2. 形成　分为三个阶段：获得性膜的形成、细菌黏附和共聚、菌斑生物膜的成熟。在菌斑形成的早期、菌斑尚无致病性时将其清除，可预防牙周疾病的发生或复发。

3. 分类及致病性　根据牙菌斑生物膜所在的部位，分为龈上菌斑生物膜和龈下菌斑生物膜。

（1）龈上菌斑生物膜：简称龈上菌斑，是指位于龈缘以上的牙菌斑。主要位于牙冠近龈缘的颈 1/3 处和其他不易清洁的部位（如邻面、窝沟、裂隙、和龋洞表面），一般在用菌斑染色剂染色后可观察到，在菌斑较多时，形成软垢，此时肉眼可直接观察到。龈上菌斑的组成以革兰阳性需氧菌和兼性菌为主，可导致牙龈病的发生。

（2）龈下菌斑生物膜：简称龈下菌斑，是指位于龈缘以下的牙菌斑。位于龈沟和牙周袋内。又分为附着性龈下菌斑和非附着性龈下菌斑（图 4－1）。

1）附着性龈下菌斑：由龈上菌斑延伸到牙周袋内，附着于牙根面，以革兰阳性菌和厌氧菌为主，与龈下牙石的形成、根面龋、根面吸收及牙周炎有关。

2）非附着性龈下菌斑：位于附着性龈下菌斑的表面、牙周袋内或与龈沟上皮、袋内上皮接触，其组成以革兰阴性厌氧菌和能动菌为主，毒力强，可导致牙周炎的发生和发展，与牙槽骨的快速破坏有关，是牙周炎的进展前沿。

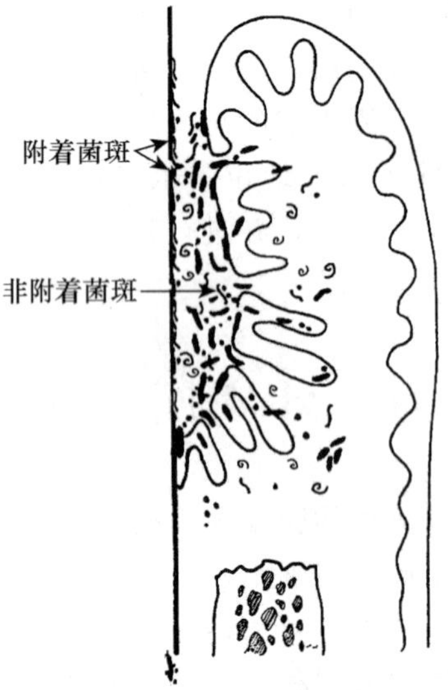

图 4－1　龈下菌斑

4. 牙周致病菌　牙菌斑中多数是口腔的常驻正常菌群，只有少数与牙周疾病有关。口腔中的细菌分为需氧菌、厌氧菌和兼性厌氧菌等。牙周健康时的细菌数量少，以需氧的革兰阳性球菌和放线菌为主；牙龈炎时细菌数量增加，革兰阴性菌比例增加；牙周炎时龈下菌斑的细菌数量显著增加，以革兰阴性厌氧菌为主。

与牙周病有关的主要致病微生物有：牙龈卟啉单胞菌、伴放线聚集杆菌、福赛坦氏菌、具核梭杆菌、中间普氏菌、黏性放线菌、奋森密螺旋体和齿垢密螺旋体等。

二、局部促进因素

牙周病的局部促进因素往往有利于牙菌斑的滞留、堆积，或造成牙周组织的损伤，或使原有的牙周炎加重或破坏加速。

（一）牙石

在牙面或修复体表面附着的已钙化或正在钙化的菌斑和沉积物，称为牙石。不能被刷牙去除。由唾液及龈沟液中的钙盐在菌斑上逐渐沉积而形成，牙石表面总有菌斑覆盖。牙石形成的速度因人而异，同一口腔不同牙位的沉积速度也不同，这与机体代谢、唾液成分、龈沟液、菌斑多少、食物种类和口腔卫生等因素有关。

根据沉积的部位，以龈缘为界，牙石分为龈上牙石和龈下牙石。

1. 龈上牙石　位于龈缘以上可直视看到的牙石（图 4－2）。一般为淡黄白色，烟、浓茶、药物和食物等也会使牙石着色。钙化成分主要来源于唾液，因此，在唾液腺导管开口附近的牙面上即下前牙舌侧、上磨牙颊侧较多，在废用牙等无咀嚼功能的牙面上也沉积较多。易于被去除。

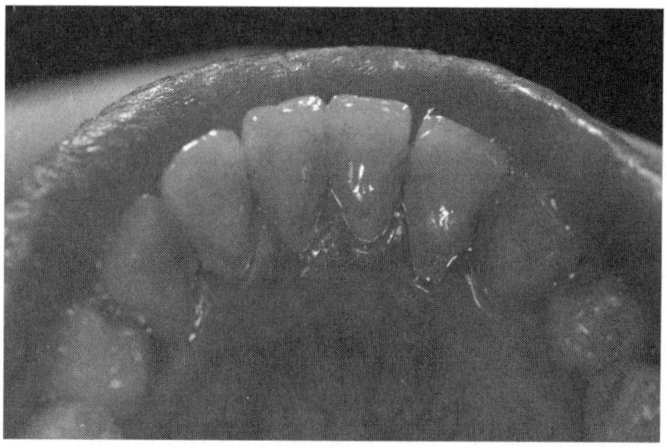

图 4－2　龈上牙石（彩图）

牙面和牙颈部上的浅黄色附着物为龈上牙石

2. 龈下牙石　位于龈缘以下的牙石。附着在龈沟或牙周袋内的根面上，不能直接看见，用探针探查时可发现。钙化成分主要来源于龈沟液。为黑褐色，又称血石，往往体积小、质地硬，附着紧，不易被刮除（图 4－3）。

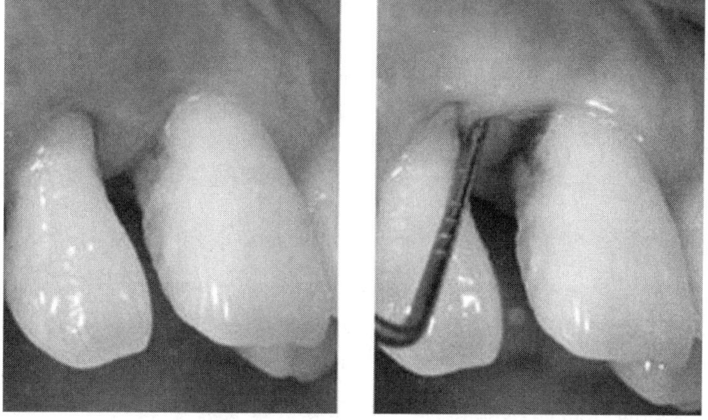

图 4－3　龈下牙石（彩图）

用探针将龈缘从牙面分开，可见根面上的龈下牙石

牙石的致病作用主要是由于粗糙的牙石表面永远存在菌斑微生物，这些菌斑微生物起到致病作用，牙石还会妨碍口腔卫生措施的实施，另外，牙石的多孔结构也会吸附大量的细菌毒素，起到致病作用。

（二）食物嵌塞

是指食物碎块或纤维在咀嚼过程中被咬合压力挤压而楔入到相邻两牙的牙间隙内。分为垂直型嵌塞和水平型嵌塞。对颌牙有充填式牙尖、相邻两牙䝹面高度不一致、相邻牙接触点异常、咬合面因磨耗而发生的形态改变、牙齿错位或扭转、邻面龋、修复体未能完善恢复接触区等原因，使食物从䝹面垂直方向通过接触点挤入牙间隙，形成垂直型食物嵌塞。因龈乳头退缩或牙周手术后牙龈退缩，牙间隙暴露，在咀嚼食物时食物碎块被挤压入牙间隙内造成滞留，形成水平型嵌塞。

食物嵌塞是导致局部牙周组织炎症和破坏的常见原因之一。食物嵌塞的致病作用是由于食物嵌塞的压迫作用和菌斑滞留及细菌繁殖，导致牙周组织的炎症，引起龈乳头炎、牙龈炎症和出血、牙龈退缩、邻面及根面龋和口臭、还会导致牙槽骨吸收。

（三）䝹创伤

咬合关系不正常或过大的䝹力造成咀嚼系统各部位主要是牙周组织的病理性损害，称为䝹创伤。造成牙周创伤的䝹关系称为创伤性䝹。

异常䝹力导致的牙周创伤称为原发性䝹创伤，与力的大小、分布、方向、频率及持续时间有关，其中以力的作用方向最为重要，牙周膜对垂直压力的耐受性最大，对侧向力的耐受性小。咬合力分布不均致个别牙早接触，这些牙会承受过大的咬合力，引起牙周支持组织的损伤。

由于牙周病变支持组织高度降低，牙周支持力不足造成的䝹创伤称为继发性䝹创伤。牙槽骨吸收、牙周膜纤维疏松和减少、排列紊乱等，使牙周支持力量不足，在受到原来正常的咬合力时不能承受，从而引起继发性牙周支持组织损伤。

临床上原发性和继发性䝹创伤常同时存在。

䝹创伤的致病作用：在没有感染和炎症的情况下，单纯的䝹创伤会导致牙槽骨吸收、牙周膜增宽和牙齿松动，但不形成牙龈炎和牙周炎，在异常䝹力消除后这些改变会恢复；而在有感染和炎症存在的情况下，䝹创伤会起到协同破坏作用，使牙周袋加深，牙槽骨吸收加速，使牙周炎的病情加重，此时，在䝹创伤消除后，所造成的破坏不能恢复。因此，䝹创伤是一个重要的局部促进因素。

（四）牙齿拥挤、位置异常和错䝹畸形

由于牙齿拥挤、位置异常和错䝹畸形，可能会妨碍口腔卫生措施的实施，导致菌斑滞留；还可能会因接触关系不良，导致食物嵌塞。

（五）解剖因素

根分叉区、根面凹陷、畸形舌侧沟一旦受到牙周炎病变的累及而暴露后，易形成菌斑滞留，这些部位的牙石也不宜被清洁，会使病变加重，且不易控制和治疗。牙根过短、过细锥形根、磨牙融合根等牙根异常，对䝹力的承受力降低，易继发䝹创伤，加速疾病的进展。

（六）不良习惯

口呼吸会使牙龈表面外露而缺乏自洁，菌斑易于堆积；吐舌习惯会使前牙受到侧向力而出现牙间隙、开䝹等，使上下䝹关系紊乱及食物嵌塞。不良的刷牙习惯、咬粗硬物品如咬瓶盖、单侧咀嚼、磨牙症、紧咬牙等都可能会给牙周组织带来损伤。

（七）其他因素

充填体悬突、牙修复体边缘过深或不密合、修复体设计不佳、牙周炎症未控制时行正畸治疗等，都可能导致菌斑滞留或𬌗创伤，从而促进牙周疾病的形成和发展。

三、全身促进因素

除始动因素——菌斑生物膜外，宿主的易感性在牙周疾病的发生、发展中也起重要作用。全身促进因素会增加宿主对细菌及其产物等致病因子的敏感性，降低牙周组织的抵抗力。

（一）遗传因素

单纯的遗传因素并不引起牙周疾病，但遗传因素会影响宿主的易感性。侵袭性牙周炎往往有家族聚集性；研究显示有一些特定基因的基因多态性与牙周炎的易感性增加有关；牙周炎与一些特异性遗传疾病有关，如掌跖角化牙周破坏综合征、唐氏综合征等。

（二）性激素

内分泌功能紊乱影响牙周疾病的发生和发展。牙周组织是一些性激素如雌激素等的靶器官，性激素可调节牙周组织对菌斑等局部刺激物的反应。例如，在妊娠或服用激素类避孕药时，牙龈炎症加重。

（三）吸烟

吸烟属于行为因素，是牙周炎发生、发展的一个重要危险因素。吸烟可增加牙周炎的发生率，加重牙周疾病的严重程度，并影响牙周治疗效果。吸烟的危险程度随吸烟量的增加而增高。研究资料显示，吸烟者的牙周炎患病率、失牙率和无牙率均高于非吸烟者，吸烟者的牙周炎严重程度重于非吸烟者。

（四）有关的系统病

1. 糖尿病　是牙周疾病的危险因素。有学者认为牙周炎是糖尿病的第六并发症。糖尿病患者发生牙周炎的风险高于非糖尿病患者，疾病程度也重，并易发生牙周脓肿。

2. 吞噬细胞数目减少和功能异常　中性多形核白细胞是重要的防御细胞，其功能异常或数目减少，会使牙周组织的抵抗力降低，易发生牙周炎或病情重。如粒细胞缺乏症。

3. 艾滋病　会发生 HIV 相关性龈炎、坏死性溃疡性牙周炎。

4. 血液疾病　白血病在牙龈上的表现为牙龈出血、肿胀、坏死性溃疡等，短期内牙周组织破坏严重。再生障碍性贫血等其他血液性疾病会出现牙龈出血。

5. 其他疾病　骨质疏松症、慢性肾病、结缔组织病等均可使牙周组织抵抗力降低，牙槽骨吸收，成为牙周病的潜在因素。

（五）精神压力

精神压力会增加激素和细胞因子等免疫介质的释放，影响宿主的防御系统，从而与牙周疾病有关，如急性坏死性溃疡性龈炎等。另外，还可能改变个体的生活方式，如可能忽略口腔卫生，致使菌斑堆积过多而加重牙周炎。

（六）药物因素　主要由于长期服用抗癫痫药物（如苯妥英钠）、免疫抑制药（如环孢素）和钙通道阻滞药（如硝苯地平）等，可引起药物性牙龈增生。

第二节　牙龈病

牙龈病是一组发生于牙龈组织的疾病，仅侵犯牙龈组织。实际上包含牙龈炎症和全身病变在牙龈的表现。全身病在牙龈的表现见本书的第十二章，在此介绍牙龈炎症疾病。

一、慢性龈炎

慢性龈炎是最常见的牙龈病，又称菌斑性龈炎、边缘性龈炎、龈缘炎，曾称单纯性龈炎，病变主要位于游离龈和龈乳头。最常见于儿童和青少年，但在各个年龄、各个种族、世界各地的人群都可发生，几乎每个人在其一生中的某个阶段都会发生，因此，慢性龈炎的患病率非常高。该病可以治愈，但也易复发，一部分慢性龈炎患者可以发展为牙周炎，因此，对慢性龈炎的治疗和预防非常重要。

（一）病因

龈缘附近的菌斑微生物是始动因子，牙石、食物嵌塞、不良修复体、牙拥挤错位、口呼吸等是慢性龈炎的局部促进因素。

（二）临床表现

1. 自觉症状　在刷牙、吸吮、咬苹果等食物时牙龈出血，即在受到刺激时牙龈出血。偶有牙龈发痒、口臭等症状。也有些患者因牙龈肿胀而就诊。

2. 临床检查

（1）局部可见刺激物：患牙牙颈部可见有菌斑和龈上牙石堆积。

（2）牙龈色泽：游离龈和龈乳头由正常的粉红色变为深红或暗红色（图 4－4）。

（3）牙龈外形：龈缘变厚、与牙面不再紧贴；龈乳头变得圆钝肥大，有时球形增大；附着龈水肿，点彩消失，表面光滑发亮。

（4）牙龈质地：由致密坚韧变得松软、失去弹性。触之易出血。如以增生性为主时实质性肥大的牙龈质地也会坚韧。

（5）探诊后牙龈出血：探查龈沟时牙龈易出血，这是由于龈炎时牙龈内的血管充血、龈沟上皮有糜烂，在探诊刺激下出血。探诊后出血是诊断牙龈有无炎症的客观指标。

（6）龈沟加深：探诊检查时可见，龈沟深度由正常的 2～3mm 变为 3mm 以上，龈沟加深，形成龈袋或称假性牙周袋，由龈缘水肿所致。与真性牙周袋的区别是不能探到釉牙骨质界，即无附着丧失，这是龈炎与牙周炎的重要区别。

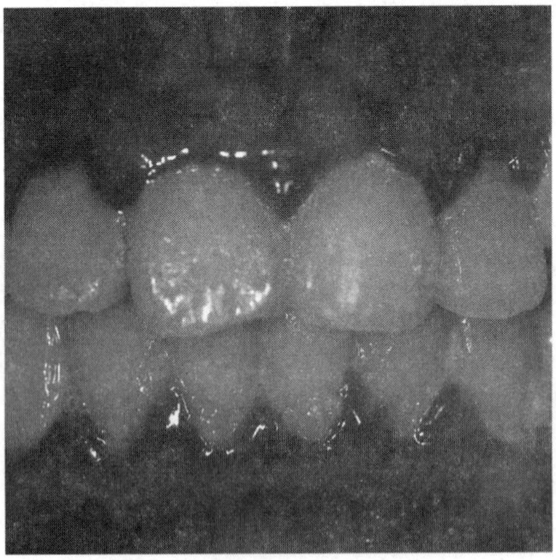

图 4－4　慢性龈炎（彩图）

（三）诊断与鉴别诊断

1. 诊断　具有上述主要临床表现，龈缘附近牙面有明显的菌斑、牙石堆积，可能还有其他菌斑滞留因素等，但无附着丧失和牙槽骨吸收，即可诊断。

2. 鉴别诊断

（1）早期牙周炎：有附着丧失和牙槽骨的吸收，通过探诊检查有无附着丧失，必要时拍摄X线片确定有无骨吸收。

（2）血液病引起的牙龈出血：白血病、血小板减少性紫癜、血友病、再生障碍性贫血等血液系统疾病也会有牙龈出血症状，主要区别是血液病有牙龈自发性出血，而慢性龈炎是刺激后出现；有关的血液学检查有助于鉴别。

（3）坏死性龈炎：有牙龈自发性出血、疼痛和特殊性口臭，并有特征性的损害——龈乳头和边缘龈的坏死，而慢性龈炎为刺激后出血、无自发痛和牙龈坏死。

（4）HIV相关性龈炎：表现出牙龈线形红斑，即游离龈缘表现出明显的火红色线状充血带，去除局部刺激物后充血仍不消退，与白色念珠菌感染有关。血清学检查可明确鉴别。

（四）治疗原则

1. 去除病因　通过口腔卫生指导和洁治术，彻底去除菌斑和牙石刺激物；并消除菌斑滞留因素；严重者可配合使用局部药物治疗。治疗后牙龈可完全恢复至正常。

2. 牙龈增生者手术治疗　对于牙龈增生为主的患者，在炎症消退后牙龈形态未恢复，可采用牙龈切除术或成形术，恢复牙龈外形。

3. 防止复发　做好口腔卫生指导，让患者掌握控制菌斑的方法并加以实施，保持口腔卫生，每半年或一年复查和维护，防止复发。

二、妊娠期龈炎

妇女在妊娠期间因女性激素水平升高，使原有的牙龈炎症加重，牙龈肿胀或形成龈瘤样改变。妊娠期龈炎在分娩后病损可自行减轻或消退。其发生率的报告为30%～100%。

（一）病因

1. 局部因素　直接病因仍是菌斑微生物，牙石、食物嵌塞和不良修复体等都是局部促进因素。在妊娠期的妇女如口腔卫生不佳，牙菌斑、牙石在龈缘附近堆积，更易引发牙龈炎症。

2. 全身因素　妊娠时性激素水平改变，加重了牙龈对局部刺激的炎症反应，牙龈毛细血管扩张充血，血管通透性增加，炎症细胞和液体渗出增加，原有的牙龈炎症加重。激素水平的改变，使患者牙菌斑中的中间普氏菌明显增多，成为优势菌，该菌的数量、比例随妊娠月份及血中孕酮水平的升高而增多，临床症状也相应加重。

（二）临床表现

1. 症状　常见的主诉症状是吮吸或进食时易出血。一般无疼痛，严重者有轻度疼痛。也有的患者是因牙龈瘤样增生而就诊。

2. 检查　龈缘和龈乳头呈鲜红或暗红色，松软而光亮；肿胀、肥大明显，有龈袋形成；触之易出血。病变可发生于少数牙或全口牙龈，以前牙区为重。有轻度疼痛的严重者，可见龈缘溃疡和假膜形成。妊娠期龈炎往往在妊娠2～3个月后开始，原有的牙龈炎症加重，在妊娠8个月时炎症达到高峰，与血中孕酮水平相一致，分娩后约2个月，龈炎可减轻至妊娠前水平。

妊娠期龈瘤（也称孕瘤）是单个龈乳头增大呈瘤样，色鲜红光亮或呈暗紫色，表面光滑，质地松软，极易出血，有蒂或无蒂，一般直径不超过 2cm。瘤体较大可妨碍进食或被咬破而出血感染。孕瘤发生的部位多为前牙，下前牙唇侧龈乳头最多见。通常于妊娠第 3 个月开始，迅速增大，在分娩后妊娠期龈瘤能逐渐自行缩小，但必须去除局部刺激物才能完全消失，有的患者还需手术切除。

（三）诊断和鉴别诊断

1. 诊断　牙龈鲜红色，高度水肿、肥大，有明显出血倾向，或有龈瘤样表征，如为育龄妇女，应询问并确定其是否妊娠，若已怀孕，便可诊断。

2. 鉴别诊断　应与化脓性肉芽肿鉴别：该病临床表现与妊娠期龈瘤十分相似，但妇女未妊娠，多有局部刺激因素，病理变化为血管瘤样的肉芽性病变，治疗为消除局部刺激因子并切除病损。

（四）治疗原则

1. 口腔卫生教育和指导　让患者重视口腔卫生和做好菌斑控制，这是最重要的措施。

2. 去除局部刺激因素　去除菌斑、牙石等局部刺激因素。治疗时要动作轻柔。

3. 尽量避免全身药物治疗，以免影响胎儿发育。

4. 严重者可局部用药，但应使用不影响胎儿发育的含漱剂，如生理盐水等。

5. 对于妨碍进食的妊娠期龈瘤，在清除局部刺激物后可考虑手术切除，手术时机在妊娠期的 4～6 个月，以免引起流产或早产。

三、坏死性龈炎

是发生在龈缘和龈乳头的以坏死为主的急性炎症。主要是急性表现，因此，常称为急性坏死性溃疡性龈炎。Vincent 在 1898 年首次报告此病，故又称为 Vincent 龈炎（奋森龈炎）。在第一次世界大战期间前线的战士中此病流行，故又称“战壕口”。

（一）病因

1. 微生物　在病变部位的菌斑中有大量的梭形杆菌和螺旋体，中间普氏菌也是优势菌。这些微生物在健康人口腔中也有，但不致病，在机体的抵抗力降低时大量繁殖，其毒力造成牙龈的坏死。因此，坏死性龈炎被认为是一种机会性感染。

2. 曾经存在的慢性龈炎和牙周炎　是发生坏死性龈炎的重要条件。

3. 身心因素　精神紧张、睡眠不足、过度疲劳、工作繁忙等，使局部抵抗力降低而引发本病。

4. 吸烟　大多数患者有吸烟史。吸烟会使牙龈小血管收缩，影响牙龈局部的血流，并会降低白细胞的功能，减低局部抵抗力。

5. 机体免疫力降低　艾滋病，维生素 C 缺乏等营养不良，恶性肿瘤、急性传染病、血液病、严重的消化功能紊乱等全身性消耗性疾病，这些疾病导致机体免疫力降低。

（二）临床表现

1. 好发人群　常见于青壮年，男性吸烟者多见。

2. 病程　起病急，病程较短，数天至 1～2 周。

3. 症状

（1）牙龈极易出血：可有自发性出血，晨起时枕头上有血迹，口中有血腥味。

（2）牙龈疼痛：常诉有明显疼痛感或胀痛感。

（3）全身症状：一般无全身症状，但重症者可有低热、疲乏等症状。

4. 检查

（1）有典型的腐败性口臭：由于组织的坏死，常有特殊的腐败性恶臭。

（2）牙龈特征性损害：龈乳头和边缘龈的坏死。初起时，在个别牙的牙龈乳头的顶端发生坏死性溃疡，为刀切状，上覆有灰白色污秽的坏死物，去除坏死物后可见乳头的颊、舌侧尚存，中央凹下如火山口状。以下前牙多见，病变扩展可发生于全口多数牙。发展至龈缘时，龈缘呈虫蚀状坏死，表面有灰褐色假膜，易于擦去，露出出血创面。病损一般不波及附着龈。

（3）重症患者下颌下淋巴结可肿大，有压痛。

5. 病情发展

（1）若疾病未控制，坏死可波及牙龈病损相对应的唇、颊侧黏膜。在机体抵抗力极度低下时，可合并产气荚膜杆菌感染，使面颊部组织迅速坏死、穿孔，称为“走马疳”，此时患者有可能有全身中毒症状，甚至死亡。

（2）如急性期治疗不彻底或反复发作，会转为慢性坏死性龈炎，龈乳头破坏消失，乳头处牙龈低于龈缘，牙龈呈“反波浪形”。

（三）诊断和鉴别诊断

1. 诊断　具有上述临床表现，包括起病急、牙龈疼痛、自发性出血、腐败性口臭、龈乳头和龈缘的坏死等特征。病变区的细菌学涂片为辅助性检查，涂片可见大量梭形杆菌和螺旋体。

2. 鉴别诊断

（1）慢性龈炎：病程长，为慢性过程，龈乳头和边缘龈红肿，探之易出血和轻度口臭等，但无自发痛，无自发性出血，无牙龈坏死，无特殊的腐败性口臭。

（2）慢性牙周炎：有附着丧失和深牙周袋，可有牙龈退缩、牙齿松动，口臭轻。但疼痛不明显，无自发性出血，无牙龈坏死。

（3）疱疹性龈（口）炎：起病急，好发于6岁以下儿童。病因是单纯疱疹病毒感染，牙龈充血水肿波及全部牙龈和口腔黏膜，而不局限于边缘龈和龈乳头。表现为成簇或散在小疱，破溃后形成溃疡，但无组织坏死和缺损。

（4）急性白血病：有自发性出血和口臭，牙龈较大范围的明显肿胀、疼痛，可伴有坏死。是由牙龈组织中大量不成熟的白细胞浸润所致。全身有贫血和衰竭表现，查血可见外周血白细胞计数明显升高，并有幼稚白细胞。

（5）艾滋病：可有坏死性龈炎的表现，继续发展会有牙槽骨坏死，发展为坏死性牙周炎。对可疑病例进行化验检查，可确诊。

（四）治疗原则

1. 去除局部坏死组织，初步去除大块牙石。

2. 局部使用氧化剂　用3%过氧化氢液局部擦拭，去除局部坏死组织。

3. 局部药物治疗　局部应用含有甲硝唑的含漱剂，如复方氯己定含漱液。坏死性龈炎的主要致病菌都是厌氧菌，甲硝唑可杀灭厌氧菌。

4. 全身药物治疗　病情严重者可口服抗厌氧菌药物，如甲硝唑或替硝唑，补充维生素C等支持治疗。

5. 口腔卫生教育和指导　更换牙刷，学会控制菌斑的方法，保持口腔卫生。

6. 矫正全身因素。

7. 急性期过后的治疗　彻底治疗原有的牙龈炎或牙周炎。

案例 4-1

患者，女性，22 岁。咬苹果等硬食物时牙龈出血 1 年余。无自发出血，否认全身疾病。检查：下前牙舌侧牙石（＋＋），其他部位（＋），全口牙的牙颈部及邻面可见到软垢、菌斑；牙龈缘及龈乳头轻度红肿，质地松软，探诊后出血，以下颌牙为重，探诊深度普遍为 2～4mm，未探及釉牙骨质界。

问题与思考

1. 对该患者最可能的诊断及诊断依据？
2. 应与哪些疾病鉴别？
3. 应进行哪些治疗？

第三节　牙周炎

牙周炎是侵犯牙龈、牙周膜、牙槽骨和牙骨质四种牙周支持组织的炎症性、破坏性疾病，也是一种由菌斑微生物引起的感染性疾病。与牙龈病相同的是都有牙龈的炎症，而与牙龈病的主要区别是有附着丧失和真性牙周袋的形成、有牙槽骨吸收，治疗后炎症可消退，病情得到控制，恢复至健康状态，但已经破坏的支持组织难以恢复正常。

牙周炎的主要症状包括：

（1）牙龈的炎症和出血。

（2）附着丧失和牙周袋形成：袋底从正常的釉牙骨质界处移向釉牙骨质界的根方，称为发生了附着丧失，探诊深度也超过 3mm，形成了真性牙周袋（图 4-5）。可通过牙周探诊来检查，附着丧失指袋底至釉牙骨质界的距离，探诊深度指袋底至龈缘的距离。

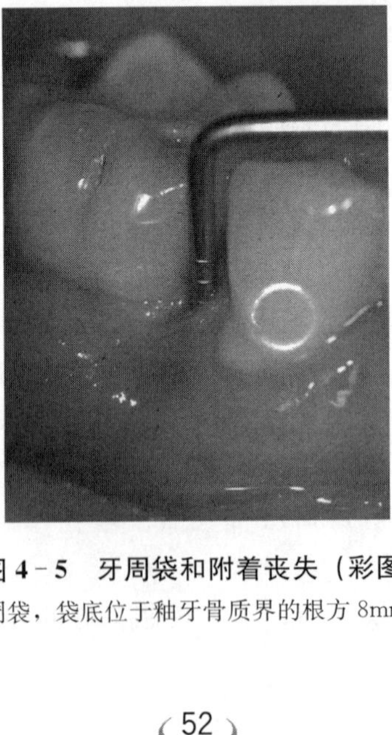

图 4-5　牙周袋和附着丧失（彩图）

牙周探针探入牙周袋，袋底位于釉牙骨质界的根方 8mm，附着丧失 8mm

（3）牙槽骨吸收：导致牙槽骨高度降低，需拍摄X线片来观察。有水平型吸收、垂直型吸收、凹坑状吸收和其他形式的骨变化。X线片上可观察到水平型吸收和垂直型吸收（图4-6），其中水平型吸收是最常见的吸收方式。凹坑状吸收是两个牙齿之间牙槽间隔的骨嵴顶吸收，X线片上观察不到。

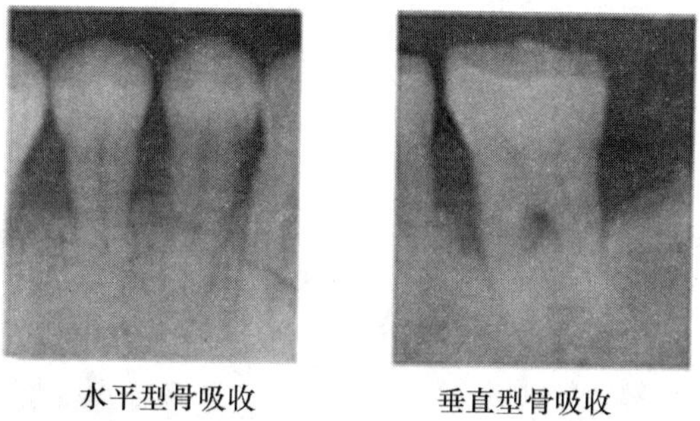

图4-6 牙槽骨吸收

（4）牙松动和移位：在牙周炎发展到较严重程度时才发生牙松动。牙槽骨吸收、𬌗创伤、牙周膜的急性炎症等可造成牙松动和移位。

牙周炎也是一组疾病，其临床特点、转归、对治疗的反应及全身背景不同。牙周炎分为慢性牙周炎、侵袭性牙周炎、反映全身疾病的牙周炎（见第十二章）等。还有一些牙周炎的伴发病变。

一、慢性牙周炎

是临床上最常见类型的牙周炎，约占整个牙周炎患者的95%。曾被称为成人牙周炎。

（一）病因

菌斑生物膜是始动因素，主要为龈下菌斑和龈下牙石，牙周疾病病因一节中提到的其他各种局部促进因素和全身促进因素也都是慢性牙周炎的病因，如食物嵌塞、咬合创伤、不良口腔卫生习惯等。与慢性牙周炎关系最密切的细菌是牙龈卟啉单胞菌、中间普氏菌、具核梭杆菌、福赛坦氏菌等。

（二）临床表现

1. 年龄和性别　可发生于任何年龄，但多为成年人，35岁以后发病率明显增高，男女性别无差异。

2. 牙龈的炎症和附着丧失　刷牙或咬食物时牙龈出血，牙龈红、肿，质地松软，探诊后出血，牙龈炎症的程度和范围与局部刺激物一致，有龈下牙石；探诊检查时可发现有附着丧失，探诊深度4mm以上，有牙周袋形成（图4-7）。

3. 牙槽骨吸收和牙松动　可有不同程度的牙槽骨吸收，严重者会因重度牙槽骨吸收和附着丧失而出现牙松动，并可能有病理性移位。

4. 分度　根据牙周袋深度、附着丧失和牙槽骨吸收分为轻、中、重度。

（1）轻度：牙周袋≤4mm，附着丧失≤2mm，X线片显示牙槽骨吸收不超过根长的1/3。

（2）中度：牙周袋≤6mm，附着丧失3～4mm，X线片显示牙槽骨的水平型或垂直型吸收超过根长的1/3，但不超过根长的1/2。根分叉可有轻度病变。

(3) 重度：牙周袋>6mm，附着丧失≥5mm，X线片显示牙槽骨的水平型或垂直型吸收超过根长的1/2。有根分叉病变，牙多有松动。

可发生于个别牙、一组牙或全口多数牙，常同时侵犯全口多数牙，但病变程度可有不同。

5. 病程进展　进展慢，病程长。可能延续十多年或数十年，病情加重，牙槽骨吸收逐渐严重、牙周袋加深，使牙松动、咀嚼无力或疼痛，还可发生急性牙周脓肿，直至牙齿丧失。

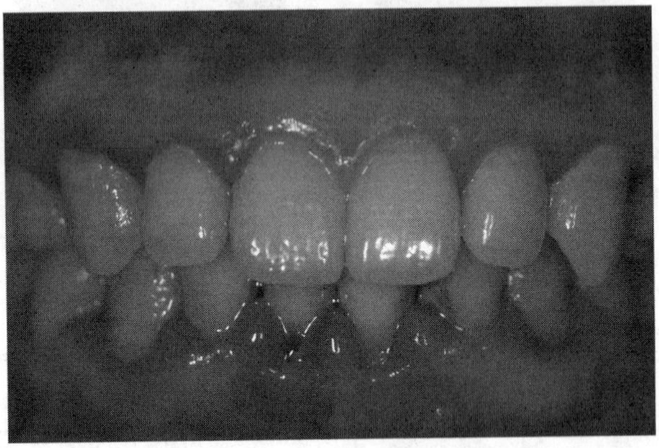

图4-7　慢性牙周炎

(三) 诊断和鉴别诊断

1. 诊断　多见于成人，根据牙龈的炎症、附着丧失和牙周袋形成、牙槽骨吸收及牙松动和移位情况可诊断。

2. 鉴别诊断　早期牙周炎与牙龈炎的鉴别见表4-1。最重要的是有无附着丧失和有无牙槽骨吸收。

表4-1　牙龈炎和早期牙周炎的鉴别

	牙龈炎	早期牙周炎
牙龈炎症	有	有
附着丧失	无	有
牙周袋	假性牙周袋	真性牙周袋
牙槽骨吸收	无	有，牙槽嵴顶吸收或骨硬板消失
治疗结果	病变可逆，恢复正常	炎症消退，病变静止，恢复健康状态，但已破坏降低的支持组织难以恢复至正常

(四) 治疗原则

1. 清除菌斑生物膜，控制感染　通过牙周基础治疗，清除菌斑生物膜，清除各种菌斑滞留因素和局部促进因素，从而控制感染。

2. 手术治疗　基础治疗后若还存在未能解决的问题，则进行手术治疗，可手术下彻底清创，矫正软硬组织的外形、牙周组织再生治疗等。

3. 建立平衡的𬌗关系 调𬌗、固定松动牙等，消除𬌗创伤。

4. 全身治疗 只有少数重度患者需配合使用全身药物治疗。劝吸烟患者戒烟。

5. 拔除患牙 尽早拔除无保留价值的患牙，如重度附着丧失和骨吸收并松动的患牙。

6. 维护治疗 定期检查和清除菌斑，并对发现的问题进行及时治疗。

二、侵袭性牙周炎

侵袭性牙周炎是一类临床和实验室检查均明显不同于慢性牙周炎的疾病，以前曾称为青少年牙周炎、早发性牙周炎、快速进展性牙周炎或牙周变性。侵袭性牙周炎分为局限型和广泛型。

（一）病因

1. 微生物 菌斑生物膜同样是始动因素，其中，某些高毒力的特定微生物感染可能是一个重要因素，伴放线聚集杆菌是目前认为的侵袭性牙周炎的重要致病菌，另外，牙龈卟啉单胞菌、福赛坦氏菌、齿垢密螺旋体等也是侵袭性牙周炎的龈下菌斑的优势菌。

2. 全身背景 这类患者可能存在机体防御能力的缺陷。有文献报道，这类患者外周血的中性多形核白细胞趋化功能异常，这种缺陷有家族遗传性。此类患者存在家族聚集性，可能与遗传基因有关。

（二）临床表现

1. 年龄与性别 主要发生于青春期至35岁的年轻人，女性多于男性。

2. 牙周组织破坏程度与局部刺激物的量不一致 是这类患者的突出表现（图4－8），患者的牙颈部菌斑、牙石量很少，口腔卫生状况较好，牙龈炎症明显或轻微，但有深牙周袋和重度牙槽骨吸收，牙周袋内有菌斑和龈下石。广泛型的患者口腔卫生也可不佳。

3. 好发部位 局限型侵袭性牙周炎好发于第一恒磨牙和切牙，其他患牙不超过2个，多两侧对称。广泛型侵袭性牙周炎也可第一恒磨牙和上下切牙好发，但其他患牙3颗以上。

4. 骨吸收的典型表现 局限型侵袭性牙周炎在X线片上可见典型的表现，骨吸收局限于第一恒磨牙和切牙。切牙表现为水平吸收，第一恒磨牙的近中或远中垂直骨吸收，或形成弧形吸收（即近、远中都有垂直骨吸收）。广泛型除这些牙外，还有3颗以上的其他牙有不同类型不同程度的骨吸收。

5. 病变进展快 此型患者的发展速度快，牙周破坏速度快于慢性牙周炎数倍，20岁左右的患者就有可能需拔牙或已失牙。

6. 早期出现牙松动和移位 许多患者在疾病早期即可出现牙松动，前牙移位，呈扇形散开排列。

7. 家族聚集性 此型患者的家族中常有上下代多名成员患病。可能与遗传背景有关，也可能与牙周致病菌在家族成员间的传播有关。

（三）诊断与鉴别诊断

1. 诊断 主要依据临床表现及X线片表现特点诊断。局限型特点明显，易于诊断。广泛型的最主要特点是发病早、进展快，在年轻时有重度牙周组织的破坏即深牙周袋和重度骨吸收，破坏程度与局部刺激因素往往不一致。

2. 鉴别诊断 广泛型波及多数牙，需与慢性牙周炎相鉴别。慢性牙周炎的发病年龄较大，进展慢，破坏程度与局部刺激因素一致。

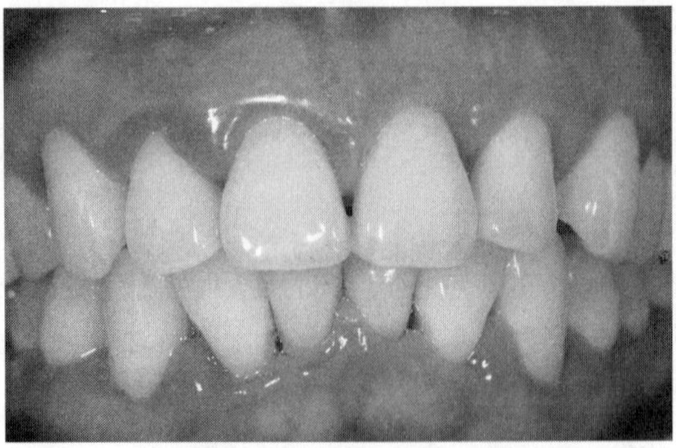

图 4-8 侵袭性牙周炎

（四）治疗原则

1. 消除感染　这是首要的措施，清除龈上和龈下菌斑、牙石和各种菌斑滞留因素。

2. 抗菌药物的应用　一般需辅助使用抗菌药物，在清除菌斑或至少破坏菌斑生物膜后使用抗菌药物。常用的是甲硝唑和阿莫西林联合应用。

3. 调整机体防御功能　因为宿主因素在此类牙周炎的病因中起到重要作用，因此应重视这方面的治疗。如劝患者戒烟，使用补肾固齿丸等。

4. 正畸治疗　因常有牙齿移位，故需在控制炎症后进行正畸治疗。

5. 定期维护　非常重要。应进行更为密切的定期检测和维护治疗。

三、牙周炎的伴发病变

牙周炎发展到一定程度后，会发生一些伴发病变，各种类型的牙周炎都可发生，这些病变有其特点和处理原则。

（一）牙周脓肿

牙周炎发展到晚期，深牙周袋袋壁或深部牙周组织中的局限性化脓性炎症称为牙周脓肿，以急性过程为主。并非独立的疾病。

1. 病因因素

（1）深牙周袋内化脓性炎症引流不畅，或迂回弯曲的复杂型牙周袋引流不畅。

（2）牙石被推向深部或深牙周袋治疗不彻底，袋口变紧，袋底渗出物及脓液排出受阻。

（3）有牙周炎的患牙牙根纵列或根管侧穿，深部感染引起脓肿。

（4）机体抵抗力下降或有未控制的糖尿病等全身疾病，局部炎症加剧形成脓肿。

2. 临床表现

（1）多为急性过程，突然发病。

（2）患牙的唇（颊）侧或舌（腭）侧的牙龈形成椭圆形或半球状的肿胀突起。早期因组织张力较大，可有牙浮起感、搏动性的疼痛或跳痛，因牙周膜水肿而有明显的叩痛、牙松动；晚期因脓液局限，表面较软，疼痛减轻，扪诊有波动感。

（3）脓肿可同时发生在多个牙，称为多发性牙周脓肿。

（4）一般无明显的全身症状，多发性牙周脓肿时会有明显的全身不适感。

（5）脓肿可从牙龈表面自行破溃、消退；有时急性牙周脓肿治疗不及时，也可成为慢性牙周脓肿，表现为牙龈表面有窦道开口，压时有少量的脓性分泌液流出，叩痛不明显，有时可出现咬合不适感。可反复急性发作。

3. 诊断与鉴别诊断　根据病史和临床表现可诊断。主要应与牙槽脓肿相鉴别，见表4-2。

4. 治疗原则　脓液引流、止痛、防止感染扩散是急性牙周脓肿的治疗原则。可辅助局部药物治疗。重度时或多发性脓肿时可辅助全身药物治疗。

表4-2　牙周脓肿和牙槽脓肿的鉴别

	牙周脓肿	牙槽脓肿
感染来源	牙周袋	牙髓病或根尖周病
牙周袋	有	无
牙体情况	一般无龋	多有龋病或其他牙体病
牙髓活力	有	无
脓肿部位	近龈缘，范围局限	近根尖，范围弥散
疼痛程度	较轻	较重
牙松动度	明显	较轻，治愈后恢复正常
叩痛	较轻	重
X线片	牙槽嵴有破坏	根尖周骨质破坏

（二）牙周-牙髓联合病变

牙周组织和牙髓组织在解剖上是相互沟通的，因此，二者的感染和病变可以互相影响和扩散，导致联合病变的发生。

1. 临床类型

（1）牙髓根尖周病引起牙周病：特点是患牙有龋病、楔状缺损等牙体病损，感染来自于牙髓途径，导致牙周感染。牙髓无活力或活力异常，牙周袋局限，窄而深，X线片显示牙周骨质破坏与根尖病变相连，呈烧瓶形。

（2）牙周病引起牙髓病：感染源自深牙周袋，细菌、毒素通过根尖孔或侧支根管进入牙髓，引起逆行性感染。患牙牙体组织基本完整，牙髓活力测试异常，有深达根尖的牙周袋、牙龈退缩、牙松动等。

（3）牙周病和牙髓病共存：牙周炎和牙髓病同时存在，无法准确区分感染来自牙周还是牙髓。

2. 治疗原则

（1）牙髓根尖周病引起牙周病变的患牙，应尽早行根管治疗；对病程久的患者，也需行牙周治疗。

（2）牙周炎引起牙髓病变的患牙，如患牙能保留，牙髓治疗和牙周治疗都需进行，如牙周病已十分严重，患牙无保留价值，可考虑拔牙。例如，逆行性牙髓炎的存留取决于牙周病变的程度和疗效。

（3）牙周病和牙髓病共存者，应同时进行彻底的牙髓治疗和牙周治疗。

（三）根分叉病变

牙周炎的病变和破坏累及到多根牙的根分叉区，形成根分叉区的牙周病变。其中下颌第一磨牙的发病率最高。

1. 病因　菌斑微生物是主要的致病因素，解剖因素也起着重要作用，𬌗创伤等也是促进因素。

2. 临床表现

(1) 根分叉区有牙周袋、附着丧失和牙槽骨吸收，可探查到或水平探入根分叉区。

(2) 分度：依病变程度分为4度，见表4-3及图4-9。

3. 治疗原则

(1) 清除根分叉病变区内牙根面的牙石、菌斑。

(2) 手术治疗：形成有利于患者自我控制菌斑并长期保持疗效的局部解剖外形。

(3) 对Ⅱ根分叉病变，可采取牙周组织再生治疗。

表4-3　根分叉病变分度

分度	根分叉区水平探诊	分叉区的牙槽骨吸收	X线表现
Ⅰ度	探到分叉外形， 不能水平探入	骨质吸收轻微	看不到改变
Ⅱ度	可水平探入但未惯通	骨吸收但仍有部分存在	分叉区牙周膜增宽或骨密度减低
Ⅲ度	水平探入与对侧贯通 分叉区仍有牙龈覆盖	骨吸收形成贯通性病变	下颌磨牙分叉区为完全透影区 上颌磨牙分叉区为密度减低影
Ⅳ度	水平探入与对侧贯通 分叉区完全暴露	骨吸收形成贯通性病变	与Ⅲ度相同

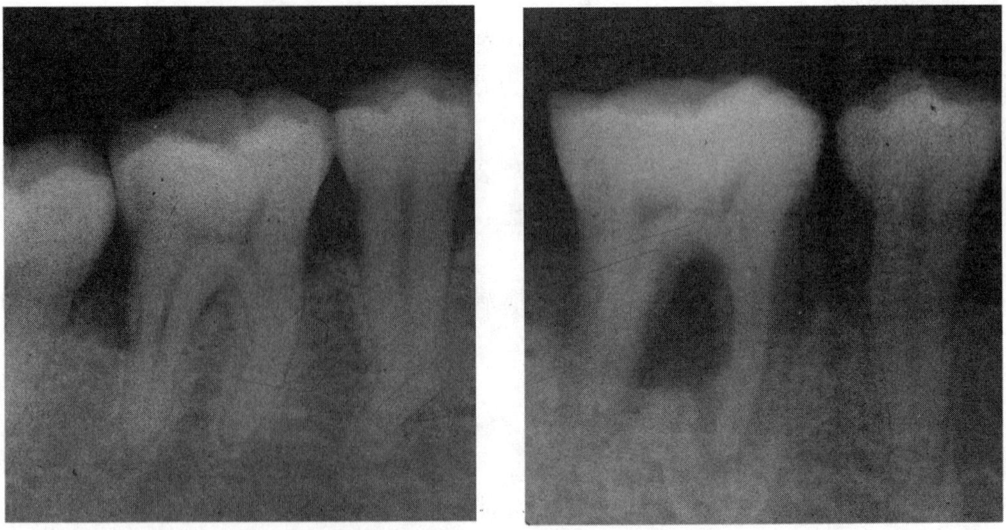

图4-9　根分叉病变的X线表现

左：Ⅱ度根分叉病变-分叉区牙周膜增宽；右：Ⅲ或Ⅳ根分叉病变-根分叉区为透影区

(四) 牙龈退缩

牙龈缘从釉牙骨质界退向根方，使牙根暴露，称为牙龈退缩。牙龈退缩部位都伴有附着丧失和牙槽骨吸收。

1. 原因

（1）解剖因素：牙唇向错位，唇侧牙槽骨变薄或有骨开窗或骨开裂，在受到创伤或正畸力时骨质吸收，并发生牙龈退缩。

（2）刷牙不当等局部刺激：横刷法等不正确的刷牙、用硬毛牙刷、太粗的牙膏摩擦剂等刺激。设计不佳的修复体也可刺激龈缘，或发生食物嵌塞。

（3）牙周炎症：牙周炎有牙槽骨吸收，在牙周治疗后炎症消退，或手术切除袋壁，可出现牙龈退缩。

（4）正畸力与咬合力：在受过度咬合力或正畸治疗时，牙可向唇颊向移动，发生牙龈退缩。

2. 治疗原则

（1）少量、均匀的牙龈退缩一般无症状，不需处理。

（2）寻找牙龈退缩原因，针对原因进行治疗，如改变刷牙习惯、改正不良修复体等。

（3）对局限性牙龈退缩，可采用手术方法治疗。

案例 4－2

患者，男性，58 岁。下前牙松动 2 年。2 年来下前牙松动、脱落，20 多年来刷牙时牙龈有出血，无牙龈肿痛史，未做过牙周治疗。否认全身疾病。检查：下前牙牙石（＋＋＋），牙龈暗红色，牙龈退缩 3～4mm，$\overline{1|1}$缺失，$\overline{2|2}$松动Ⅰ度，探诊深度 7mm，全口其他牙牙石（＋＋），牙龈缘及龈乳头暗红色，探诊后出血，探诊深度 4～6mm 不等，有附着丧失，牙未见松动。X 线片显示$\overline{2|2}$骨吸收达根长 1/2，其他牙骨吸收在根长的1/3左右。

问题与思考

1. 该患者的诊断及诊断依据？

2. 应鉴别的疾病？

3. 对该患者进行治疗的原则及程序？

第四节　牙周疾病的治疗

牙周疾病治疗的目标是控制菌斑，消除炎症，恢复牙周组织的功能，恢复牙周组织的生理形态，并维持长期疗效、防止复发。牙周治疗是多手段的长期过程，分为四个阶段：基础治疗阶段、手术治疗阶段、修复及正畸治疗阶段、维护治疗阶段。

一、基础治疗

每一位牙周疾病的患者都需要基础治疗阶段，是最基本的治疗，目的是消除致病因素，使炎症减轻到最低程度，并为下一步的治疗做好准备。

（一）菌斑控制

主要用机械方法清除菌斑。通过教育和指导患者进行自我控制菌斑。控制菌斑的方法是正确刷牙、使用牙线和牙签、牙间隙刷等，从而控制炎症，维护牙周的健康和治疗效果。也可配合使用含漱剂等化学方法阻止菌斑的形成。正确刷牙、使用牙线或牙签、牙间隙刷的方法见第十三章。

（二）龈上洁治术

是牙周治疗的最基本措施，是用手工洁治方法或超声洁治方法去除龈上菌斑、龈上牙石和色素，并抛光牙面，防止和延迟龈上菌斑和龈上牙石的再沉积。

1. 适应证

（1）牙龈炎、牙周炎。

（2）预防性治疗。

（3）口腔内各种疾病治疗前的准备，如口腔内的各种手术前、义齿的修复前和正畸治疗前等。

2. 手工洁治术　通过使用手用器械如镰形洁治器、锄形洁治器等器械，采用正确的手法，将牙面上的菌斑和龈上牙石彻底清除。

3. 超声洁治术　通过使用超声洁牙机，利用超声洁牙机工作头的高频超声振动及冷却水的冲刷和空穴作用，将龈上牙石和菌斑从牙面上彻底清除。具有效率高、速度快的优点。

知识链接

超声洁牙机　由超声波发生器（即主机）、换能器（即手机）、可互换的工作头及脚踏开关四个部分组成。发生器发出振荡，并将功率放大，然后将高频电能变换成超声振动能，通过换能器上工作头的高频振荡而去除牙石。

采用超声洁治术时须注意的事项包括：①戴用无屏蔽功能的心脏起搏器的患者禁用；②术前采用3%过氧化氢液含漱1分钟，以便减少口腔及周围环境中的微生物量；③适当调节输出频率，避免患者酸痛等不适感觉；④注意避免交叉感染：活动期的传染病患者应避免超声洁治；每位患者使用的工作头都应更换、消毒、灭菌处理；医师与护士除佩戴帽子、口罩、手套外还应佩戴面罩或护目镜等。

4. 牙面抛光术　将橡皮杯或杯状刷安装在机头上，蘸抛光膏，采用慢的转速对牙面进行抛光，将肉眼看不见的细小牙石和牙面上的色素清除干净，并使牙面光滑。

（三）龈下刮治术和根面平整术

是用比较精细的龈下刮治器刮除位于牙周袋内根面上的牙石、菌斑，同时清除根面上感染的病变牙骨质和牙周袋内壁上的炎性肉芽组织，使根面清洁、平整，达到根面清创的目的。

1. 适应证　牙周袋内有龈下牙石和菌斑者均需作龈下刮治和根面平整术。

2. 手工龈下刮治术　通过使用龈下刮治器（主要是专用型匙形刮治器）深入牙周袋内刮除根面上的龈下牙石和牙周袋内的菌斑。

3. 超声龈下刮治术　使用超声洁牙机的龈下工作头深入牙周袋内，通过超声振动清除龈下牙石，工作头为专用于龈下的工作头，细而长，功率宜选中、小功率，工作尖轻贴牙根面小幅度来回操作。应避免伤及牙周袋底的软组织。

4. 根面平整术 用手用刮治器，在刮除龈下牙石后，将嵌入牙骨质内的牙石和受到内毒素污染的表层牙骨质刮除，使根面光滑平整，得到彻底清创。根面平整术常与龈下刮治术同时进行。之后冲洗牙周袋，清除残余的碎片和肉芽组织。

经过上述治疗，1～3 个月后复查，大多数患者的牙龈炎症会消退，探诊出血减少或消失，探诊深度不同程度地变浅。

（四）𬌗的治疗

1. 调整咬合 对于有咬合创伤的病例，通过多种手段调整咬合，以便达到建立平衡的功能性咬合关系，从而有利于牙周组织的修复和健康。调整咬合的方法包括磨改牙外形的选磨法、牙体修复、牙列修复、正畸治疗等。根据患者的咬合关系、牙列情况及年龄等，选用适当的方法。

2. 纠正食物嵌塞 找到造成食物嵌塞的原因，根据具体原因进行治疗。例如：磨改邻面的边缘嵴、磨改楔形牙尖、磨改𬌗面过度磨损区和磨改外展隙以利于食物溢出，对于无功能的多生牙、异位牙、无对颌咬合关系的第三磨牙、严重错位牙无法矫正者，考虑拔牙。对于水平型食物嵌塞，可采用牙线、牙签或牙间隙刷，及时清除嵌塞食物，保持局部清洁。

3. 松牙固定 将松动的牙齿连接并固定在邻近稳固的牙齿上，建立一个平衡协调的咬合关系，以减轻松动牙齿的负担和创伤，使患牙的牙周组织得到生理性休息，利于牙周组织恢复。

（五）药物治疗

牙周治疗中的药物治疗是一种辅助治疗方法，必须在龈上洁治、龈下刮治和根面平整基础上使用，以杀灭或抑制病原微生物，调节宿主防御功能。包括全身用药和局部用药。

1. 全身用药

（1）甲硝唑或替硝唑：能有效杀灭厌氧菌，对牙周致病菌牙龈卟啉单胞菌、中间普氏菌、具核梭杆菌、螺旋体等均有较强杀菌作用。用于急性牙周脓肿，与阿莫西林合用于侵袭性牙周炎的治疗。主要副作用有恶心、厌食、头痛、共济失调等，停药后能消失。严重肝、肾损害者及血液病者应慎用或禁用。

（2）阿莫西林：半合成的广谱青霉素，对革兰阳性菌及部分革兰阴性有强有力的杀菌作用。常与甲硝唑联合应用于侵袭性牙周炎的治疗中。要特别注意的是，对青霉素过敏的患者禁用。

（3）四环素族类药物：有米诺环素或强力霉素，为广谱抗生素。用于侵袭性牙周炎。副作用主要有胃肠道刺激反应、药疹、菌群失调等。肝、肾功能不全者、孕妇及婴幼儿禁用。

（4）调节宿主防御功能的药物：非甾体抗炎药物如布洛芬，中药如补肾固齿丸，可调节宿主免疫反应。

2. 局部用药 在牙周治疗的药物治疗中应首选局部用药，因其剂量小，局部药物浓度高，效果更可靠，毒副作用也相应减少。

（1）牙周冲洗药物

1）3％过氧化氢液（又称双氧水）：用于牙周袋冲洗，能灭菌、止血及除臭，使用时产生的大量气泡有清创作用，可清除局部牙石碎片及坏死组织。

2）0.12％～0.2％氯己定溶液（洗必泰）：是双胍类高效广谱抗菌药，它能较快吸附于细菌表面，通过改变细胞膜渗透性而杀菌。

（2）含漱药

1）0.12%～0.2%氯己定溶液：每日2次，每次含漱1分钟，是最有效的抑制菌斑的含漱剂。

2）复方氯己定含漱液：含有甲硝唑和氯己定。

（3）牙周缓释药物或控释药物：维持药物有效浓度时间长，效果较好。如盐酸米诺环素凝胶（派丽奥）、甲硝唑凝胶和甲硝唑棒等。

二、手术治疗

是牙周治疗的第二阶段，因此，应在基础治疗之后进行。牙周手术治疗的主要目的是彻底清创、使牙周袋变浅、重建牙周软硬组织的生理外形以利于菌斑控制、并促进牙周组织的再生和恢复牙周组织的美观。术前应选择好手术适应证，患者全身状况欠佳应暂缓，待全身情况改善后再考虑手术治疗。牙周手术有很多种，以下只是其中的三种手术。

（一）牙龈切除术

切除肥大、增生的牙龈组织或浅牙周袋，修整牙龈不良外形，以利于菌斑控制。

（二）翻瓣术

用手术方法翻起牙龈黏骨膜瓣，切除袋内壁，在直视下刮净龈下牙石和肉芽组织，必要时修整牙槽骨，达到消除牙周袋或使牙周袋变浅的目的。

（三）引导性组织再生术

在翻瓣术和清创的基础上，用生物膜阻档牙龈上皮、牙龈结缔组织在愈合过程与根面的接触，并保持一定的空间，引导牙周膜细胞首先在根面上生长、附着，在原来暴露于牙周袋内的根面上形成新的牙骨质和牙周膜，形成牙周组织的再生。

三、修复及正畸治疗阶段

是牙周炎治疗程序中的重要组成部分。牙列不齐或牙齿移位患者，在此阶段可进行正畸治疗。有缺失牙患者，在此阶段可进行修复治疗。

四、维护治疗阶段

也称牙周支持治疗。这是牙周治疗中的重要内容，在牙周基础治疗后就应开始。只有做好维护治疗，才能获得牙周治疗的长期疗效。

这一阶段应包括如下内容：

1. 定期复查　定期复查间隔时间根据患者的病情和口腔卫生控制情况而定，一般3～6个月复查一次。必要时拍摄X线片。

复查的内容应包括对患者的全面牙周检查，如菌斑控制和牙石等口腔卫生状况、牙龈炎症状况、牙周袋深度和附着丧失、咬合情况、牙松动度、危险因素控制情况，必要时拍摄X线片检查牙槽骨高度、密度及形态。

2. 必要的维护治疗　定期的口腔卫生指导和龈上洁治术，对检查时发现的问题进行针对性的治疗。

（欧阳翔英）

思考题

1. 对主诉刷牙时牙龈出血的患者，应考虑哪些疾病？如何鉴别诊断？
2. 慢性牙周炎与侵袭性牙周炎在病因、临床表现和治疗原则上有何相同点和不同点？
3. 牙周健康在口腔健康中的地位？牙周疾病的治疗与口腔其他学科的关系？

第五章

口腔黏膜疾病

学习目标

【掌握】

复发性口腔溃疡、手-足-口病、口腔扁平苔藓的临床表现。

【熟悉】

口腔黏膜癌前病变的预防。

【了解】

口腔黏膜的结构和功能、口腔黏膜的临床病损特点、唇舌疾病的表现及治疗。

口腔黏膜病是指发生在口腔黏膜与软组织上的类型各异、种类众多的疾病总称。

口腔黏膜病的病因多较复杂，除少数病种单纯由局部因素引起外，大多数与全身因素有关，有些口腔病损即是全身疾病在口腔的表现。口腔黏膜病可按发病原因、发病部位和临床表现等特点人为地分为四类：

1. 口腔黏膜固有疾患　指病损主要发生在口腔黏膜的疾病，如创伤性溃疡、复发性阿弗他溃疡等。

2. 同时发生于皮肤或单独发生于口腔黏膜上的皮肤病　如扁平苔藓，这类疾病可在黏膜与皮肤同时发生，但是，发生于黏膜者与发生于皮肤者，临床表现有明显的差异。

3. 合并起源于外胚层和中胚层的某些疾病　如多形红斑是常合并外阴、肛门、眼结膜、虹膜的病损；白塞病是常出现在眼、生殖器、皮肤的病变。

4. 全身性或系统性疾病在口腔黏膜的表征　包括各系统疾病及特殊感染，如结核、梅毒、艾滋病等在口腔的表现。

第一节　概　论

一、口腔黏膜的结构和功能

（一）口腔黏膜的分类

口腔是消化道的起始部分，口腔黏膜覆盖在口腔表面，在解剖学上可分为牙龈黏膜、颊黏膜、唇黏膜、舌黏膜、硬腭黏膜、软腭黏膜和口底黏膜等部分。因其结构和功能的差异，通常将口腔黏膜分为以下三类：

1. 咀嚼黏膜　指牙龈和硬腭黏膜。这部分黏膜在咀嚼时受到的摩擦力较大，所以角化程度高。

2. 被覆黏膜　指被覆于口腔表面起一般性保护作用的口腔黏膜。口腔内除咀嚼黏膜和特殊黏膜外，都是被覆黏膜，如唇、颊、软腭、口底等处的黏膜。

3. 特殊黏膜　也叫舌背黏膜。功能上属于咀嚼黏膜，但同时又具有被覆黏膜的特征。又因其具有含有味蕾的舌乳头，因此称为特殊黏膜。

（二）口腔黏膜的结构

口腔黏膜由上皮层和固有层构成，上皮借基底膜与固有层相连，部分黏膜下方还有黏膜下层。

1. 上皮层　上皮细胞按是否参与角化被分为角质形成细胞和非角质形成细胞。

（1）角质形成细胞：构成复层鳞状上皮。复层鳞状上皮又可分为角化和非角化鳞状上皮两种。

角化鳞状上皮从表面到深层可分为：①角化层：细胞扁平，均质红染，无细胞核的称为正角化，可以看到细胞核的称不全角化；②颗粒层：位于角化层的深面，一般由2～3层细胞组成，细胞内含有嗜碱性透明角质颗粒，染色深，核浓缩，角化程度越高，颗粒层越明显；③棘细胞层：位于颗粒层的深部，细胞大，呈多边形，细胞之间通过细胞间桥相连，角化程度越高，细胞间桥越明显；细胞间桥通过桥粒彼此相连，桥粒之间有迂回盘曲的腔隙，是上皮细胞之间彼此进行物质交换的通道，称为面间管；④基底细胞层：位于棘细胞层深面，是上皮的最底层，细胞成立方状或柱状，与基底膜相连，排列成栅栏状，细胞核圆，染色深。其中基底层和邻近的棘层细胞有增殖能力，称为生发层。

非角化上皮由浅到深分为表层、中间层、基底层。表层相当于角化上皮的角化层和颗粒层，但细胞有细胞核，无角化。中间层相当于角化上皮的棘细胞层，但细胞体积更大，细胞间桥不明显。基底层细胞形态与角化上皮相同。

（2）非角质形成细胞：不参与上皮细胞的增生和分化。包括：①黑色素细胞：位于黏膜上皮的基底层，由神经嵴细胞迁移而来，细胞胞浆透明，胞核圆或卵圆，内含黑色素颗粒，细胞质有树枝状突起深入基底细胞或棘细胞层，并通过这些突起将黑色素颗粒排入邻近的角质形成细胞内，因此在临床上，牙龈、硬腭、颊舌等处常可看见色素沉着斑，这些部位也是黑色素性病变的好发部位；②朗格汉斯细胞：主要位于棘层，也可见于基底层，细胞质透明，有树枝状突起，细胞核染色深，有人认为该细胞与黏膜的免疫功能有关，也有人认为该细胞是上皮内的调节细胞，调控上皮细胞的分裂和分化；③迈克尔细胞：位于上皮基底层，常成群分布，可能来自于神经嵴或上皮细胞，现认为此细胞是一种压力或触觉感受器。

2. 固有层　由致密的结缔组织构成，分为乳头层和网状层。其中伸入上皮部分的乳头称为乳头层，其余部分称为网状层。

固有层内的纤维主要是Ⅰ型胶原纤维，此外还有弹性纤维。细胞成分主要是成纤维细胞，此外还有组织细胞、未分化的间充质细胞、肥大细胞等。固有层组织对上皮层起到支持、营养的功能，并对上皮细胞的分化起调控作用。

3. 基底膜　上皮与固有层紧密结合，它们的相接处有一层膜状结构称基底膜。电镜下，基底膜由透明板、密板和网板三部分构成。其中透明板和密板来自于上皮细胞，统称基板，主要成分是Ⅳ型胶原蛋白和层黏连蛋白；网板来自于固有层，主要成分是Ⅶ型胶原蛋白。类天疱疮患者由于上皮和固有层在透明板处分离，因此形成上皮下疱。口腔黏膜癌前病变时，基底膜中的Ⅳ型胶原蛋白发生改变，有利于癌变细胞向结缔组织中浸润。

4. 黏膜下层　由疏松结缔组织构成，内含小唾液腺、血管、淋巴管、神经及脂肪组织，为固有层提供营养和支持。并不是所有的黏膜都有黏膜下层，黏膜下层主要分布在被覆黏膜，而在牙龈、硬腭等处则无黏膜下层。

（三）口腔黏膜的功能

1. 屏障功能

（1）上皮屏障：完整的口腔黏膜上皮是阻止异物和微生物进入深层组织的天然生理屏障，并在口腔咀嚼运动中承受压力、牵拉力和摩擦力。

（2）唾液屏障：唾液对口腔黏膜的机械冲洗不仅去除了有毒物质，而且使细菌和微生物不能够黏附于口腔黏膜表面。此外，唾液中的黏蛋白在黏膜表面形成一层保护膜，起到滋润、抗干燥以及阻止外源性酸和降解酶进入黏膜的作用；唾液中的溶菌酶对细菌也有抑制作用。

（3）免疫屏障：上皮内的淋巴细胞、朗格汉斯细胞以及免疫球蛋白都发挥着免疫功能。

2. 感觉功能

（1）口腔黏膜对触觉、痛觉和温度觉非常敏感。

（2）口腔黏膜有味觉感受功能，这是口腔黏膜所特有的。

（3）口腔黏膜有渴觉感受器，并在调控口渴机制中起到重要作用。

（4）口腔黏膜内的感受器对吞咽、呕吐、恶心反射、唾液分泌等有启动作用。

3. 吸收功能　通过口腔途径给药时，药物可渗透到黏膜下而被机体吸收，从而降低全身副作用。

二、口腔黏膜的临床病损特点

口腔黏膜病虽然病种很多，但其基本病损不外乎以下几种，掌握这几种基本病损的临床表现和病理变化，作出一个正确的诊断就比较容易。

1. 斑　是局限性黏膜颜色异常，不高出黏膜表面，形状、面积大小不等，颜色通常比周围黏膜深。

2. 丘斑　是一种界限清楚、大小不等、稍隆起而坚实的病损，为白色或灰白色，表面比较平滑或粗糙。

3. 丘疹　是一种黏膜上小的实体性突起，直径从针头大小到5mm不等。表面可以是圆形、尖形、扁平形或多角形。

4. 疱　黏膜内储存液体而成疱，直径为2～5mm，突出于黏膜表面，可以是单发的，也可堆集成簇，破溃后形成糜烂或溃疡。

5. 大疱　是较大的水疱样病变，直径在5mm以上。疱的上皮可以是薄的或厚的，紧张的或松弛的；按照疱型病变的病理表现分为上皮内疱和上皮下疱。

6. 脓疱　也是一种疱型病损，疱壁内为脓液。除脓性口炎外，口腔黏膜的脓疱很少见。

7. 糜烂　为黏膜的浅表性缺损，一般由机械刺激或药物烧伤引起，也可因上皮内疱破溃而引起，上皮表层剥脱后，下方结缔组织血管更易暴露，因此临床表现为鲜红色病损。

8. 萎缩　可呈现红色的病变，表面所覆盖的上皮变薄，结缔组织内丰富的血管分布清楚可见。病变部位略呈凹陷，其特有的一些上皮结构消失，被一薄层上皮所取代，如舌乳头萎缩可使舌面光滑而发红。

9. 假膜　也称伪膜，为灰白色或黄白色膜，由炎性渗出的纤维素、坏死脱落的上皮细胞和炎性细胞组成，它不是组织本身，故可以擦掉或撕脱。溃疡表面常有假膜形成。

10. 皲裂　表现为黏膜或皮肤的线状裂口，是某些疾病或炎症浸润，使局部组织失去弹性变脆而成。浅层皲裂仅限于上皮内，愈合后不留瘢痕，深达黏膜下层的皲裂愈合后可留瘢痕。

11. 溃疡　口腔黏膜表面坏死或缺损形成凹陷为溃疡。溃疡表面有渗出物形成的假膜，多为淡黄色，基底是结缔组织，有炎症细胞浸润。临床上根据溃疡破坏的深浅，分为浅层溃疡和深层溃疡。浅层溃疡只破坏上皮层，愈合后不留瘢痕，深层溃疡病损抵达结缔组织深层，故愈合后留有瘢痕。

临床检查口腔溃疡时应注意以下几点：

（1）溃疡的发生部位：有些疾病，溃疡常发生于某个特定的部位。如轻型口疮好发于非角化黏膜区。

（2）溃疡的边缘：注意边缘是否整齐，有无倒凹。周围有炎性浸润的溃疡边缘多有突起；癌性溃疡周围可见结节状增生。

（3）溃疡的基底：基底平坦或有结节。

（4）溃疡表面的假膜：假膜的厚度、颜色和气味。

（5）溃疡持续的时间。

（6）溃疡的深浅、大小和形状。

12. 结节　是一种突起于口腔表面的实体病损。其实质是结缔组织团块迫使其表面上皮向外突起，形成浅表损害。结节大小不等，直径一般为 0.5～2cm。

13. 肿瘤　口腔黏膜的肿瘤可分为真性肿瘤和瘤样病变，后者如脓性肉芽肿、囊肿性损害等。真性肿瘤又可分为良性肿瘤和恶性肿瘤。针对不同性质的肿瘤，治疗方法也有很大差异，因此明确肿瘤的诊断非常重要，不能仅靠临床标准进行诊断，必要时需取活体组织作组织学检查。

14. 坏死和坏疽

（1）体内局部细胞的病理性死亡，称为坏死。

（2）较大范围的坏死组织继发腐败菌感染，称为坏疽。

15. 痂　通常发生于皮肤，也可出现于唇红部，多为黄白色痂皮，如有出血结痂则为深褐色。

三、口腔黏膜病的检查与诊断

（一）病史的收集

1. 主诉　患者所描述的一个或一组症状。由医师从患者所述的病情中提取出来的一个简明扼要的主诉，可以指示疾病的部位、性质和时间。

2. 现病史　主要指这次发病的情况，包括发病时间、病因或诱因，症状的性质、程度及变化，疾病发展的情况及其他伴随的症状，以往治疗经过、曾经所用药物和疗效等。在患者叙述现病史时，医师要对疾病的症状作选择性询问，还应包括一些有助于诊断的阴性症状。

3. 既往史　曾经患过的疾病（偏重于内科、皮肤科和五官科）。医师可从中寻找与口腔黏膜疾病有关的全身疾患。

4. 个人史　烟酒使用史和饮食爱好及生活习惯等。

5. 家族史　着重询问家庭成员中有无同样疾病的患者或有无遗传性疾病，如遗传性出血性毛细血管扩张症、血友病、梅毒等。

（二）一般检查

1. 全身情况　口腔黏膜病的临床检查以视诊及触诊为主。除局部检查外，对罹患全身疾病有口腔表征的患者要注意是否有皮肤症状及体征，如多形红斑、天疱疮等，通过这些检查往往有助于做出正确的诊断。

2. 口腔情况　口腔黏膜病损的部位、大小、颜色、表面及基底的情况。

（1）视诊：通过视诊，可以区别口腔黏膜损害的特征与类型。在口腔黏膜病的视诊检查时应利用自然光线，但要避免日光直接照射，有时可用放大镜对损害进行细致观察。检查时要注意病损的形态、色泽、范围，假膜的颜色和厚薄，还要注意检查皮肤有无典型皮疹。

（2）触诊：用橡皮指套或手套对损害区做触、扪、摸诊，尤其对慢性损害，应注意损害基底是否有浸润、粘连、坚硬度和淋巴结肿大等情况。

（3）探诊：在大疱性疾病中可以用探针探查疱壁的边缘有无扩展。

（4）嗅诊：在口腔黏膜病检查时很重要，一般的口腔黏膜细菌性感染为炎性口臭；坏死性龈口炎除了有坏死臭味外还有血腥味；恶性肿瘤为组织腐败坏死气味。

（三）辅助检查

1. 活体组织检查　即从病损区取下病变组织，做成切片，用显微镜观察组织的变化，然后作病理学诊断。常用于持续2～3周不愈的溃疡和一些癌前病变的检查。

2. 口腔真菌检查　主要用于白念珠菌病的检查，常用涂片检查或培养。

3. 血液学检查　血常规、凝血功能、红细胞沉降率等。

4. 免疫学检查　免疫成分的测定，抗核抗体、抗上皮基底膜抗体及免疫功能的检查。

5. 脱落细胞检查　了解上皮细胞的种类和性质，也可作为病毒性疾病及天疱疮的辅助检查。

第二节　口腔黏膜溃疡类疾病

一、复发性口腔溃疡

复发性口腔溃疡又称复发性阿弗他溃疡、复发性阿弗他口炎、复发性口疮等。患病率为10％～30％，是最常见的口腔黏膜病。

（一）病因

病因不清，现认为与下列因素有关：

1. 免疫因素　复发性口腔溃疡可能和免疫功能低下或免疫缺陷有关。也有认为体液免疫和自身免疫反应是复发性口腔溃疡的病因之一。

2. 遗传因素　对复发性口腔溃疡的单基因遗传、多基因遗传、遗传标记物等的研究表明，复发性口腔溃疡的发病有遗传倾向。

3. 系统性疾病　胃溃疡、十二指肠溃疡、肝炎、肝硬化、胆道疾病及内分泌紊乱的患者，患复发性口腔溃疡的几率显著增加。

4. 其他因素　细菌和病毒感染、微量元素缺乏、局部创伤、黏膜角化程度等因素都与复发性口腔溃疡的发生有关。

（二）临床表现

临床根据溃疡的大小和数目分为轻型阿弗他溃疡、重型阿弗他溃疡和疱疹样溃疡。

1. 轻型阿弗他溃疡　溃疡周期性反复发作，有自限性，好发于黏膜上皮角化较差的区域。溃疡直径多为2～5mm，边缘整齐，病变有“红、黄、凹、痛”的特点，即溃疡中心稍凹陷，基底不硬，周围有1mm的充血红晕，表面有黄白色假膜覆盖，灼痛明显。一般溃疡7～10天可自愈，愈合后不留瘢痕。间歇期长短不一，一般初发时间歇期长，以后间歇期越来越短。

2. 重型阿弗他溃疡　又称复发性坏死性黏膜腺周围炎、腺周口疮。溃疡数目少，多为单发，2个以上少见，周围可有轻型口疮。溃疡直径大于5mm，可达1cm以上，周围黏膜水肿，边缘隆起，溃疡底部坏死，中央凹陷，呈弹坑状，疼痛剧烈，有时伴有相应部位淋巴结肿大。起初病变好发于口角，其后向口腔后部移行。病损持续时间长，可达3个月到半年，也有自限性。溃疡波及黏膜下层及腺体，愈合后留有瘢痕，甚至造成舌尖、腭垂的缺损。

3. 疱疹样阿弗他溃疡　又称阿弗他口炎。溃疡直径小于2mm，但数目多，可达10～30个或更多。溃疡散在分布于口腔内，可发生于口腔黏膜任何部位，病变不成簇，有满天星的感觉，溃疡周围黏膜充血。唾液增多，疼痛明显，相应局部淋巴结肿大，有时伴有头痛、发热等症状。愈后不留瘢痕。

（三）诊断

根据临床表现和自限性、复发性的规律即可诊断。

（四）鉴别诊断

1. 白塞病　是一种全身多个系统受损的疾病。反复发作的口腔溃疡是其基本症状之一，发生率为90%～100%，是半数以上白塞病的首发症状。其溃疡的临床表现与复发性口腔溃疡相似，三型均可发生。此外还有：①外阴部反复发作溃疡；②皮肤病变可出现结节性红斑、针刺反应阳性等；③眼睛病变可出现角、结膜炎，虹膜睫状体炎和前房积脓等三个基本症状。特殊症状有关节疼痛及消化系统、心血管系统、神经系统、呼吸系统、泌尿系统等全身损害。

2. 褥疮性溃疡　主要有如下特点：①有创伤因素，最常见为口腔内持久的机械刺激（如残根、残冠等）和不良习惯；②溃疡外形与刺激物形状相吻合，溃疡边缘轻微隆起，周围发白水肿，可有炎性浸润；③疼痛多不明显；④去除刺激因素后溃疡1～2周多可愈合，愈合后一般不留瘢痕。

3. 癌性溃疡　口腔恶性肿瘤中的95%为鳞状细胞癌，鳞癌多表现为溃疡形式。癌性溃疡有如下特点：①中年以后多发；②口腔内无创伤刺激因素；③溃疡深大，边缘高起，表面不平，有颗粒样增生，周围及基底浸润发硬，溃疡持久不愈；④早期无明显症状，一般疼痛不明显；⑤病变进展迅速，无自限性；⑥早期淋巴结无明显改变，很快相应部位淋巴结肿大、发硬，甚至与周围组织粘连；⑦病理组织检查有癌症表现。

4. 结核性溃疡　溃疡周边有轻度炎症浸润，呈鼠噬状，有时在溃疡边缘可看到黄褐色粟粒状小结，溃疡底部有肉芽组织。无自发性和自限性。X线片可见肺部结核灶。

（五）治疗

1. 局部治疗　主要是消炎、止痛、促进溃疡愈合。

（1）消炎治疗：0.1%雷夫奴尔、0.05%氯己定含漱剂含漱；溶菌酶片 20mg、华素片 0.5mg 含化，每日 3～4 次。

（2）止痛：1%丁卡因、0.5%达可罗林表面涂布麻醉；0.5%～1%普鲁卡因含漱。

（3）促溃疡愈合：溃疡膜、溃疡散、养阴生肌散、西瓜霜喷剂等局部涂抹，一天数次。

（4）皮质激素局部封闭：深大的腺周口疮经久不愈，可用 2.5%醋酸泼尼松龙混悬液 0.5～1ml，加入 2%普鲁卡因 0.3～0.5ml 在溃疡基底部注射，每周 1 次。

2. 全身治疗　去除可能的致病因素，减少复发，促进溃疡愈合为原则。

（1）治疗相关疾病：如积极治疗胃、十二指肠溃疡，活动性肝炎等。

（2）适当补充维生素和微量元素：口服维酶素 3 片、一天 3 次，2～3 个月为一疗程，用于有消化道疾病的患者。

（3）免疫增强刺激药治疗：转移因子口服液 10ml，口服，每日 1～2 次，10 次为一疗程。转移因子胶囊 3mg，一天 2 次。左旋咪唑 25～50mg，一天 3 次，连服 2～3 天，停 4 天，1～2 个月为一疗程，用药期间定期查血象和肝功能。

二、创伤性溃疡

创伤性溃疡是由于长期慢性机械性、化学性或物理性刺激而产生的口腔软组织损害。特点是慢性、深大的溃疡，周围有炎症增生反应，黏膜水肿明显。

（一）病因

1. 机械性刺激　经常下意识地咬唇、咬颊，残冠残根对黏膜的刺激等。

2. 化学性刺激　常见于口腔治疗操作不当，导致刺激性药物（硝酸银、失活剂等）损伤黏膜，造成溃疡。

（二）临床表现

1. 溃疡发生在邻近或接触刺激因子的部位，其形态常常能与刺激因子相契合。多为慢性溃疡。深大，周围有炎症性增生反应，黏膜发白。多数无溃疡复发史。若除去刺激因素能很快愈合。

2. Bednar 溃疡　婴儿吮吸拇指或过硬的橡胶奶头而造成。固定发生于硬腭、双侧翼钩处黏膜，双侧对称分布，溃疡表浅。

3. Rida-Fede 溃疡　发生于婴儿舌腹的溃疡。由于舌系带过短，与过锐的新萌出的中切牙长期摩擦，使舌系带处充血、肿胀、溃疡。

（三）诊断

根据溃疡发生在邻近或接触刺激因子的部位，病损的形态与刺激物相契合即可诊断。

（四）鉴别诊断

1. 腺周口疮　溃疡深大，常伴发小溃疡，有反复发作史，无创伤史，无引起溃疡的刺激物。

2. 癌性溃疡　溃疡深大，底部有菜花状细小颗粒突起，边缘隆起、翻卷，基底硬结，疼痛反而不明显。

（五）治疗

1. 尽快去除刺激因素　如拔除残根、残冠、磨改过陡的牙尖、拆除不良修复体。

2. 局部用消炎止痛药　如溃疡软膏、溃疡散、溃疡膜等。

3. 若除去病因仍不愈合，则应做病理检查，排除癌变及结核性溃疡。

第三节　感染性口炎

一、球菌性口炎

球菌性口炎是以假膜形成为主要特征的急性炎症，因此又称为膜性口炎。多发生于体质弱、抵抗力低下的患者。

（一）病因

主要致病菌有金黄色葡萄球菌、草绿色链球菌、溶血性链球菌、肺炎链球菌等。口腔黏膜球菌感染往往是好几种球菌同时致病。

（二）临床表现

可发生于口腔黏膜任何部位，口腔黏膜充血，局部形成边界清楚的糜烂或溃疡。在溃疡或糜烂的表面覆盖着一层假膜，呈黄色或灰黄色，界限清楚。假膜不易被擦去，如用力擦去后，下方可见出血的创面。患者疼痛明显，炎性口臭，淋巴结肿大、压痛，常伴有全身不适、体温升高等。

（三）诊断

根据临床表现以及涂片及细菌培养可明确诊断。实验室检查外周血白细胞增高。

（四）治疗

（1）消炎控制感染：可给予抗生素和磺胺类药物。最好做药物敏感实验，选用对致病菌敏感的抗生素。

（2）患者要多休息，多饮水。适当补充维生素 C 及 B 族维生素。

（3）口腔局部可用 0.1%依沙丫啶，0.05%氯己定漱口液含漱，每日 4～5 次，每次 5～6 分钟。

二、单纯疱疹

（一）病因

由单纯疱疹病毒感染引起。人单纯疱疹病毒可分为Ⅰ型和Ⅱ型，Ⅰ型主要引起生殖器以外的皮肤、黏膜和器官的感染，Ⅱ型主要引起生殖器的皮肤及新生儿的感染。二者间存在交叉免疫。口腔单纯疱疹是由Ⅰ型单纯疱疹病毒引起。正常人中约有半数以上为病毒的携带者。病毒大多局限于皮肤黏膜表层。特别易感者，如新生儿、严重营养不良或有其他感染的儿童、免疫缺陷和应用免疫抑制药者，可发生血行播散。原发性感染多为隐性，仅有 10%的患者出现临床症状。原发感染发生后，病毒可持续潜伏在体内。由于单纯疱疹病毒在人体中不产生永久免疫力，故每当机体抗病力减弱时，如发热、胃肠功能紊乱、月经、妊娠、病灶感染、过度疲劳和情绪改变时，体内潜伏的病毒即活跃而引起发病。

（二）临床表现

1. 疱疹性龈口炎

（1）多见于 2～4 岁的儿童，也可见于青少年。

（2）发病前可有接触史，潜伏期约 1 周，发病前 2～3 天全身不适，发热 38～39℃，淋巴结肿大。随后在口唇、颊黏膜、上腭等处出现小水疱。

（3）水疱直径约2mm左右，圆形，可发生在口腔黏膜任何部位，易破溃形成单个溃疡或融合成大小不等的溃疡面。

（4）牙龈表现为急性炎症，充血水肿，触之易出血。在唇红和口周可出现成簇小水疱，破溃后形成黄褐色痂皮。

（5）患儿流涎、拒食。可伴发热、倦怠、食欲缺乏等全身症状。

（6）一般7～10天体温可恢复正常，病损逐渐愈合。如有继发感染，病程可延长。

2. 复发性唇疱疹

（1）临床最为常见，患者多为成人。

（2）损害常发生在口唇及口周。

（3）开始患部有烧灼痒感，随即出现红斑及簇集性红色小丘疹，在儿童有时可见较大水疱，疱液澄清，水疱破裂后呈现糜烂面，数日后干燥结痂。

（4）7～14天痊愈，愈合后无瘢痕，但可留有暂时性色素沉着。

（5）发热性疾病、疲劳、精神紧张、免疫力低下时可再复发，复发时常常在原先发作的位置或邻近原先发作的位置。

（三）诊断

依照临床表现即可诊断。如无法确诊，取皮肤黏膜疱疹刮取物作涂片，检查多核巨细胞和核内嗜酸性包涵体，辅助诊断。

（四）治疗

1. 局部治疗　0.1%雷夫奴尔、0.05%氯己定含漱剂含漱；口内用西瓜霜喷剂、口腔炎喷剂。口外可选用酞丁安软膏，5%阿昔洛韦软膏。

2. 全身治疗　一般不必全身治疗，重症患者可全身使用抗病毒药物治疗，如阿昔洛韦200mg，每日4次；利巴韦林200～400mg，每日3次。

三、口腔念珠菌病

（一）病因

由念珠菌主要是白念珠菌感染引起。

念珠菌为条件致病菌。可存在于正常人的口腔、咽、肠道、阴道和皮肤等处。正常人口腔带菌者为30%～50%，但不致病。当全身或局部抵抗力下降时，白念珠菌才大量繁殖、致病。与白念珠菌发病有关的因素有：

1. 长期应用抗生素和肾上腺皮质激素。

2. 患者长期患病、抵抗力低下、营养缺乏，条件致病菌易于群集而诱发新的感染。恶性肿瘤、糖尿病和胶原系统疾病等慢性消耗性疾病者、烧伤、创伤和外科手术损伤者均可降低局部或全身的免疫力，导致念珠菌的群集、增殖和感染。

3. 局部因素　如吸烟、口干综合征或口腔放射治疗后唾液减少、活动义齿或其他活动修复体引起局部黏膜创伤等。如义齿性口炎多因义齿设计错误或使用方法不当引起。患义齿性口炎者大多数为佩戴全口义齿者，尤以日夜佩戴者最为严重，长期佩戴义齿者罹患率较高。

（二）临床表现

念珠菌口炎根据其发病情况可分为急性假膜型念珠菌病、急性萎缩型念珠菌病、慢性萎缩型念珠菌病和慢性增殖型念珠菌病。

1. 急性假膜型念珠菌病

（1）又叫鹅口疮、雪口病，可发生于任何年龄的人，但多见于新生儿、小婴儿。

（2）本病可发生于口腔的任何部位，以舌、颊、软腭、口底等处多见。

（3）首先有黏膜充血、水肿，口内有灼热、干燥、刺激等症状。经过1～2天，黏膜上出现散在白色斑点，状如凝乳，呈半黏附性，略微高起。随后，小点逐渐融合扩大，成为形状不同的斑片。最后斑片又相互融合。经过数日，白色斑块的色泽转为微黄，日久则可变成黄褐。白色斑片与黏膜粘连，不易剥离，若强行撕脱，则暴露出血创面，但不久又被新生的斑片所覆盖。

（4）患者有口干、烧灼感及轻微疼痛。患儿烦躁拒食，啼哭不安、部分患者可有体温升高。

2. 急性萎缩型念珠菌病

（1）又称急性红斑型念珠菌病，抗生素性口炎。

（2）患者多有服用大量抗生素或激素史。

（3）口腔黏膜充血，形成广泛的红色斑块，边缘不整齐，好发于舌、颊及腭黏膜，舌部好发于舌背中线处，局部丝状乳头萎缩，病变双侧的丝状乳头增生与病变区形成明显的界线，这种表现又称抗生素舌炎，严重时在萎缩的红色斑块上可形成小的溃疡面，相对应的腭黏膜可出现充血的红斑区，疼痛并有明显的烧灼感。

3. 慢性萎缩型念珠菌病

（1）又称慢性红斑型念珠菌病，义齿性口炎。

（2）病损好发于戴上颌义齿和正畸矫正器的患者，也可发生于一般患者口中。

（3）常伴有口角炎。慢性病程，持续数月至数年，可复发。可有轻度口干和烧灼感。

4. 慢性增殖型念珠菌病

（1）又叫慢性肥厚型念珠菌病。

（2）常发生于吸烟或口腔卫生差的患者。有些患者发病与全身疾病有关，如血清铁低下、内分泌失调等。

（3）好发于口角联合区。病损有两种表现：①局部黏膜充血，形成不规则的斑块，上皮不完整，有时形成小的溃疡；②红斑之间有白色角化斑块交错存在，有疼痛感，红色与白色斑块病损处出现小的钝圆形结节或颗粒，这种情况下，镜下可见上皮异常增生，易恶变。

（三）实验室检查

1. 涂片　刮取病损区表面假膜或分泌物，义齿性口炎刮取义齿基托的组织面，加滴10%氢氧化钾或氢氧化钠溶液，用酒精灯轻微加热溶解角质。直接用显微镜检查，显微镜下可见无色的白色念珠菌的孢子和菌丝。

涂片也可用PAS（过碘酸雪夫染色）染色后再在显微镜下观察，染色后孢子和菌丝呈红紫色，易于观察，且可长时间保存。

2. 培养　收集患者非刺激性混合唾液2ml，在TTC琼脂培养基上培养。1～2日后观察菌落生长情况，形成酵母样菌落，可作涂片和进一步鉴定，第7天仍无菌落生长视为阴性。

3. 鉴定　厚膜孢子形成实验是目前鉴定白色念珠菌的最重要特征之一。方法是在玉米吐温培养基中，穿刺接种待检菌，22～25℃培养1～2日，可出现点状灰白色菌落，显微镜下菌丝顶端有厚膜孢子生长。

（四）诊断

根据各型临床表现，配合念珠菌涂片、培养和鉴定，一般比较容易诊断。

（五）治疗

1. 去除不良因素　小儿喂养用具要清洁与消毒。工作人员注意防止因喂养而引起的交叉感染。成人患者要尽量去除病因，停止使用抗生素等诱发药物。戴义齿的患者应注意义齿的清洁，睡觉前将义齿取下，浸泡在2%～4%碳酸氢钠液或0.12%氯己定液中。除去局部创伤，义齿固位不好引起创伤的应重衬或重新修复。吸烟的患者应嘱其戒烟。

2. 局部治疗　小婴儿病症较轻者可用2%～4%碳酸氢钠液擦洗口腔，成人可用碱性漱口液含漱每日3～4次。疼痛者饭前可用2%普鲁卡因含漱。较重的患者可用10万单位制霉菌素甘油液涂擦。幼儿局部涂0.1%甲紫，每日2～3次；制霉菌素片50万单位/片，每次1～2片，口含一天3次。咪康唑凝胶涂口腔患处与义齿组织面，每天4次，治疗义齿性口炎疗效显著。用0.5%酮康唑溶液涂搽，每日3次，或用2%酮康唑霜剂局部涂搽，每日1～2次，效果良好。1%～5%克霉唑霜涂搽，可治疗念珠菌口角炎及念珠菌唇炎。

3. 全身支持治疗　补充B族维生素；调整全身情况，如缺铁者应补充铁；内科配合治疗全身疾病。

4. 手术治疗　腭部结节状增生组织，表面出现颗粒增生的病损及组织学检查有上皮异常增生的病损，抗霉治疗后应手术切除。

四、手-足-口病

手-足-口病是一种儿童传染病，也称发疹性水疱性口腔炎。该病的主要临床特征是手、足、口腔黏膜出现疱疹或破溃后形成溃疡。病原为多种肠道病毒。

（一）病因

柯萨奇病毒A16型和肠道病毒71型是最常见的病原微生物。传染源为患者和健康携带病毒者。患者口咽部分分泌物及唾液中的病毒，可通过空气飞沫传播，或通过唾液、粪便传染手和用具。

（二）临床表现

3岁以下幼儿好发。在夏秋季最易流行。潜伏期3～5天，多数无前驱症而突然发病。常有1～3天的持续低热，口腔和咽部疼痛，或有上呼吸道感染的特征。皮疹多在第2天出现，呈离心性分布，多见于手指、足趾背部及指甲周围，也可见于手掌、足底、会阴及臀部。开始时为玫红色斑丘疹，1天后形成半透明的小水疱，如不破溃感染，常在2～4天吸收干燥，呈深褐色薄痂，脱落后无瘢痕。

在口内的颊黏膜、软腭、舌缘及唇内侧也有散在的红斑及小疱疹，多与皮疹同时出现，或稍晚1～2天出现。口内的疱疹极易破溃成糜烂面，表面覆盖灰黄色假膜，周围黏膜充血红肿。患儿常有流涎、拒食、烦躁等症状。此病的整个病程为5～7日，个别达10日。一般可以自愈，预后良好，并发症少见，但少数患者可复发。此病的预后良好，但要注意患儿全身状况，如出现淡漠、头痛、呕吐等症状，应警惕并发症（心肌炎、脑膜炎）的出现。

（三）诊断

夏秋季节多见于托幼单位群体发病；患者多为3岁以下幼儿；手、足、口部位突然发起疱疹，全身症状轻。

（四）治疗

1. 对症治疗　用淡盐水或 0.1%氯己定液清洗口腔，补充维生素 B_1、维生素 B_2、维生素 C，饮食上进食稀粥、米汤、豆奶及适量冷饮。主要是让患儿休息和注意护理。症状较轻者，预后良好。

2. 抗病毒治疗　口服利巴韦林 10mg/kg，每天 4 次；或肌内注射 5～10mg/kg，每天 2 次。

3. 局部用药　可在病损部位用抗病毒软膏，口腔用淡盐水或 0.1%氯己定液含漱。

（五）预防

控制本病的主要措施是及时发现疫情和隔离患者。托幼园所应注意观察体温、双手和口腔，如发现患儿，应将其隔离 1 周，同时注意日用品、食具、玩具和便器的消毒。

第四节　口腔黏膜的癌前病变

一、口腔白斑病

口腔白斑是发生在口腔黏膜的临床上和病理上不能诊断为其他疾病的明显的白色斑块。一些口腔白斑可以转化为癌。除烟草外，口腔白斑不伴任何物理或化学性刺激因素。因此，局部病因可以明确的黏膜白色损害，如口腔中的机械刺激、温度刺激、电流刺激或不良修复体等引起的白色斑块，不属于白斑的范畴。

（一）病因

口腔白斑的发病原因还不清楚，但已知与下列因素有关：

1. 吸烟　白斑的发生率与吸烟时间的长短和吸烟的量呈正比。且发生率的高低顺序为：吸旱烟>吸纸烟>吸水烟。此外，饮酒、烫食、酸辣以及嚼槟榔等习惯也与白斑的发生有关。

2. 白念珠菌感染　我国口腔白斑患者中，白念珠菌的检出率为 34%。

3. 其他因素　微量元素，尤其是锶、锰、钙的缺乏，微循环的改变，遗传易感因素等都会影响白斑的发生。

（二）分类及临床表现

口腔白斑好发于 45～60 岁男性患者。可发生于口腔任何部位，好发于颊、舌、唇、腭、口底、牙龈黏膜。根据临床表现，分为均质型和非均质型。均质型包括斑块型和皱纹纸型；非均质型又包括疣状型、颗粒型和糜烂型。

1. 斑块型　白色或灰白色均质较硬的斑块，平伏或高于黏膜表面，不粗糙或略粗糙，柔软，无症状或稍有不适。有些表面隆起成结节状、颗粒状或乳头状，粗糙或有龟裂，扪之较硬，有不适感。

2. 皱纹纸型　多发于口底和舌腹。表面粗糙，边界清楚。患者初无明显不适，也可出现刺激痛症状。

3. 疣状型　乳白色，厚而高起，表面有刺状或绒毛状突起的白色斑块。粗糙，质稍硬，可有不适感。

4. 颗粒型　表现为红白相间，白色颗粒散布在发红的黏膜上。多见于口角联合区，也叫颗粒-结节状白斑。多可检出白念珠菌的感染。

5. 糜烂型　白斑是在增厚的白色斑块上出现糜烂或溃疡，有刺激痛感。

（三）诊断和鉴别诊断

根据临床表现可初步诊断，确诊依靠组织病理。组织病理检查可为上皮单纯增生和异常增生。常需与以下疾病鉴别诊断：

1. 白色水肿　病因不明。一般无自觉症状，发生于前磨牙和磨牙咬合线附近。呈半透明或乳白色薄膜，牵拉时变浅，扪之柔软。病理表现为上皮增厚，上皮细胞内水肿，胞核固缩或消失，出现空泡性变。

2. 迷脂症　常见于颊部及唇部，偶尔也可出现在腭、龈、舌黏膜。是皮脂腺在黏膜上的异位，属于正常现象。表现为针头至粟粒大小的淡黄色小斑点及小的丘疹，可融合成片状或不规则的黄色斑块。触之有粗糙感。

3. 白色角化症　由于长期受明显的机械或化学刺激而引起的白色角化斑块（如残冠、残根、不良修复体等的刺激）。斑块呈白色、乳白色或浅白色，边界不清，平坦或稍高于黏膜表面，平滑，柔软，无自觉症状。去除刺激，病变可完全恢复。病理表现为上皮过度角化，固有层无炎细胞或轻度炎细胞浸润。

4. 扁平苔藓　扁平苔藓变化快，常有充血、糜烂，且常合并皮肤的病变。白斑变化不大，不充血，一般无溃疡，如有糜烂，应警惕是否有癌变，且白斑无皮肤的损害。

（四）与白斑癌变有关的因素

白斑属于癌前病变，但并不是白斑就一定癌变。有以下情况者有癌变倾向，应该定期随访。

1. 白斑的类型，非均质型更易恶变。

2. 白斑的发病部位，常见的危险区有舌腹、口底、舌侧缘、软腭复合体及口角联合区。

3. 年龄越大，得病时间越长，越易恶变。

4. 女性恶变率高于男性。

5. 吸烟者和伴有念珠菌感染的白斑更易恶变。

（五）治疗

1. 首先应去除可能的致病因素，如戒烟和去除不良修复体，改正不良习惯。对于小面积的病损可采用手术切除、激光、冷冻等方法去除。但术后必须定期复查。

2. 保守治疗白斑目前在临床普遍采用，可用0.1%～0.3%维生素A酸软膏局部涂布，但充血、糜烂患者禁用。也可用含维生素A、E的药膜敷贴。

3. 中药治疗　中医主要是用活血化瘀法，药物有增生平、消斑片等。

4. 对伴白念珠菌感染的病损可配合抗霉治疗。

5. 加强口腔卫生宣教，对白斑做到早预防、早发现、早治疗。对有癌变倾向的白斑应定期复查。

二、口腔红斑病

口腔黏膜红斑又称增殖性红斑、红色增殖性变、红色肥厚症。指在口腔黏膜上出现鲜红色天鹅绒样的斑块，在临床和病理上都不能诊断为其他疾病者。炎症性红斑不属此类。

（一）病因

红斑在临床很少见，病因不明，但它是一种严重的疾病，是口腔癌最早和最主要的症状。

（二）临床分类及表现

根据临床表现红斑通常分为均质性红斑、间杂性红斑和颗粒性红斑。

1. 均质性红斑　常发生在颊黏膜上，很少见于软腭、舌及口底。病损色鲜红，表面光滑，边缘清楚呈直条或扇形，可稍低于周围组织，触之柔软。病变表面红色光亮，状似“无皮”，红斑区内也可包含状似正常的黏膜。

2. 间杂性红斑　好发于舌及口底，这种病变最开始时不好判断是红斑或是白斑。此处红斑的大小不规则，颜色也不太鲜红。临床上常见到红色基底上散布白色斑点。

3. 颗粒性红斑　临床上比较多见，可发生在口腔任何部位，表面隆起柔软并伴有细小的颗粒，表面有白色的斑块。此型往往是原位癌或早期鳞状细胞癌。

（三）诊断

临床上诊断红斑时要先排除和控制炎症。检查红斑时要把病损表面擦干，干燥的表面可清楚地看出有无颗粒。确诊依靠组织病理，组织病理可表现为上皮异常增生、原位癌或浸润癌。

（四）治疗

早期切除效果最好。大面积的病损、放射及激光治疗，多易复发。治疗后要定期随访。

第五节　黏膜皮肤病

一、口腔扁平苔藓

扁平苔藓是一种原因不明的非感染性的慢性炎性疾病。病损可同时或分别发生在皮肤和黏膜。口腔扁平苔藓的发病率为0.51%，是口腔黏膜较常见的一种疾病。女性多于男性，好发于中年人。因长期糜烂病损有恶变现象，WHO将其列入癌前状态。

（一）病因

病因不明。一般认为与精神紧张，过度劳累，内分泌因素，某些全身疾病如糖尿病、高血压、免疫功能紊乱有关。也可能与淋巴细胞功能异常有关。

（二）临床分类及表现

1. 口腔黏膜病损　以颊部最为多见，其次为舌、龈、前庭、唇、腭、口底等部位。病损常呈对称性。多无自觉症状，也可有粗糙、烧灼感。病损表现为小丘疹连成的线状白色、灰白色花纹，花纹可交织成网状、树枝状、环状或半环状，也可表现为白色斑块状。临床根据病损形态分为以下几种类型：

（1）斑纹型：白色条纹组成网状、环状、条索状、丘疹状以及舌部和颊部的斑片状损害。

（2）萎缩型：多见于牙龈，常发生于附着龈，也可见于颊部黏膜，病损易形成糜烂面，对刺激性食物敏感。

（3）糜烂型：无论哪种损害，只要在充血基础上发生糜烂，均为糜烂型。极易合并继发感染，患者可有疼痛感。

2. 皮肤病损　呈紫红色、多角形扁平小丘疹。粟粒至黄豆大小，边缘境界清楚，表面干燥光滑，被覆有白色角质薄膜，有蜡样光泽。将石蜡涂于丘疹表面以放大镜观察，可见损害表面有白色小斑点或网状白色条纹，即为Wickham纹。一般有阵发性痒感，亦有无自觉症状者。皮疹可发于全身各处，但以四肢屈侧前臂和腕部多见。

（三）诊断

根据临床表现可以确诊。口腔扁平苔藓已被认为是一种癌前状态。如病损发生在危险区以及斑块型、萎缩型和反复糜烂的病损建议做病理检查。

（四）治疗

1. 无症状者，定期观察，去除不良刺激因素，如残根、牙石。

2. 昆明山海棠 0.25 克/片，每次 0.5g，一天 3 次。氯己定、复方氯己定、复方硼砂含漱剂含漱。

3. 糜烂性病变首先控制霉菌和细菌感染，可在糜烂基底处注射激素（泼尼松龙 0.5ml 加利多卡因 0.3～0.5ml），每周 1 次。磷酸氯喹 0.25g，每日 1 次。病情控制后逐渐减量。治疗前后化验肝功能，如肝功有异常者不用。治疗前和用药期间每 3～6 个月检查眼底。

4. 长期未愈的溃疡或组织病理表现为非典型上皮增生的病变可做手术切除。

二、慢性盘状红斑狼疮

（一）病因

病因不清，目前认为与下列因素有关：

1. 遗传因素　在系统性红斑狼疮患者的一级亲属中发病率远较正常人群高。

2. 免疫因素　在某些患者身上，可形成自身免疫抗体和循环免疫复合物。

3. 内分泌因素　对女性患者影响明显。动物实验证实雌性激素可促使形成红斑狼疮样疾病。

4. 日晒　日光照射可引起皮损及加重病情。

5. 药物　肝的乙酰化功能异常的患者，容易发生普鲁卡因胺、肼屈嗪等药物所致的药物性红斑狼疮综合征。

6. 其他因素　如寒冷、外伤、精神创伤等可影响病情的发展。

（二）临床表现

1. 好发于 40 岁以上中年女性，女性患者约为男性患者的两倍。

2. 下唇唇红是盘状红斑狼疮在口腔黏膜中的多发部位，初起为暗红色丘疹，逐渐融合成片状红斑，糜烂，中央凹陷呈盘状，周围有红晕，在糜烂周围靠口内黏膜侧有白色短条纹，呈放射状排列。病变区可向唇红缘延伸至皮肤，唇红与皮肤的界限消失。

3. 头面部皮肤　皮损多见于颧部、鼻背和鼻侧，连接成蝶形，称蝶形红斑。皮损初发时为小丘疹，逐渐扩大呈暗红色不规则斑块，稍突起于表面，境界清楚，附有黏着性鳞屑。剥去鳞屑可见其下面有刺状毛囊角质栓自扩大的毛囊口中拔出。日久后皮损中部萎缩呈盘状，可发生明显继发性色素脱失。

（三）诊断

根据典型的临床表现容易诊断，不典型的病损需要结合组织病理和直接免疫荧光检查。

（四）鉴别诊断

1. 扁平苔藓　皮损为对称性，多发于四肢和躯干，成扁平丘疹，浅紫色多角形，痒感，无皮屑及角质栓。

2. 良性淋巴组织增生性唇炎　不同程度的瘙痒或奇痒是良性淋巴组织增生性唇炎的突出症状。患者常用牙咬唇直至咬出黄水后瘙痒才逐渐缓解。组织学上固有层淋巴细胞浸润并形成淋巴滤泡样结构，也是诊断的依据。

（五）治疗

1. 避光，外出时可涂抹避光剂。停用可疑敏感药物。

2. 唇部的糜烂可用下列局部治疗

（1）0.1%雷夫奴尔湿敷后去痂皮，用金霉素或红霉素眼药膏涂抹。

（2）局限的糜烂也可考虑用曲安西龙混悬液局部封闭。

3. 病损严重的或有全身症状的可内服药物治疗。常用磷酸氯喹，每次 0.25g，每日一次。病情控制后逐渐减量。泼尼松每日 15～20mg，控制症状后要逐渐停药。雷公藤总苷，每次 20mg，一天两次。

（六）预后

1. 一般良好，不危害生命。

2. 病损经常糜烂或反复溃疡应注意可能为系统性红斑狼疮，大约有 5%慢性盘状红斑狼疮患者可转为系统性红斑狼疮。

3. 下唇长期糜烂的慢性盘状红斑狼疮病损易发生癌变，应定期复查。

三、多形红斑

多形红斑是黏膜皮肤的一种急性渗出性炎症性疾病。病损表面往往有大量的纤维素性渗出物，故又称多形渗出性红斑。

（一）病因

一般认为与过敏有关，也可能和病毒感染、体内慢性病灶、恶性肿瘤等有关。

（二）临床分类及表现

任何年龄均可发病，但以青壮年多见。起病急骤，常在春秋季节发病。按临床表现可将本病分为两型。

1. 轻型多形红斑　口腔黏膜病损早期多在口腔前部，黏膜水肿充血、起大水疱、疱破形成糜烂溃疡面。唇部损害尤为严重，糜烂水肿结痂，常合并痂下感染，易出血，形成较厚的黑紫色血痂，疼痛明显，影响进食。

皮肤损害对称分布于手背、足背、前臂及小腿伸面及颈两侧，损害为红斑、丘疹、水疱、大疱或血疱等。皮疹中央形成水疱，周围绕以暗红色晕，称虹膜样红斑。

一般持续 3～4 周完全消退，但可复发，大疱或血疱愈后可留色素沉着，偶尔留有瘢痕。

2. 重型多形红斑　出现高热、肌肉痛、关节痛等全身症状，身体各腔孔均受累，发生糜烂亦称为多腔孔糜烂性外胚叶病，即斯-约（Steven-Johnson）综合征。

（三）诊断

根据突然发生的急性炎症、皮疹多形性损害及发生部位进行诊断。典型的病损为虹膜状红斑或靶形红斑。口腔黏膜病损是全口黏膜广泛糜烂，唇部糜烂并形成血痂。

（四）治疗

1. 追查病因，进行特异的和针对性的治疗。防止再次用致敏药物。

2. 口腔黏膜糜烂可用氯己定、口泰含漱。唇部血痂可用 0.1%雷夫努尔湿敷 10～15 分钟，清创，露出新鲜创面后涂红霉素眼药膏。补充营养及维生素。

3. 重型多形渗出性红斑，应尽早用激素和抗生素治疗。

四、天疱疮

天疱疮是一种严重的慢性皮肤黏膜自身免疫性疾病。

（一）病因

病因不清楚。目前认为天疱疮抗体是天疱疮发病的关键因素，但天疱疮抗体是如何形成的尚不清楚。

（二）临床分类及表现

天疱疮可分为四型：寻常型、增殖型、落叶型和红斑型。

1. 寻常型天疱疮　口腔、皮肤、鼻腔、眼、外生殖器、肛门等处均可发生。口腔病损较早出现，先有口干、咽干、吞咽时刺痛，然后出现水疱，水疱易破，呈不规则糜烂面，揭皮试验阳性。继发感染者症状加重。皮损多发生于易受摩擦处，在正常皮肤上往往突然出现大小不等的水疱，易破，露出糜烂面，感染后可化脓形成脓血痂，有臭味，之后愈合并留下较深的色素。可同时伴有局部瘙痒不适及全身症状，甚至发生生命危险。其他黏膜损害与口腔黏膜损害相似。用手指轻推外表正常的皮肤或黏膜，即可迅速形成水疱，或使原有的水疱在皮肤上移动，在口腔内，用舌舔及黏膜，可使外观正常的黏膜表层脱落或撕去，这些现象称 Nikolsky 征，即尼氏征，具有诊断价值。

2. 增殖型天疱疮　口腔损害同寻常型天疱疮，只是在唇红线常有显著增殖，皮肤损害常见于腋窝、脐部和肛门周围等皱褶部位，尼氏征阳性，疱破后基部乳头状增殖，上覆黄色厚痂以及渗出物，腥臭，疼痛，周围有红晕。继发感染则有高热，患者身体逐渐衰弱，常死于继发感染。身体其他部位黏膜均可发生同样损害。

3. 落叶型天疱疮　口腔黏膜完全正常或微有红肿，可能有表浅糜烂。皮肤表现为松弛的大疮，破后有黄褐色鳞屑痂，边缘翘起呈叶状，眼结膜及外阴黏膜也受累。

4. 红斑型天疱疮　口腔黏膜损害较少见，皮肤损害表现为面部对称的红斑及鳞屑痂，患者一般全身状况较好。

（三）诊断

根据临床表现结合脱落细胞涂片和病理检查即可确诊。

1. 细胞检查　疱底脱落细胞涂片在显微镜下可见 Tzanck 细胞（天疱疮细胞）。涂片的荧光免疫检查可见荧光染色细胞。

2. 病理特点是棘层松解发生在基底细胞的上方，形成上皮内疱。疱内可见天疱疮细胞，圆形，胞浆少，核周围有一圈窄晕，称为 Tzanck 细胞。细胞下方结缔组织有淋巴细胞浸润。间接法免疫荧光检查，用患者的血清也可在上皮棘细胞间隙显示荧光。

（四）治疗

1. 支持治疗　补充蛋白质食物、维生素，适当补充血浆或全血。要注意患者营养，给高蛋白、高热量饮食，并定期补充钙、钾和各种维生素。

2. 肾上腺糖皮质激素治疗　糖皮质激素为本病的首选药物，根据用药的过程，可分为“起始、控制、减量、维持”四个阶段。首选药物是泼尼松，轻、中、重患者首剂量每天应分别为 40、60、80mg。如果用药 3～7 天内仍不断有新疱出现，可在首剂量的基础上再增加 50%，直至病情得到控制。病损消退 2 周后开始缓慢有规律地减量，起初 2～4 周减一次，以后 4～8 周一次，每次减量 10%～15%。在使用激素前必须做全身仔细检查，胸部透视、体重、血压、血糖、血清钾、钠、氯等。详细询问病史，如有无胃溃疡及结核病史。大量使用激素时应防止感染，故可间断使用抗生素，激素减量可考虑加免疫抑制药。在服用激素时，要注意定期补充钙和钾。

3. 免疫抑制药　免疫抑制药包括硫唑嘌呤、环磷酰胺、环孢素 A 等。免疫抑制药主要是抑制抗体的形成。

4. 局部治疗　消炎止痛、防止继发感染，特别要注意防止真菌感染。

第六节　唇舌疾病

一、慢性唇炎

慢性唇炎是唇部慢性、非特异性、炎症性病变，因此又称为慢性非特异性唇炎。

（一）病因

病因不明，多与各种慢性长期持续性刺激有关，如干燥、寒冷、不良舔唇及咬唇习惯等。烟酒、烫食及理化刺激也与该病的发生有关。

（二）临床表现

1. 上、下唇均可发病，更好发于下唇。

2. 主要以唇红部干燥脱屑、发痒、灼痛、渗出结痂为主。严重的表现为唇肿胀、糜烂，有炎性渗出物，形成血痂或脓痂，疼痛明显。

3. 反复发作，时轻时重，持续不愈。长期反复发作，严重者可影响唇部活动。

（三）诊断

根据病程反复和临床表现可以作出诊断。

（四）治疗

1. 避免一切外界刺激，纠正不良习惯。戒除烟酒，不食辛辣食物。

2. 干燥脱屑者，可用抗生素软膏或激素类软膏，如金霉素眼膏、氟氢松软膏。

3. 结痂时用 0.1%雷夫奴尔或 3%硼砂溶液先行湿敷，待痂皮脱落，渗出消失，皲裂愈合后上溃疡软膏。

二、游走性舌炎

游走性舌炎又名地图舌，是一种浅表性非感染性舌部炎症。

（一）病因

病因不清。有人认为与乳牙萌出、肠道寄生虫、消化不良、贫血、精神情绪变化、失眠、疲劳、口腔病灶等因素有关；有人认为与长期烟酒和辛辣食物刺激有关；还有人认为此病为克罗恩病的一种表现。有的地图舌患者有明显的家族史。

（二）临床表现

1. 男女老少均可发病，但以儿童和青少年多见。

2. 地图舌损害多发生于舌尖、舌背前部与舌侧缘，也可出现在口腔黏膜的其他部位，如腭、颊、唇等处黏膜。

3. 病损特征为丝状乳头萎缩，留下圆形或椭圆形红色光滑的剥脱区，病损外围黄白色稍微隆起的弧形边缘，形似地图状，故称“地图舌”。

4. 损害可突然出现，持续多日或几周，也可在一昼夜间改变其原来的形态和位置，而原病损区又完全恢复正常，因而常常呈现恢复、消失和新生、萎缩的交替状态，因此被称为游走性舌炎。

5. 一般无明显自觉症状。有的患者有时有轻度的麻刺感和烧灼感。

（三）诊断

根据病损的地图状形态特征和游走的特点即可确诊。

（四）治疗

1. 一般不需特殊治疗，进行定期观察。

2. 消除不良刺激因素及口腔病灶，保持口腔卫生，防止继发感染。

3. 如有麻刺感和烧灼感，可用0.1%雷夫奴尔、氯己定等含漱剂，还可用溃疡膏、溃疡散、西瓜霜等局部治疗。

4. 如伴发白念珠菌感染，可以用一些弱碱性含漱剂，如2%的碳酸氢钠含漱。

（五）预后

地图舌有明显的自愈倾向，有间隔缓解期，有时也会痊愈，不再复发。损害愈合后不留任何痕迹。

（六）预防

纠正与地图舌发病有关的因素，如消除紧张情绪、治疗全身疾病、处理口腔病灶、注意饮食卫生、均衡营养等。

案例5－1

患者，男性，36岁。主诉：口内多处溃疡，疼痛不能进食就诊。以往曾有多次类似发作病史。检查：双颊及舌黏膜可见小米粒的溃疡十余个，散在分布，周围黏膜广泛充血红肿。

问题与思考

1. 作出诊断。

2. 拟订治疗计划。

案例5－2

患者，女性，1岁半。主诉：已发热3天，口腔溃疡1天，啼哭、流涎、拒食就诊。现病史：患儿3天前出现发热、啼哭，在当地诊所就诊，服用药物后发热减轻（用药不详），1天前发现患儿口腔内出现水疱。口腔检查：患儿上腭及舌背黏膜可见汇集成簇的针头大小透明水疱，部分已破溃为浅表溃疡，周围黏膜广泛充血红肿。

问题与思考

1. 分析本病例最可能的诊断。

2. 为患儿制订治疗计划。

案例 5－3

患者，女性，46 岁。主诉：口腔溃疡反复发作 3 年，间隔 1～2 个月，多在经前出现，每次 1～3 个不等，主要位于下唇和舌等部位，疼痛明显，7～10 天左右愈合。口腔检查：下唇黏膜有 2 个散在溃疡，直径 1～2mm，溃疡中间凹陷，周围发红。

问题与思考

1. 作出诊断。
2. 设计治疗方案。

案例 5－4

患者，男性，3 个月。主诉：因母亲喂奶时发现口腔内有乳白色斑块而就诊。口腔检查：患儿颊、腭黏膜上可见多处散在白色凝乳状斑块，略突起，不易擦去，用力擦去后，可见潮红创面，实验室检查：发现白色念珠菌菌丝。初步诊断为：口腔白念珠菌病。

问题与思考

1. 分析该病的病因有哪些？
2. 为患儿制订治疗计划。

（李昭萍）

思考题

1. 口腔黏膜病的主要临床病损有哪些？各有什么特点？每种病损试举一病名。
2. 复发性阿弗他溃疡何型最常见？其溃疡形态有何特点？
3. 手-足-口病的临床表现及预防。
4. 白斑的临床分型。
5. 口腔扁平苔藓和盘状红斑狼疮的临床表现及治疗原则。
6. 简述尼氏征的典型表现。

第六章

口腔颌面部感染及涎腺炎症

学习目标

【掌握】

颌面部感染的特点及感染途径。

【熟悉】

智齿冠周炎和颌面部间隙感染的临床表现。

【了解】

智齿冠周炎、颌骨骨髓炎和颌面间隙感染的治疗原则。

第一节 概 述

感染是入侵的致病微生物作用于机体引起机体产生以防御为主的系列全身和局部组织反应的疾患，是危害人类健康的一类主要疾病。口腔颌面部感染是口腔颌面部的一种常见病和多发病。感染的发生、发展过程及其临床病理特点受多方面因素的影响，主要有患者的全身和局部情况、病原菌特性以及感染途径等因素。

一、口腔颌面部感染的特点

1. 口腔颌面部为呼吸道与消化道的起端，口腔、鼻腔、鼻窦的腔隙与外界相通，各种细菌经常潜伏在这些部位，并在其适宜的温度和湿度下易于滋生与繁殖，当口腔颌面部手术、外伤或全身抵抗力降低等因素存在时，可能会发生内源性或外源性感染。语言、进食、咀嚼、吞咽和面部表情等功能活动，则易于促使感染扩散。

2. 口腔内的牙齿、牙周组织等会患龋病、牙髓病和牙周病，且发病率高，若病情未治疗或未控制，感染会向颌骨和颌周软组织扩散，引起颌面部的感染，即形成牙源性感染。这是口腔颌面部特有的感染，要想有效地预防这类感染的发生，必须积极防治龋病和牙周疾病。

3. 口腔颌面部具有复杂而互相联系的筋膜间隙，这些潜在的筋膜间隙相互通连，上达颅底，下通纵隔，内含疏松的结缔组织，抗感染力低，因此，感染在发生后可以蔓延和扩散至多个间隙。

4. 口腔颌面部的淋巴管和淋巴结丰富，感染容易沿淋巴管向周围扩散。口腔颌面部发生感染，常致相应的淋巴结发生炎症，特别是儿童的淋巴结发育尚未完善，感染容易穿破薄而脆弱的被膜向周围扩散。但颜面部的血液循环丰富，抗感染能力较强，使得感染易于控制。

5. 颜面部的静脉通常瓣膜少而薄弱，甚至无瓣膜，尤其两侧口角至鼻根连线所呈的三角区内常无瓣膜，被称为“危险三角”，且其静脉直接或间接地与颅内海绵窦相通，走行于面部肌肉中的静脉在受肌肉收缩的影响时会使血流逆行流向颅内，如发生感染，会导致感染向颅内扩散，引起严重的颅内并发症，如海绵窦血栓性静脉炎等。

6. 口腔颌面部暴露在外，容易受到损伤，破损的皮肤、黏膜或骨折处易于发生局部感染。但口腔颌面部的器官位置表浅，一旦有感染和炎症，也容易被发现，易于得到及时治疗。

7. 口腔颌面部的感染可由一种病原菌引起，也可由多种病原菌引起，后者称混合性感染。口腔颌面部感染多为化脓性，金黄色葡萄球菌和溶血性链球菌是常见的致病菌，其次为大肠埃希菌及铜绿假单胞菌、变形杆菌等。由结核分枝杆菌、破伤风杆菌、放线杆菌引起的特异性感染少见，但这些特异性感染的病理变化及临床症状均有其自身的特点，对这些特异性感染的预防与治疗需分别采取专门的措施，才能收到预期的效果。

二、口腔颌面部感染途径

1. 牙源性　病原菌从病变牙或牙周组织进入体内发生的感染。

2. 腺源性　面颈部淋巴结的感染扩散引起筋膜间隙的蜂窝织炎。淋巴结的感染则常来自口腔和上呼吸道的感染引流所致。

3. 损伤性　在损伤后继发的感染。

4. 血源性　机体其他部位的化脓性感染通过血液循环引起口腔颌面部化脓性病变。

5. 医源性　在行局部麻醉、手术、穿刺等操作时未严格遵守无菌技术所造成的继发感染。

口腔颌面部感染可以是急性过程，也可呈慢性过程，其临床症状主要取决于：①感染细菌的种类；②入侵细菌的数量、繁殖速度以及细菌毒素的性质和毒力的大小；③受累局部组织的解剖生理状况；④患者的年龄、抵抗力、营养状况、免疫功能等。感染的预后更取决于治疗是否及时、措施是否妥当等。

三、口腔颌面部感染的诊断

口腔颌面部感染的诊断一般根据病史、典型体征及特殊检查方法，如穿刺、超声和X线检查，即可诊断。有时需要明确感染性质，可进行细菌涂片、培养和活体组织检查。

四、口腔颌面部感染的治疗原则

综合治疗是治疗感染的基本原则，应包括针对机体和病原菌两个方面。①增强机体的抗病能力，调整处于紊乱状态的生理功能。②尽快消除入侵的病原菌及其对机体造成的损害。从而达到控制感染、恢复健康的目的。

口腔颌面部感染的治疗方法包括局部治疗、手术治疗和全身治疗。对于轻度感染，仅用局部疗法即能治愈。

（一）局部治疗

基本原则是增加局部抵抗力。促使感染吸收，消散或局限，减轻局部症状，防止感染扩散和引起并发症。

保持局部清洁，减少活动，避免不良刺激，特别对面部的疖痈应严禁挤压，以防止感染扩散。急性期中外敷中草药可起到散瘀、消肿、止痛或促进炎症局限的作用。外敷药主要有六合丹、抑阳散、金黄散等。

（二）手术治疗

口腔颌面部感染的手术治疗包括脓肿切开引流和清除病灶两个方面。

1. 脓肿切开引流术

当感染进入化脓阶段并形成脓肿后，及时切开引流是一项最重要而有效的措施。

（1）切开引流的目的：

1）使脓液或腐败坏死物迅速排出体外，以达消炎解毒目的。

2）解除局部疼痛、肿胀，以防发生窒息（如舌根部、口底间隙脓肿）。

3）颌周间隙脓肿引流，以免并发边缘性骨髓炎。

4）预防感染向颅内和胸腔扩散或侵入血循环引起严重并发症。

（2）切开引流的指征：

1）局部疼痛加重，肿胀明显，跳痛，表面皮肤发红、发亮，触诊有波动感，局部有凹陷性水肿，穿刺有脓液抽出者。

2）口腔颌面部急性化脓性感染，经抗生素控制感染无效，出现明显的全身中毒症状者。

3）颌周蜂窝织炎出现呼吸困难和吞咽困难者，可以早期切开减压。

4）结核性淋巴结炎，抗结核治疗无效，皮肤发红已近自溃的寒性脓肿。

（3）切开引流要求：

1）切开位置应在脓肿的重力低位，达到按体位自然引流。

2）切开瘢痕隐蔽，一般应尽力选用口内引流，要避免重要的血管和神经损伤。

3）一般用尖刀片切开脓肿部位的黏膜下或皮下即可。用血管钳钝性分离至脓腔。避免用刀片切入脓腔。

4）手术操作应准确轻柔，颜面危险三角的脓肿切开后，严禁挤压。以防感染扩散。

（4）引流通畅的建立：

脓肿切开后，应放置引流条以充分引流。一般口内切口用碘仿纱条或用橡皮条引流，口外切口可用盐水纱条或橡皮条，乳胶管引流，应根据脓腔大小，脓液量及引流通畅情况及时更换引流条。

2. 清除病灶

口腔颌面部由牙源性感染引起的炎症，治疗好转后要及时处理病灶牙，予以拔除，颌骨骨髓炎应在急性期好转后，及时进行死骨及病灶清除术。

（三）全身治疗

当口腔颌面部感染并发全身中毒症状如发热、寒战、白细胞计数明显升高或出现中毒颗粒时，都应在局部处理的同时，全身给予支持治疗，增强机体的抗病能力。维持水、电解质以及代谢平衡，减轻中毒症状，防止中毒性休克的发生。对体温过高者，可采用冷敷，酒精擦浴等物理降温措施或给予退热药物对症处理。

全身使用抗菌药物时，首先应熟悉各种抗菌药物的性能，掌握各种抗菌药物的适应证和恰当的组合，预防可能发生的不良反应。应避免滥用抗生素。抗菌药物的选择应根据细菌培养的结果选用。

抗菌药物除根据抗菌谱选择有效的单一或几种药物联合治疗外，还应考虑到抗菌药物的使用途径、吸收体内分布和排泄以及副作用等特点。

第二节 智齿冠周炎

因智齿（第三磨牙）阻生或萌出不全而引起牙冠周围软组织发生的炎症称为智齿冠周炎。常见于18～30岁的青年，是口腔科的常见病和多发病。

一、病因

由于下颌骨的长度与下颌牙列的牙量不相适应，致使第三磨牙萌生受阻。而远中牙龈瓣未能及时退缩与覆盖下的牙冠间形成盲袋，有利于食物残渣的潜藏和细菌滋生，加上来自咀嚼的机械性损伤，使龈瓣及附近组织受感染。当机体抵抗力下降时，常诱发冠周炎急性发作。

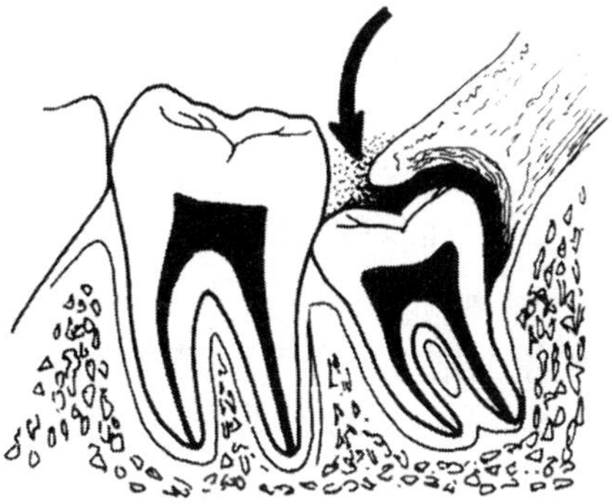

图6-1 智齿阻生引起的盲袋

二、临床表现

1. 症状 初期全身无明显反应，仅感磨牙后区不适。偶有轻微疼痛。炎症加重时局部跳痛并反射至颞区，炎症波及咀嚼肌则张口受限。炎症继续发展可出现发热、畏寒、头痛等全身症状。

2. 体征 常见下颌智齿萌出不全，冠周软组织红肿、糜烂、触痛。用探针可探及阻生牙并可见龈瓣下溢出脓性分泌物。重者可形成脓肿或感染向邻近组织扩散形成间隙感染。患侧下颌下淋巴结有肿大、触痛。

三、诊断

根据病史、临床表现、口腔检查及X线片等不难做出正确诊断。慢性智齿冠周炎多无明显自觉症状，局部有轻度压痛，反复急性发作者智齿冠周的龈瓣常成为苍白色的瘢痕组织。在诊断过程中，还应检查有无并发症的存在，以便拟订相应的治疗措施。

四、治疗原则

由于炎症初期症状轻微，为患者忽视，不予治疗，故使炎症迅速发展，甚至引起扩散，因此应早期发现、及时治疗、防止并发症的发生。

治疗原则是在急性期应以消炎、镇痛、建立引流、增强机体抵抗力、防止感染扩散的治疗为主；急性期过后应尽快处理病灶牙或覆盖的牙龈组织。

常用的局部治疗措施有：

1. 注意保持口腔清洁。用氯己定等含漱剂漱口，龈袋内用3%过氧化氢溶液或生理盐水反复冲洗，并涂敷2%碘甘油、1%碘酒或少量1%碘酚溶液等。本法有良好的清洁、消炎、镇痛效果，是治疗冠周炎的最基本措施。

2. 冠周脓肿形成后应及时切开引流，冲洗脓腔后，置入橡皮条或碘仿细纱条以建立引流。

3. 冠周炎反复发作或智齿位置不正而不能正常萌出，在急性炎症过后应及时拔除阻生牙。如智齿位置有正常萌出的可能则可做龈瓣切除术以助其尽快萌出。并发有面颊瘘者，在拔除阻生牙后，一般瘘管很快自行愈合，如不自愈，可做瘘管搔刮或切除术。

第三节　口腔颌面部间隙感染

口腔颌面部间隙感染亦称口腔颌面部蜂窝织炎，是颜面、口腔颌周组织及颈部软组织化脓性炎症的总称。在颌面部组织层次之间存在着潜在的筋膜间隙，其间充满疏松结缔组织，并且相互联通，当受到炎症侵袭时，化脓性炎症可在某个间隙内扩散，也可波及邻近的其他间隙形成弥散的蜂窝织炎。在机体抵抗力低下时，感染也可沿血管神经束向颅内、纵隔发展，引起海绵窦血栓性静脉炎、脑脓肿、败血症及纵隔障炎等严重并发症。

眶下间隙感染、咬肌间隙感染、翼颌间隙感染、下颌下间隙感染及口底间隙感染的病因、临床表现和治疗原则见表6－1。

表6－1　各间隙感染的临床表现和治疗原则

感染部位	病因	临床表现	治疗原则
眶下间隙感染	感染多来自上颌尖牙、前磨牙、根尖炎、上唇底与鼻侧化脓性炎症扩散	眶下区肿胀，睑裂变窄，鼻唇沟消失。脓肿形成后可触及波动感，口内患侧龈唇沟肿胀变浅，波动感明显	早期局部外敷中药，处理病灶牙；脓肿形成则切开引流
咬肌间隙感染	牙源性感染如下颌智齿冠周炎，下颌磨牙的根尖周炎，下颌支骨髓炎	腮腺咬肌区肿胀，压痛，张口受限，不易触及波动感	炎症期全身使用抗生素，局部物理疗法或外敷中药。脓肿形成应及时切开引流
翼颌间隙感染	下颌后牙的根尖感染或智齿冠周炎，下齿槽神经麻醉消毒不严格，可引起此间隙感染，相邻咽旁间隙、颌下间隙感染，也可波及此间隙	先有牙病史，张口受限，咀嚼、吞咽食物疼痛，因此间隙位置深，即使脓肿形成亦须穿刺方可确定	脓肿切开引流可从口内或口外进行，口内切开因受张口受限的限制较少采用。一般用口外切开引流，因位置较深，切开引流后应置引流条，保持引流通畅

续表

感染部位	病因	临床表现	治疗原则
下颌下间隙感染	下颌磨牙根尖周炎和智齿冠周炎，颌下淋巴结炎，化脓性下颌下腺炎	颌下区肿胀、触痛、脓肿形成，可见凹陷性水肿，可触及波动感，因肿胀使下颌下缘消失	脓肿切开部位在下颌骨体部下缘下 2cm，做与下颌下缘平行之切口，切开皮肤、颈阔肌后，血管钳钝性分离进入脓腔，但勿伤及面动脉、静脉与面神经的下颌缘支
口底间隙感染	下颌牙的根尖周炎，牙周脓肿，下颌骨骨髓炎，咽部感染，口腔软组织及颌骨损伤	口底弥漫性肿胀，口内可见口底肿胀，舌上抬，舌运动受限，言语吞咽困难	静脉大量应用广谱抗菌药物，全身支持疗法，如输液、输血，吸氧，维持水、电解质平衡，及时行切开减压及引流术

第四节　颌骨骨髓炎

颌骨骨髓炎是指各种致病因子入侵颌骨，引起整个骨组织包括骨膜、骨皮质、骨髓以及其中的血管、神经在内的骨组织炎症的总称。祖国医学称为“骨槽风”或“穿腮”。根据致病因素的不同及临床病理特征，可将颌骨骨髓炎分为化脓性骨髓炎、特异性骨髓炎及放射性骨髓炎等。临床上以牙源性感染引起的化脓性骨髓炎最为常见。随着恶性肿瘤放射治疗技术的普及，因放疗引起的放射性骨髓炎有增加的趋势。

一、化脓性颌骨骨髓炎

多见于青壮年，以 16～30 岁最为多见，男性多于女性，约 2∶1。化脓性颌骨骨髓炎约占各种颌骨骨髓炎的 90%以上。感染多由下颌智齿冠周炎、牙槽脓肿、牙周炎等牙源性病变引起。口腔颌面部皮肤及黏膜损伤、开放性骨折、火器伤等也可发生损伤性颌骨骨髓炎。而由败血症或脓毒血症经血循环感染引起的颌骨骨髓炎，则多见于婴幼儿的上颌骨。下颌骨骨髓炎比上颌骨骨髓炎多见，其发病率为上颌骨的 5～10 倍，且病情一般也比上颌骨严重，这与下颌骨的解剖特点有关。下颌骨的骨质致密、血运相对较差，当发生血管局部血栓时难以建立有效的侧支循环；下颌骨周围的筋膜较为致密，当牙源性感染波及骨质时，不易引流，而易于在骨内顺下颌管蔓延。这些解剖上的特点使得下颌骨在发生骨髓炎时，出现大块骨坏死的机会明显增加。

（一）临床表现

依据颌骨骨髓炎发病过程及病理特点，临床将化脓性颌骨骨髓炎分为中央性与边缘性骨髓炎两类。中央性颌骨骨髓炎可分为急、慢性两个阶段。

1. 中央性颌骨骨髓炎

（1）急性期：起病急骤，全身中毒症状明显，如畏寒、体温升高、疲劳、头痛、食欲下降、白细胞升高等。炎症早期，患牙剧痛，疼痛往往沿三叉神经分布区域放射。患牙周围多个牙齿松动、叩痛明显、有伸长感，牙周溢脓，病变区口腔黏膜充血、肿胀。炎症继续发展，出现颌周弥漫肿胀、张口受限。下牙槽神经受到炎症侵犯时，出现下唇麻木。由于炎症在颌骨内形成血管栓塞，局部营养障碍致骨坏死，形成死骨而转入慢性期，脓液从口腔黏膜或皮肤破溃处引流。

（2）慢性期：多为急性颌骨骨髓炎的延续，急性炎症持续2周左右，颌骨内脓液可因局部组织破溃而得以引流，急性症状逐渐消退，体温恢复正常，疼痛肿胀明显减轻，转入慢性期。此时相应部位仍有炎症浸润块，口腔内或颊部可出现多数瘘管溢脓，并有大量炎症性肉芽组织增生，死骨形成并逐渐分离，通过瘘管可以探及粗糙骨面或活动性死骨，有时有小骨块排出。如不及时有效治疗，病情可经久不愈，延续数月至数年。全身消瘦、贫血、低热，机体呈慢性中毒消耗状态。

在炎症的急性期，X线片看不到骨质破坏，2～4周后X线片上可显示骨质密度减低，骨髓腔扩大，骨小梁点状或斑片状破坏区，2～3个月后可见病灶局限，死骨形成并与健康骨分离。

2. 边缘性骨髓炎　系指继发于骨膜炎或骨膜下脓肿的骨密质外板的炎性病变，常在颌周间隙感染基础上发生。下颌支多见，多由智齿冠周炎引起咬肌间隙感染，而继发边缘性颌骨骨髓炎。根据患者抵抗力强弱及细菌毒力大小不同，临床上可分为以皮质骨增生为主的增生型和以颌骨表层皮质溶解为主的溶解破坏型两类。主要表现为以下颌角为中心的反复肿胀，伴张口受限。X线片早期变化不明显，晚期可见骨膜反应，小片死骨形成。

（二）治疗原则

1. 急性期　以控制炎症、缓解症状、建立引流、增强机体抵抗力为主，牙源性感染引起的骨髓炎应在大量抗生素的控制下及时切开引流，亦可拔除病灶牙，从牙槽窝引流脓液，防止脓液向骨内扩散。

2. 慢性期　保持瘘管引流通畅，加强营养。待病灶局限或死骨形成后，搔刮病灶，清除肉芽组织，摘除死骨。颌骨缺损过多，造成畸形，影响功能则应进行必要的修复。

二、放射性颌骨骨髓炎

放射性颌骨骨髓炎大多是由于放射治疗致颌骨坏死继发感染形成的，病程发展缓慢，多在放射治疗结束以后数月至数年内发病，常因拔牙手术或其他创伤的激惹而出现创口不愈、持续性剧痛、流脓、口臭、瘘管形成、死骨暴露等临床表现。

放射性颌骨骨髓炎到目前尚无很好的治疗方法，严格掌握放射治疗的适应证，完善的防护是预防本病的关键。一旦发生放射性骨髓炎，除应用抗生素等全身支持疗法外，应配合高压氧等治疗。在死骨未分离前以低浓度过氧化氢或抗生素液冲洗，对已露出的死骨可用骨钳分次逐步咬除，以减轻对局部软组织的刺激，也可以在健康骨质范围内施行死骨切除术。

知识链接

口腔颌面部特异性感染

颌面骨结核：多由血源播散所致，常见于儿童和青少年，因骨发育旺盛时期骨内血管丰富，感染机会较多。好发部位在上颌颧骨结合部和下颌支。

颌面部放线菌病：由放线菌引起的感染性肉芽肿性疾病。放线菌是人口腔正常菌群中的腐物寄生菌，常在菌斑，牙龈周围及扁桃体等部位发现该菌。当人体抵抗力降低或被其他细菌分泌的酶所激活时就侵入组织。临床上由于免疫抑制药的大量应用，导致机体免疫力降低，也是本病的诱发因素。故本病绝大多数是内源性感染。脓液中常含有浅黄线菌丝，称为放线菌颗粒或称硫磺颗粒。

第五节 面颈部淋巴结炎

面颈部淋巴循环极为丰富，由环形链和垂直链两组淋巴结及众多网状淋巴管组成。淋巴结是面颈部的重要防御系统，能过滤与吞噬进入淋巴中的细菌和异物，同时亦能分解毒素，防止感染扩散。面颈部淋巴结炎以继发于牙源性及口腔感染最为多见，也可来源于颜面部皮肤疖肿或受到损伤感染。小儿多由上呼吸道感染、扁桃体炎引起。由结核分枝杆菌感染引起的称为结核性淋巴结炎。

一、临床表现

1. 急性淋巴结炎　多见于婴幼儿。临床上大多起病急，进展快。主要表现为由浆液性逐渐向化脓性转化。浆液性炎症的特征是局部淋巴结肿大变硬、自觉疼痛或压痛；病变的淋巴结出现充血、水肿。此时淋巴结尚可移动，边界清楚，与周围组织无粘连。全身反应轻微或只有低热。此期如未得到及时治疗，感染可进一步发展，局部疼痛加重，淋巴结包膜化脓溶解破溃，向周围扩散则形成淋巴结周围炎，亦可在周围软组织中形成腺源性蜂窝织炎或脓肿，因此出现皮肤发红、肿、硬，与周围组织发生粘连，皮肤局部有明显压痛点及凹陷性水肿；脓肿可扪及波动感。此时全身反应加重，高热、寒战、乏力、食欲减退、白细胞总数急剧上升，如不及时治疗，可并发毒血症、败血症，甚至出现感染中毒性休克。由于小儿淋巴结的屏障功能差、免疫功能低下，因此儿童的病情比成人尤为明显和危重，应提高警惕。

2. 慢性淋巴结炎　多发生在患者抵抗力强，细菌毒力较弱的情况下。常继发于龋齿、根尖周炎、牙周病变等慢性牙源性炎症，也可由急性炎症治疗不彻底而转变成慢性。病变特征表现为慢性增殖性炎症过程。轻度压痛，淋巴结活动，与周围组织不粘连，周界清楚。但无全身症状。如此可持续较长时间，当机体抵抗力下降时，可反复急性发作。

3. 结核性淋巴结炎　多见于儿童与青年。轻者仅有多个大小不等的肿大淋巴结，呈无痛性缓慢增大，圆形或椭圆形，活动无压痛，质地较硬，表面光滑而无全身症状；重者可伴有体质虚弱、营养不良或贫血、低热、盗汗、疲倦等症状。并可同时有肺、肾、骨等器官的结核病变或病史。炎症浸润波及周围组织，淋巴结彼此融合，形成不能被移动的肿块，病变继续发展，淋巴组织干酪样变性、液化，触有波动，称寒性脓肿，或破溃流出豆渣或米汤样脓液，形成经久不愈的瘘管。

淋巴结炎根据病史、临床表现可以确诊。化脓性淋巴结炎与结核性淋巴结炎形成脓肿后，可经穿刺抽取脓液来进一步明确脓肿是否形成以及细菌感染的种类。化脓性淋巴结炎的脓液多呈淡黄色黏稠状，而结核性淋巴结炎的抽吸物稀薄污浊，灰暗色似米汤，夹杂有干酪样坏死物。若疑为结核性感染时，应注意机体是否还有其他结核病灶，可通过相应的检查来确定。

二、治疗原则

急性化脓性淋巴结炎的治疗应以抗感染为主。全身应用抗生素，应高效、足量、静脉给药。局部可予以理疗及外敷中药。如有脓肿形成应及时切开引流。特别强调要找出引起感染的原因，积极治疗原发病变。对小儿患者，因其抵抗力低、病情变化快，更应注意全身支持，防止出现败血症等严重并发症。

对慢性淋巴结炎，如病变发展缓慢可不做处理。但对于反复急性发作或临床上不能与肿瘤相鉴别时，可考虑手术摘除，以排除恶性淋巴瘤或淋巴结转移瘤。

结核性淋巴结炎应注意全身治疗、加强营养、提高机体抵抗力，并由专科医师进行抗结核治疗。

第六节　涎腺炎症

涎腺炎症根据感染性质分为病毒性、化脓性和特异性感染。主要发生在腮腺与下颌下腺，舌下腺与小涎腺较少。临床上以慢性炎症较多，亦可急性发作。

一、流行性腮腺炎

流行性腮腺炎是由腮腺炎病毒引起的急性呼吸道传染病，其特征为腮腺的非化脓性肿胀、疼痛。以5～15岁儿童多见，亦可见于成人，常有流行性腮腺炎接触史，潜伏期2～3周。起病一般较急，有发热、畏寒、头痛、咽痛、乏力、厌食等全身不适，成人患者症状一般较重。血常规化验白细胞总数正常或稍高，分类淋巴细胞增高。腮腺弥散肿大，边界不清，表面皮肤发紧、发亮，但不红，副性水肿明显，轻度触痛。挤压腮腺无脓性分泌，可同时累及双侧腮腺、下颌下腺，也可以仅累及下颌下腺。治疗一般需隔离患者2～3周，让其卧床休息，多饮水，注意口腔清洁，给予板蓝根冲剂口服，高热者可给予镇痛退热药。流行性腮腺炎多预后良好，个别患者可伴有严重并发症，如重型脑膜炎及心肌炎等，必须慎重处理，积极抢救。流行性腮腺炎一次患病常可获得终身免疫，最多发作两次，如反复发作则应作进一步检查明确是否为儿童复发性腮腺炎。

二、慢性复发性腮腺炎

慢性复发性腮腺炎在临床上较为常见，儿童和成人均可发生。但目前认为，成人复发性腮腺炎为儿童复发性腮腺炎迁延不愈转变而来。

（一）病因

儿童复发性腮腺炎的病因较复杂，发病机制也不十分清楚。目前一般认为与先天性发育异常（末梢导管扩张）、遗传或儿童自身免疫功能异常、细菌逆行感染等因素有关。

儿童复发性腮腺炎有明显的自愈性，多数到青春期后即痊愈，少数到成人仍反复发作而称为成人复发性腮腺炎。

（二）临床表现

儿童复发性腮腺炎可发生于任何年龄的儿童，但以3～5岁最为多见。约1/3首次发作前有流行性腮腺炎接触史，腮腺反复肿胀，挤压腮腺可见导管口有脓液或胶冻状液体溢出，少数有脓肿形成。大多数持续1周左右好转。静止期多无不适，检查腮腺分泌液偶见浑浊。发作频率不一，年龄越小，发作越频繁。随年龄增长发作次数减少，持续时间变短，至青春期后症状消失。

腮腺造影主要表现为末梢导管呈点状、球状扩张，排空功能迟缓，主导管及腺内导管无明显异常，追踪观察点状、球状扩张可减少至消失。

（三）治疗原则

复发性腮腺炎具有自愈性，因此，增强抵抗力、防止继发感染、减少发作为其治疗原则。急性发作期可用抗生素，多饮水，保持口腔卫生，饭前饭后及睡眠前后按摩腮腺，帮助排空唾液。发作频繁者可每年肌内注射1～2个疗程胸腺肽，以调节机体的细胞免疫。另外腮腺造影本身不仅对复发性腮腺炎有诊断作用还有一定的治疗作用。

三、慢性阻塞性腮腺炎

慢性阻塞性腮腺炎指由各种原因引起腮腺唾液流出受阻，导致腮腺反复肿胀流脓，腮腺造影及病理上表现为导管系统炎性改变为主。因此，慢性阻塞性腮腺炎又称腮腺管炎，以前和慢性复发性腮腺炎一起，统称为慢性化脓性腮腺炎。

（一）病因

多数患者由局部原因引起，各种原因引起腮腺导管口周围黏膜损伤，愈合后瘢痕挛缩致导管狭窄。少数由导管结石或异物引起。由于导管狭窄或异物阻塞，可引起阻塞部位远端导管扩张，唾液淤滞，并发腮腺管炎。另外，腮腺导管本身较长、有转折，容易造成唾液淤滞，也是不可忽视的原因。

（二）临床表现

大多发生于中年，男性略多于女性，多因腮腺反复肿胀而就诊，部分患者肿胀与进食有关，发作次数变异较大。检查可见腮腺肿大，中等硬度，导管口轻微红肿，挤压腺体可有大量胶冻状或雪花状分泌物。病情较久者，可在颊黏膜下扪及粗硬呈条索状的腮腺主导管。

腮腺造影主导管及较大的分支导管扩张不整，部分狭窄，部分扩张，呈腊肠状改变，亦可见呈串珠状、点状扩张的分支导管表现，但都在主导管扩张之后出现。

（三）治疗原则

阻塞性腮腺炎多由局部因素引起，故治疗以去除病因为主。有涎石者先去除涎石。导管口狭窄者，可用钝头探针逐步扩张导管，同时要预防逆行性感染。也可让患者自行由后向前按摩腮腺，促使分泌物排出。反复发作者，可考虑手术治疗，如导管结扎术、保留面神经腮腺切除术。

四、下颌下腺炎和涎石病

（一）病因

下颌下腺炎主要发病原因是导管的堵塞和狭窄。如手术或损伤造成下颌下腺导管或邻近组织形成疤痕挛缩，使导管或阻塞导致逆行性感染。异物如骨片、鱼刺、牙刷毛、竹签及牙垢等均可进入导管造成导管损伤引起炎症。

下颌下腺涎石发病率较高，它是一种在腺体或导管内发生钙化性团块沉积而引起的一种疾病。下颌下腺炎常见与涎石并发，伴随涎石的阻塞发生下颌下腺炎是最常见的原因。

（二）临床表现

下颌下腺炎多为慢性过程，急性下颌下腺炎比较少见，一般多见于成年人。临床表现为口底、舌根部肿胀、疼痛，下颌下三角区肿胀压痛，下颌下腺导管口红肿，有脓性分泌物溢出，病史可为数月至数年。有的患者可伴有涎石病，导管阻塞时，进食时会出现腺体部位明显肿痛，有时疼痛较为剧烈，呈针刺样，称为“涎绞痛”，进食结束后症状逐渐缓解。反复发作者，腺体可发生纤维化，腺体功能降低直至完全丧失，此时阻塞症状明显减轻甚至消失，颌舌沟可扪及稍粗的硬性索条状导管，或有较硬结节状结石，下颌下腺较硬并有压痛。急性下颌下腺炎症状与下颌下区急性炎症类似，应注意鉴别。

（三）治疗原则

急性期治疗与一般炎症相同。慢性下颌下腺炎应早期消除病因，如摘除导管结石或扩张导管等。对反复发作、病程长、下颌下腺已纤维化者应做下颌下腺摘除术。

案例 6－1

患者，男性，20 岁，左下磨牙区肿痛 3 天。3 天前自觉左下侧磨牙后区肿痛，进食咀嚼、吞咽时疼痛加重。1 天前，左下侧磨牙后区出现自发痛，伴张口受限，并出现畏寒、头痛等症状。查体：体温 38 度，脉搏 90 次/分，张口度约 2cm，左下第三磨牙阻生，冠周软组织红肿、糜烂，龈瓣内溢脓，左下颌下淋巴结肿大、压痛。

问题与思考

1. 诊断及处理原则。
2. 试为该患者作一份治疗计划。

（宋黎亮）

思考题

试述口腔颌面部蜂窝织炎的治疗措施。

第七章

口腔颌面部肿瘤

学习目标

【掌握】

颌面部良性肿瘤和恶性肿瘤的鉴别和预防。

【熟悉】

颌面部肿瘤临床特点。

【了解】

颌面部肿瘤的治疗措施。

肿瘤是人体组织细胞在内在和外界致病因素的长期作用下导致组织异常增生、功能失调的一种疾病。口腔颌面部肿瘤与全身其他部位肿瘤一样，是严重威胁着人类健康甚至生命的常见病、多发病，被世界卫生组织确定为当今常见四大疾病之一。

口腔颌面部肿瘤的组织发生来自多层胚叶，因此，肿瘤具有类型繁多、生物学特性各异的特点。牙源性和涎腺源性肿瘤为口腔颌面部特有肿瘤。

口腔颌面部良性肿瘤多发于牙龈、口腔黏膜、颌骨及颜面部。恶性肿瘤以唇癌、舌癌、颊黏膜癌、牙龈癌、腭癌、上颌窦癌较为常见；颜面皮肤癌较为少见。肿瘤多居表浅部位，易于早期发现、早期诊断。

口腔颌面部良性肿瘤以外科手术切除为主；临界瘤应切除肿瘤周围部分正常组织，将切除组织作冰冻切片病理检查，保证切除边缘为阴性结果；如有恶变，则应扩大切除范围；恶性肿瘤则应根据肿瘤组织来源、生长部位、分化程度、发展速度、临床分期等因素综合设计治疗方案，包括手术治疗、放射治疗、化学药物治疗、激光治疗、冷冻治疗、高温治疗、栓塞治疗、生物治疗、营养治疗等手段。为了提高恶性肿瘤的治疗效果，目前常采用多手段综合治疗。

必须贯彻“预防为主”的方针。去除病因是最好的预防方法，消除外来的慢性刺激因素，保持口腔清洁卫生，避免吃过烫和刺激性强的食物，戒除烟、酒，接触有害工业物质时加强防护措施，避免精神过度紧张和抑郁，保持乐观的精神状态，对预防肿瘤的发生均有一定意义。

知识链接

头颈部肿瘤分类 口腔颌面部肿瘤是头颈部肿瘤的重要组成部分。1986年国际抗癌联盟（UICC）通过并于1987年正式将其用于临床分类中。将头颈部癌瘤正式分为七大解剖部位：唇、口腔、上颌窦、咽（鼻咽、口咽、喉咽）、涎腺、喉和甲状腺，其中大部分均位于口腔颌面部。另外，尽管囊肿和瘤样病变虽不是真性肿瘤，但常具有肿瘤的某些地生物学特性和临床表现。

第一节 口腔颌面部囊肿

囊肿是一种发生在口腔颌面部软、硬组织内的病理性囊腔，其中充满液体或半流体物质。囊壁由结缔组织构成，多数有上皮衬里，少数无上皮衬里。临床上按照发生部位和组织来源不同分为口腔颌面部软组织囊肿和颌骨囊肿两大类。

一、软组织囊肿

（一）黏液囊肿

黏液囊肿系由外伤或炎症导致位于口腔黏膜下的黏液腺导管阻塞或破裂，使分泌物潴留，其周围被纤维被膜包裹，逐渐膨胀而形成囊肿。

1. 临床表现 好发于下唇及舌尖腹侧，以青少年居多。囊肿位于黏膜下，呈半透明、浅蓝色的小疱，界清，质柔软，稍具弹性。囊肿易受伤破裂，溢出蛋清样透明黏稠液体而自行消失，破裂处愈合后，可再次形成囊肿（图7-1）。

2. 治疗原则 常用的治疗方法是局部麻醉下手术切除。采用菱形切口，切除囊肿表面黏膜，剥离囊肿并切除。

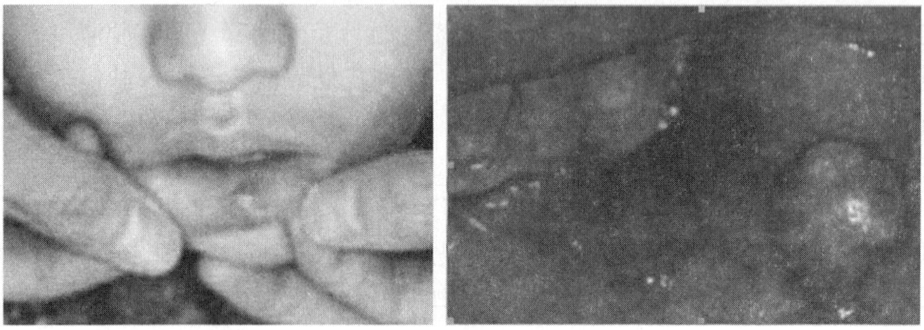

图7-1 黏液囊肿

（二）舌下腺囊肿

舌下腺囊肿中医又称为蛤蟆肿。多因结石、外伤、炎症等原因使舌下腺导管阻塞所致。

1. 临床表现 多见于儿童及青少年。临床上可分为三种类型：

（1）舌下型：又称单纯型。常发生在一侧口底，位于舌下区。囊肿呈浅紫蓝色，柔软伴波动感；较大的囊肿可将舌抬起。创伤破裂后囊肿可流出黏稠略带黄色或蛋清样液体，创口愈合后囊肿再次复发（图 7－2）。

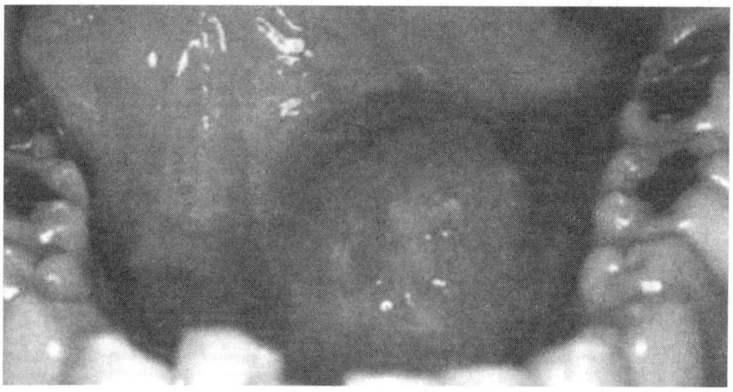

图 7－2　舌下腺囊肿舌下型

（2）口外型：又称潜突型。常表现为下颌下区肿物。囊肿与皮肤无粘连，呈下垂状，质地柔软，不可压缩，低头时稍有增大。口内外双合诊时，经口外上推肿物，口内舌下区可有隆起感（图 7－3）。

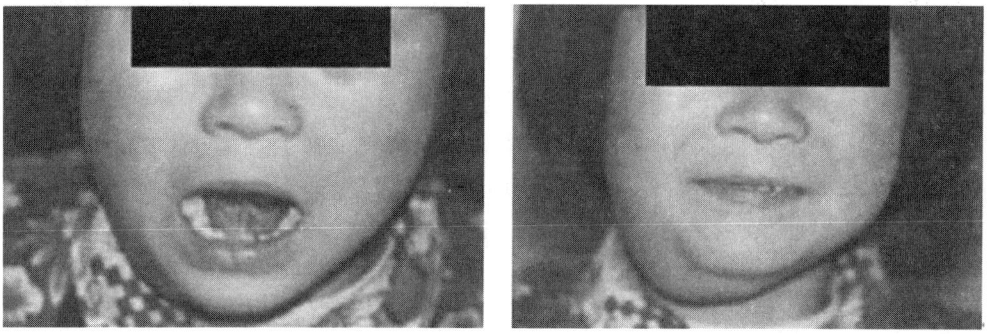

图 7－3　舌下腺囊肿口外型

（3）哑铃型：为上述两种类型的混合，即在口内舌下区及口外下颌下区均可见囊性肿物。

2. 诊断　根据病史及临床表现即可作出诊断。无论舌下型还是口外型，穿刺抽出液均为黏液。

3. 治疗原则　根治方法是手术完整摘除舌下腺。口外下颌下型舌下腺囊肿，全部切除患侧舌下腺后，将囊腔内囊液吸净，在下颌下区加压包扎，而不必在下颌下区切口摘除囊肿。

（三）甲状舌管囊肿和甲状舌管瘘

甲状舌管囊肿为胚胎时甲状舌管退化不全所致。通常人胚胎发育至第 6 周时甲状舌管自行消失，仅在起始点处留一残凹即舌盲孔。如果甲状舌管不消失时，则残留上皮分泌物聚积而形成先天性甲状舌管囊肿。

1. 临床表现　甲状舌管囊肿多见于 1～10 岁的儿童，亦可见于成年人，与性别无关。囊肿可发生于颈正中线，自舌盲孔至胸骨切迹间的任何部位，但以舌骨上下部最常见。患者多无自觉症状。囊肿生长缓慢，呈圆形，胡桃大，质软，界清，与皮肤及周围组织无粘连。位于舌骨以下的囊肿，舌骨体与囊肿之间可扪及坚韧的条索并与舌骨粘连，故可随吞咽及伸舌等动作而移动。囊肿位于舌根附近，可将舌根抬高，可致吞咽、语言及呼吸功能障碍。囊肿可因舌盲孔与口腔相通而继发感染；囊肿感染自行破溃或切开引流，可形成甲状舌管瘘，瘘口经久不愈，长期溢少量黏液或脓性黏液，如果瘘口阻塞可使感染急性发作。

根据病史及囊肿所在部位，随吞咽移动可做出诊断。穿刺检查可抽出透明、微浑浊的黄色稀薄或黏稠性液体。碘油造影可明确瘘管行径等，给手术带来方便。

2. 治疗原则　手术彻底切除囊肿及瘘管，关键是须将瘘管经过的舌骨中份一并切除，否则容易复发。

（四）鳃裂囊肿及鳃裂瘘

鳃裂囊肿系胚胎发育中鳃裂残余上皮组织形成的囊肿，属于鳃裂畸形。胚胎在发育中，各鳃弓互相融合形成面下部和颈部的各个结构和器官后，鳃裂消失。若鳃裂未完全消失，上皮组织残留即可形成囊肿或瘘。囊壁厚薄不等，含淋巴样组织，多覆有复层鳞状上皮；常因壁内淋巴结炎产生纤维化而使囊壁增厚。

1. 临床表现　鳃裂囊肿位于面颈部侧方，可发生于任何年龄，但多见于20～50岁。囊肿发生于下颌角水平以上及腮腺区者常来源于第一鳃裂；囊肿位于舌骨水平以上者多来源于第二鳃裂；发生于颈根区者多来源第三、第四鳃裂。临床上第二鳃裂来源的囊肿最多见，其他较少见。

第二鳃裂囊肿位于颈上部，大多在舌骨水平、胸锁乳突肌上1/3前缘附近。囊肿大小不定，多呈圆形，发生缓慢。患者无自觉症状，如发生上呼吸道感染，囊肿骤然增大，感觉不适。若继发感染，可伴疼痛，并放射至腮腺区。触诊时肿物质地软，有波动感，但无搏动。囊肿破溃后，形成长期不愈的鳃裂瘘。穿刺抽出白色水样液或乳白色液，少数呈黄色清液或混浊液，个别黏稠如蛋清。第三、第四鳃裂囊肿较为少见，囊肿位于颈根部、锁骨上区，可含残余胸腺及甲状旁腺组织。如为鳃裂瘘，第一鳃裂瘘内口在外耳道，外口在耳屏前；第二鳃裂瘘内口可通向梨状隐窝；第三、第四鳃裂瘘内口在食管入口部。根据病史、临床表现及穿刺检查可作出诊断（图7－4）。

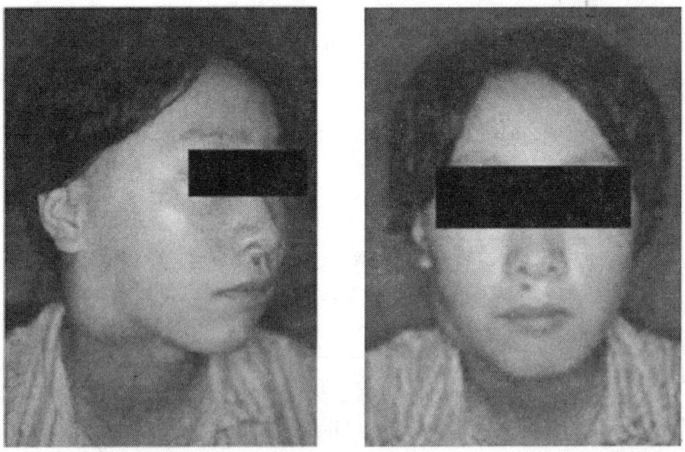

（1）术前侧面像　　（2）术前正面像

图7－4　鳃裂囊肿

2. 治疗原则　根治的方法是外科手术彻底切除，若残留囊壁，可导致复发。

二、颌骨囊肿

（一）牙源性颌骨囊肿

1. 根端囊肿　根端囊肿是因牙根尖部的肉芽肿在慢性炎症刺激下，引起牙周膜的残余上皮增生，增生的上皮团中央发生变性和液化，上皮沿肉芽肿内的液化腔壁增生，覆盖整个囊腔形成根端囊肿（图 7-5）。若仅拔除患牙，未适当治疗残留在颌骨内的囊肿，则称为残余囊肿。

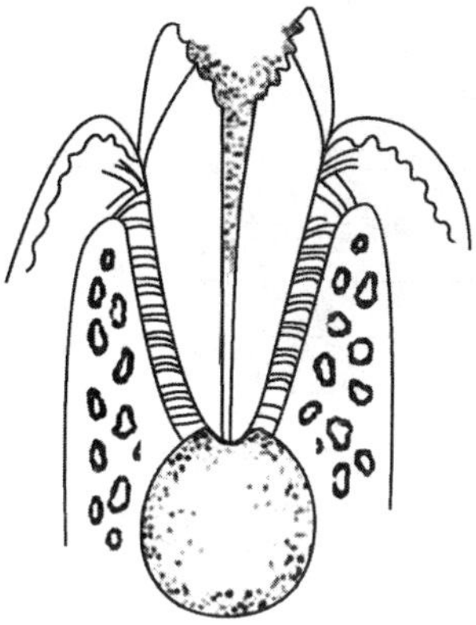

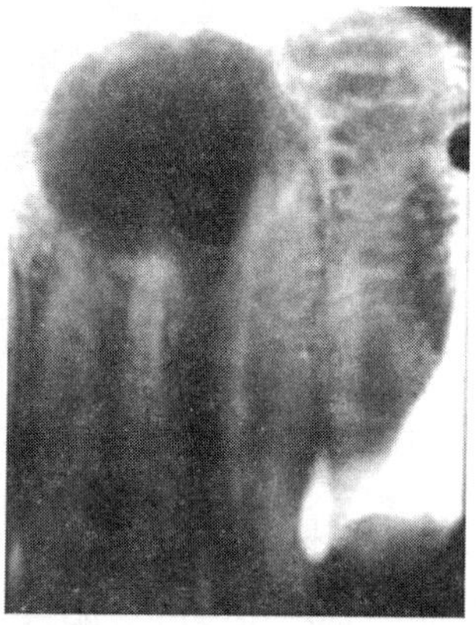

图 7-5　根端囊肿

2. 始基囊肿　发生于成釉器发育的早期阶段——牙釉质和牙本质形成之前。在炎症和损伤刺激下，成釉器的星网状层发生变性、液化，液体渗出并蓄积而成囊肿。

3. 含牙囊肿　又称滤泡囊肿。发生在牙冠或牙根形成之后，在缩余釉上皮与牙冠之间出现液体渗出而形成囊肿。可含一个或多个牙齿（来自一个或多个牙胚）（图 7-6）。

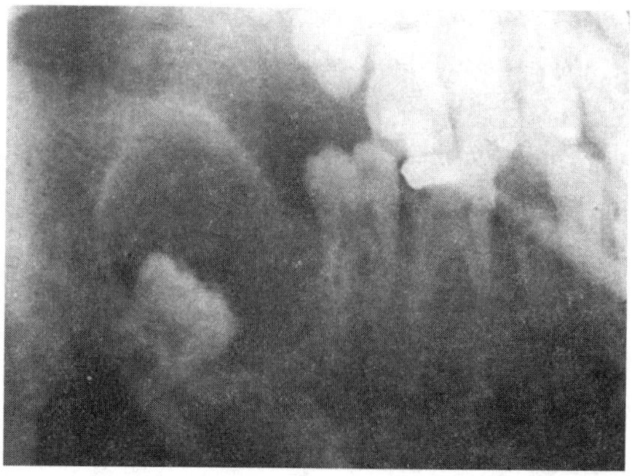

图 7-6　含牙囊肿

4. 角化囊肿　角化囊肿系源于原始的牙胚或牙板残余。囊内容角化物质多为清亮液体。囊壁上皮具有角化结构。

（1）临床表现：多发生在青壮年。可发生于颌骨任何部位。根端囊肿好发于前牙；始基囊肿、角化囊肿好发于下颌支及下颌第三磨牙区；含牙囊肿好发于第三磨牙区和上颌尖牙区。囊肿可为单发、亦可为多发，以单发多见。牙源性囊肿生长缓慢，囊肿继续生长，骨质逐渐向周围膨胀，导致面部畸形。囊肿持续长大，可压迫颌骨骨板变薄，扪诊时有乒乓球样感觉；上颌骨囊肿可侵及鼻腔及上颌窦，将眶下缘上推，压迫眼球，产生复视。囊肿继发感染，出现胀痛、发热、全身不适，可形成瘘管。角化囊肿具有复发性和癌变能力（图 7－7）。

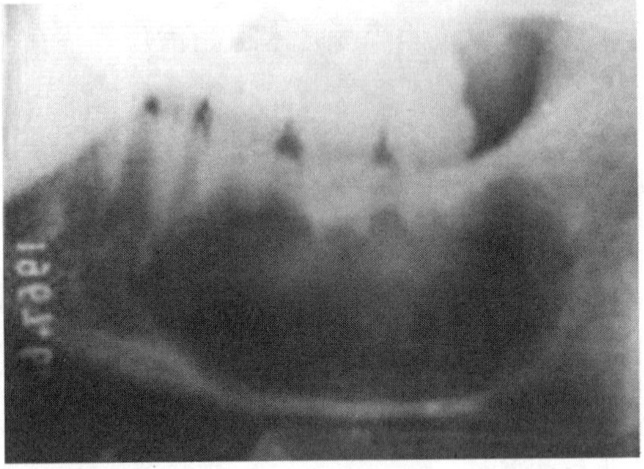

图 7－7　角化囊肿

（2）诊断与鉴别诊断：肿物部位触诊时发生乒乓球感或波动感。穿刺抽出草黄色囊液，镜下见胆固醇结晶体。角化囊肿可见黄、白色皮脂样物质，角蛋白染色阳性。X 线检查根端囊肿显示，根尖区圆形或卵圆形透光阴影，边缘整齐；始基囊肿、角化囊肿显示一个或多个清晰圆形或卵圆形的透明阴影，边缘整齐；含牙囊肿可见牙冠包含在囊内。囊肿可推挤颌骨内未萌出的完整牙，波及已萌出的牙齿移位或根吸收。阴影边缘不整齐多考虑为角化囊肿。

（3）治疗原则：采用外科手术摘除。如有急性感染，需控制炎症后再行手术治疗。术后应将摘除标本送病理检查，确定性质及病变类型，排除成釉细胞瘤或囊肿恶变。

（二）非牙源性颌骨囊肿

非牙源性颌骨囊肿是指发生在颌骨中与成牙组织及牙无关的囊肿。是源于胚胎发育过程中残留于各面突融合处上皮剩余形成的面裂囊肿和不带上皮衬里的血液外渗性骨囊肿、颌骨动脉瘤性囊肿。

1. 面裂囊肿　可发生于不同的面突融合部位，有固定的解剖部位，与牙齿发育或牙的病变无直接关系。多见于青少年。其临床表现与牙源性颌骨囊肿相似，主要表现为颌骨骨质膨胀。

知识链接

口腔颌面部生长发育　在人体胚胎发育过程中，口腔在受精卵第 14 天开始发育，颌面部的发育在胚胎期（第 4～8 周末）基本完成。口腔颌面部是由 2 个下颌突、2 个上颌突、1 个额鼻突、2 个侧鼻突、1 个中鼻突和 2 个球状突，共 10 个突起生长、衍化、融合而成的。在颌面部形成过程中，多种环境或遗传因素都会影响突起的生长与正常融合，如导致生长和（或）融合异常，就会出现唇裂、腭裂、面裂及颌裂等畸形。

（1）临床上常见以下四种类型：

1）正中囊肿：位于切牙孔之后，两侧上颌腭突融合处的任何部位。表现为硬腭中线部圆形隆起，X线片可见硬腭正中有囊性阴影。亦可发生于下颌正中线处。

2）鼻腭囊肿：源于切牙管残余上皮，囊肿位于切牙管内或附近。X线片上可见到切牙管扩大的囊肿阴影。

3）球上颌囊肿：源于球状突与上颌突残余上皮，发生在上颌侧切牙与尖牙之间，牙齿常被推挤而移位。X线片上显示在上颌侧切牙与尖牙牙根之间可见囊肿阴影，而不在根尖部位。

4）鼻唇囊肿：源于球状突、侧鼻突及上颌突联合处残余上皮。囊肿位于上唇底和鼻前庭内，不在颌骨内，在唇侧骨板表面。在口腔前庭外侧可触及囊肿的存在。X线片无骨质改变影像。

（2）诊断与治疗：诊断的主要依据是病史和特定部位，而且与牙齿无关。一旦确诊，应及时早期行外科手术治疗，以免引起邻近牙齿的继发移位和造成咬合紊乱。手术方法与牙源性颌骨囊肿处理相同。

2. 血外渗性囊肿　系由颌骨损伤后引起骨髓内出血、机化、渗出后而形成，与牙组织无关。故也称之为损伤性骨囊肿、孤立性囊肿等。

（1）临床表现：血外渗性囊肿在颌骨囊肿中最为少见，好发于青壮年。患者可有明显外伤史，咬合创伤也可导致。无缺牙，亦无牙齿移位现象，牙齿活力存在。因囊肿无明显上皮衬里，仅为一层纤维组织，故X线片显示边缘不清楚的单囊阴影。穿刺抽出液体者，镜下可见少量红细胞和类组织细胞。

（2）治疗原则：宜外科手术治疗。其手术方法与牙源性颌骨囊肿处理相同，术中尽可能避免损伤牙齿。

第二节　口腔颌面部良性肿瘤

口腔颌面部常见良性肿瘤及瘤样病变包括牙龈瘤、成釉细胞瘤、腮腺混合瘤等。

一、牙龈瘤

牙龈瘤并非真性肿瘤，是来源于牙周膜及牙槽骨骨膜的类肿瘤样炎性增生物，其发生与慢性炎症、机械刺激以及内分泌有关。临床上通常分为以下三种类型：

1. 肉芽肿型牙龈瘤　由肉芽组织所构成，含较多炎性浸润的细胞和许多新生的毛细血管，纤维组织较少。

2. 纤维型牙龈瘤　含较多胶原纤维，伴少量慢性炎症细胞浸润，但毛细血管和细胞成分较少。

3. 血管型牙龈瘤　血管丰富，似血管瘤，血管间纤维性间质多有水肿及黏液性变，并有炎性细胞浸润。

（一）临床表现

肉芽肿型牙龈瘤常见于青壮年，多发生于唇颊侧及牙龈乳头，肿块呈粉红色或红色，质软，有蒂或基底较宽，易出血。纤维型牙龈瘤可同时发生在唇颊侧和舌侧形成鞍状；一般有蒂，蒂位于附着龈处；肿块颜色与正常牙龈相似，表面光滑，不易出血。肿块长大可使牙齿松动或移位。血管型牙龈瘤质地软，有蒂或无蒂，紫红色，触之易出血。多见于妊娠期妇女，此时称妊娠期龈瘤或孕瘤，分娩后可缩小或停止生长（图7－8）。

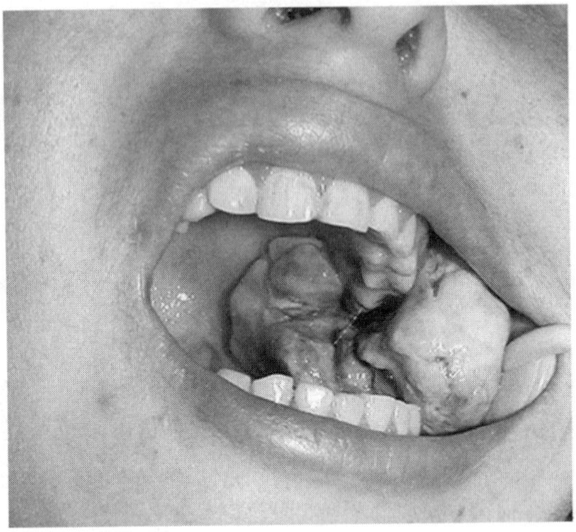

图7－8　牙龈瘤

（二）治疗原则

应手术切除，但易复发。因此，在切除牙龈瘤时，应将病变波及的牙周膜、骨膜甚至邻近骨组织去除，这样可以减少复发。可在创面上用牙周塞治剂或碘仿纱条覆盖。关于是否将所波及的牙齿拔除有不同的观点，有的观点主张拔除波及的牙齿，也有的观点认为可以保留受累牙，定期观察，如出现了多次复发，再考虑拔牙。

二、成釉细胞瘤

成釉细胞瘤为颌骨中心性上皮瘤，在牙源性肿瘤中较为常见，属临界肿瘤。其生物学行为是局部有浸润性，肿瘤本身为实质性或囊性，通常为既有实质成分又有大小不等的囊腔，囊腔中含有黄色液体。

（一）临床表现

可发生于任何年龄，多见于20～50岁青壮年。男女性别无明显差异。下颌骨多于上颌骨，下颌体及下颌角为好发部位。极少数可发生于胫骨或脑垂体内。

肿瘤生长缓慢，初期常无症状；渐进发展可使颌骨膨隆，造成两侧面部不对称畸形；骨质受压变薄，触之可有乒乓球样感；穿刺可抽出黄色或黄褐色液体，其内含胆固醇结晶。

肿瘤可使下颌运动异常，吞咽、咀嚼及呼吸障碍；肿瘤表面黏膜受到对𬌗牙的咬伤，可出现牙痕或溃烂；如发生溃疡，可继发感染出现化脓、溃烂、疼痛；肿瘤向牙槽突发展可导致牙齿松动、移位或脱落；肿瘤压迫神经可出现麻木等感觉异常；骨质破坏较多，可引起病理性骨折。

上颌骨成釉细胞瘤可波及鼻腔导致鼻阻塞，侵入上颌窦波及眼眶、鼻泪管时可使眼球移位、突出或流泪；向口内生长可引起咬合错乱。

X线检查表现为单囊或多囊的密度减低区，少数呈蜂窝状，囊间切迹大小悬殊，间隔清晰锐利；瘤区牙根常见锯齿状吸收（图7－9）。

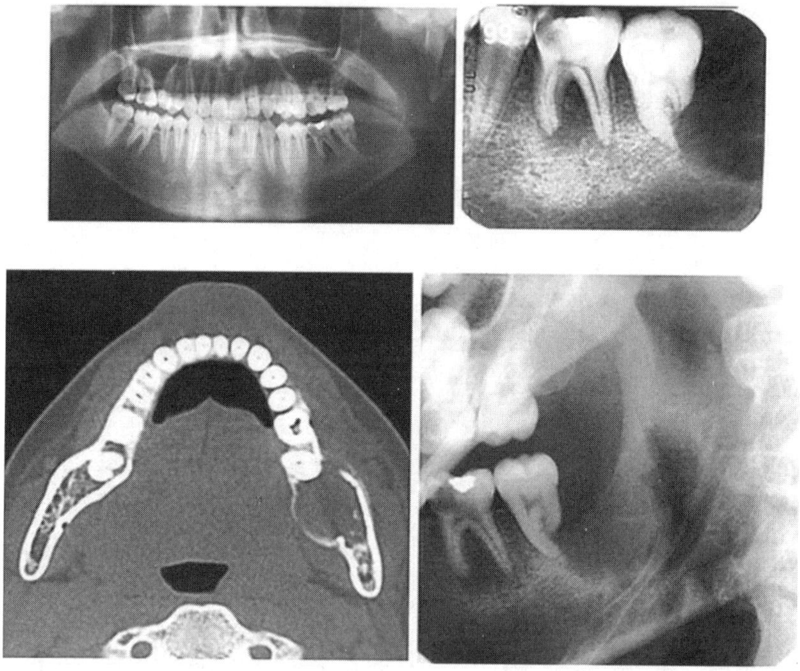

图 7-9 成釉细胞瘤

（二）治疗原则

主要为外科手术治疗。手术应在肿瘤外 0.5cm 的正常骨质处切除，以免复发。较小的下颌骨成釉细胞瘤行方块切除，可保留下颌骨下缘的完整性。下颌骨部分切除后，可行即刻植骨术。

该瘤属于临界瘤，具有浸润生长的特点，多次复发后易恶变，故不主张施行刮除术。术中行冰冻切片检查，如发现恶变，应按恶性肿瘤手术原则处理。

三、涎腺混合瘤

为多形性腺瘤，又称混合瘤，是源于唾液腺上皮组织的肿瘤。除具有腺上皮成分外，还有黏液样组织和软骨样组织，具有多形性或混合性，故名多形性腺瘤或混合瘤。瘤细胞呈浸润性生长，常侵犯被膜和被膜以外的组织，带有恶性倾向，多形性腺瘤属于临界性肿瘤。

（一）病理

瘤体多为圆形或卵圆形，表面呈结节状；有被膜，但多不完整。剖面多为浅黄色或灰色，含有胶冻样黏液或软骨样组织。镜下可见完整被膜或有瘤细胞侵入；包膜与瘤体之间黏着性较差，容易与瘤体分离；肿瘤细胞似基底细胞，密集成团或呈条索状排列，或呈腺泡、腺管状结构。部分瘤体可见囊腔，其间有嗜伊红的同形质。肿瘤恶变时，细胞排列密集，体积大小不一，偶见有丝分裂，呈腺癌或鳞状细胞癌结构。

（二）临床表现

可发生于任何年龄。但以 30～50 岁多见，男女患者无明显差别。多形性腺瘤是唾液腺肿瘤中最常见的肿瘤，约占全部涎腺肿瘤的 50%以上；腮腺肿瘤占 85%；下颌下腺肿瘤占 8%左右；舌下腺极少见；小涎腺中以腭部最多，颌骨内也偶有发现。肿瘤生长缓慢，为无痛性肿块，病史较长。肿瘤位于腮腺浅叶、下颌下腺、口腔内小涎腺者，位置表浅易被发现。肿瘤界限清楚，呈分叶状或球状，体积不等（图 7－10）。质地中等，表面呈结节状；隆起处常较软，囊性变时可触及波动；低凹处较硬，为实质性肿块。一般可活动，无粘连。肿瘤长大，下颌骨受压可发生压迹。当肿瘤在缓慢生长一定时期后，突然出现生长加速，伴有疼痛、面神经麻痹等症状时，应考虑恶变。发生在腭部的多形性腺瘤，多位于一侧软硬腭交界处；肿瘤位于硬腭者，常与骨膜粘连，基底固定，表面光滑，少有结节状，腭部骨质受压可出现压迹。

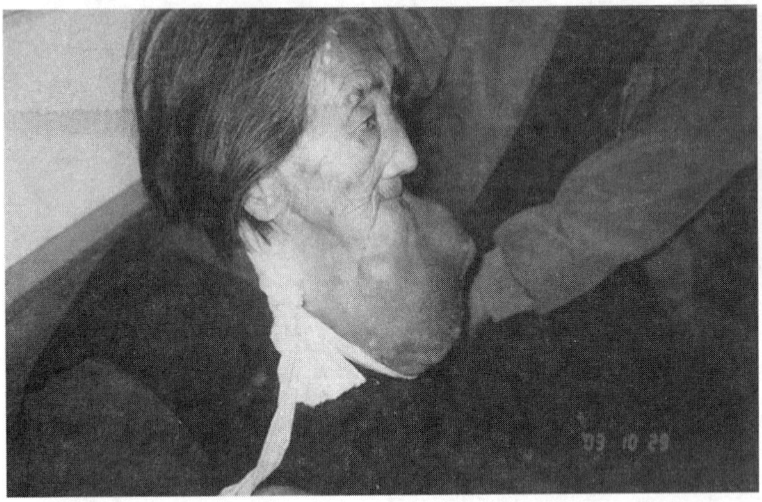

图 7－10　下颌下腺混合瘤

（三）诊断

根据病史、临床表现及涎腺造影（腺体内占位性病变）即可作出初步诊断。肿瘤是否恶变、诊断困难时，细针穿刺抽吸细胞学定性检查可明确诊断；术中冰冻切片可帮助诊断，且有助于决定术式。还可行 B 超及 CT 检查，分辨其确切的位置，对手术有重要指导意义。

（四）鉴别诊断

1. 良性腮腺肥大　多为双侧腮腺弥漫性肿大，质地较软，无肿块，无唾液分泌异常。

2. 涎腺淋巴上皮病　是一种类肿瘤疾病。常有多个腺体受累，其中腮腺肿大较多见，呈弥漫肿胀，其次为泪腺肿大。常伴有明显的干燥综合征。激素治疗可使病变缩小。

3. 腮腺淋巴结核　好发于 20～40 岁成人，女性多见。常有结核病史。腮腺结核常见部位是耳屏前、耳垂后下、腮腺后下极。表现形式为肿块，呈枣样或核桃大小，质地较硬，表面光滑，界限清楚，可移动，有压痛。病程缓慢、过劳时自觉肿块不适。部分病灶可形成冷脓肿。

4. 腮腺淋巴结炎　又称假性腮腺炎，为腮腺被膜下或腮腺实质内淋巴结化脓感染。多位于耳前区，肿物直径多为 2cm 大小。但腮腺导管口无脓液分泌物流出。

5. 腺样囊性癌　肿物生长缓慢，病程长，但侵袭性较强。好发部位为腭腺、腮腺、下颌下腺、舌下腺。多数肿物边界不清，呈结节状，易与周围组织粘连。肿瘤多沿神经扩散，发生在腮腺者早期可出现面神经麻痹，并伴有疼痛；发生在小涎腺者，易侵犯邻近骨组织。颈部淋巴结转移较少，早期或晚期可沿血循环转移至肺部，其次为骨骼，转移至其他脏器较少见。

6. 黏液表皮样癌　多见于 30～50 岁成年人，女性多于男性。发病部位依次为腮腺、腭部、磨牙后区及下颌下腺；其他部位小涎腺发生较少。早期多无自觉症状，少数患者伴有隐痛、麻木，甚至出现面瘫。肿物分浸润型或包块型，质地中等硬度；部分肿物柔软有囊性感，粘连固定，界限不清；瘤体破溃后，可流出半透明黏液。部分患者可发生区域性淋巴结转移，也有报告转移至骨、肺、脑或其他远处者。

（五）治疗原则

外科手术切除。第一次手术的术式对于治疗的成功至关重要。该瘤为临界瘤，具有被膜不完整、瘤细胞浸润的特点，切忌手术单纯剜出肿瘤。多形性腺瘤位于腮腺浅叶时，行腮腺肿瘤及浅叶切除；肿瘤位于腮腺深叶，需做肿瘤及全腮腺切除；肿瘤位于腮腺后下极，可采用肿瘤及周围正常组织区域性切除；以上手术均应保留面神经。下颌下腺多形性腺瘤应连同下颌下腺完整切除。肿瘤发生在小涎腺，应在周围正常组织 0.5cm 处切除肿瘤，并包括黏膜与骨膜；骨膜受侵者还应切除骨膜下相邻一层的骨组织。

知识链接

肿瘤穿刺及细胞学检查 对触诊时有波动感或实质性含有液体的肿瘤，可用注射针穿刺检查。如为囊肿，穿刺可吸出液体，涂片检查时有胆固醇晶体，深部血管瘤可抽出血液，囊性淋巴管瘤可抽出淋巴液。近年来对涎腺或某些深部肿瘤也可以用 6 号针头行穿刺细胞学检查或称“细针吸取活检”。区别良、恶性肿瘤的确诊率可达 95%，但有时对肿瘤的组织学类型难以完全肯定。

第三节 口腔颌面部恶性肿瘤

口腔颌面部恶性肿瘤以鳞状细胞癌最为多见。因鳞癌发生部位不同，其组织结构、恶性程度、转移部位及治疗方法等均有所不同。通常临床上按鳞癌的病理分化程度分为Ⅲ级：Ⅰ级恶性程度最低，Ⅲ级分化差、恶性程度较高，Ⅱ级介于前两者之间，未分化癌的恶性程度最高。本节重点介绍几种较常见的恶性肿瘤。

一、舌癌

舌癌是最常见的口腔恶性肿瘤。鳞状细胞癌多发生于舌前 2/3；腺癌多位于舌根（后 1/3），舌根部有时也发生未分化癌和淋巴上皮癌。舌癌发生原因可能与长期慢性机械性刺激有关。男性多见，40～60 岁多发。好发部位为舌缘，其次为舌尖、舌背及舌根处。

（一）临床表现

局部肿物、溃烂、灼痛，浸润性较强，常波及舌肌，舌运动受限，导致语言、进食及吞咽困难等。肿瘤表现为四种类型：①肿物溃烂，周缘隆起，底部凹凸不平；②在红斑或白斑上发生糜烂裂隙；③以增生为主向外突出，呈菜花状；④黏膜表面无明显溃烂，但基底有明显浸润块。晚期舌癌可蔓延至口底及下颌骨，导致全舌固定；舌根部癌肿或继发感染常伴剧痛，反射至耳颞部及整个同侧头面部。舌癌常发生早期区域淋巴结转移，转移率较高。舌癌还可经血行转移至肺、肝组织（图 7－11）。

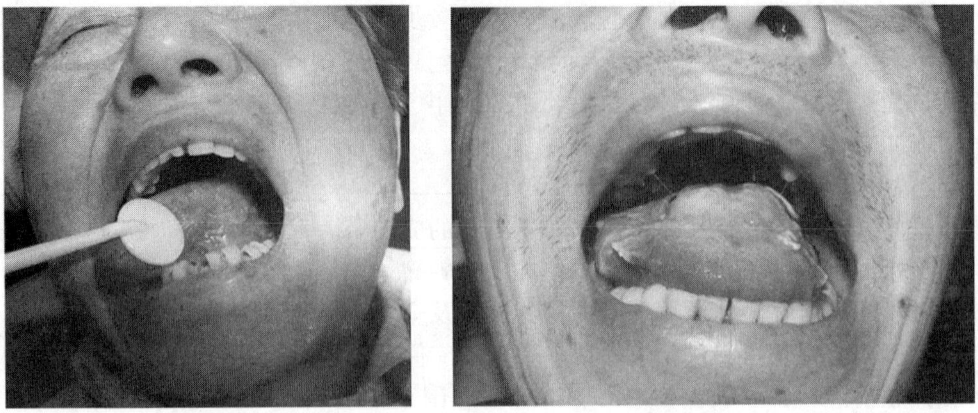

图 7－11　舌癌

（二）诊断要点

舌癌可依据临床特征作出诊断。对舌体结节和长期不愈的溃疡，应提高警惕，必要时作病理学检查。

（三）治疗

综合治疗。为保存舌的功能，对早期患者选用间质内放射治疗，控制病变后再做原发灶切除及颈淋巴结清扫术。对颈部没有淋巴结肿大的患者，不必急于行颈淋巴结清扫术。如放射治疗不敏感时，可行原发灶切除及颈淋巴结清扫术。晚期舌癌应首选手术治疗，波及口底及下颌骨的病例行同侧舌、颌、颈联合根治术，若对侧有转移淋巴结时，须行双侧颈淋巴结清扫术。

二、牙龈癌

牙龈癌是口腔癌中的常见肿瘤，在口腔鳞癌构成比中居第二位或第三位。下牙龈较上牙龈为多，男性多于女性。发病年龄多为 40～60 岁。

（一）临床表现

生长缓慢，以溃疡型最多见。癌瘤早期向牙槽突及颌骨浸润，导致骨质破坏，主要症状为牙龈肿大或溃烂、出血、压痛、牙松动。下牙龈癌侵及下牙槽神经，患者可发生下唇感觉不适或麻木；侵犯磨牙后区可有张口受限。上牙龈癌侵犯上颌窦或鼻腔，可有鼻血、鼻塞；波及上唇底部或鼻翼时，局部皮肤浸润、皮肤发红；癌瘤可呈外生性溃疡或大小不等的肉芽状溃疡。溃疡表面污秽，易出血，常侵及牙槽突、牙齿及颌骨。X 线片上常见两种类型：①浸润破坏型：周缘不整齐，如虫蚀状，深浅不一；②压迫吸收型：周缘光滑，受压颌骨呈浅盘状吸收。牙龈癌还可表现为龈瘤型，在增生外突的牙龈肿物表面呈现溃烂，个别呈疣状或桑葚样增生。多发生区域淋巴结转移。下牙龈癌多转移至患侧下颌下和颏下淋巴结及颈深淋巴结；上牙龈癌可转移到患侧下颌下和颈深淋巴结（图 7－12）。

（二）诊断要点

典型的溃疡型病变为渐进扩大的肉芽状溃疡，经久不愈。病变较小的龈瘤型牙龈癌，需经病理证实。上牙龈癌应与来源于上颌窦的癌相鉴别，可借助 X 线片协助诊断。

（三）治疗

以外科手术切除为主要手段。多数牙龈癌为高分化鳞状细胞癌，对放射治疗不敏感；如

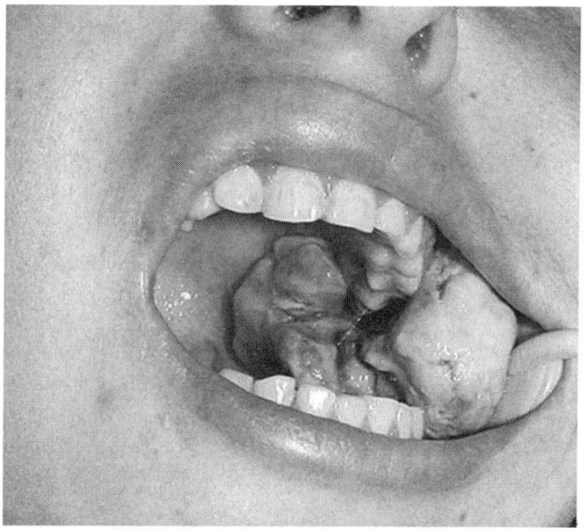

图 7－12　牙龈癌

行大剂量放射治疗，容易导致放射性骨坏死。早期牙龈癌也可采用低温治疗。

三、颊黏膜癌

颊黏膜癌是指发生在颊黏膜的癌肿，多为中等分化程度的鳞状细胞癌，少数为腺癌及恶性多形性腺瘤。

（一）临床表现

颊黏膜癌多发于 40～60 岁，男性多见。表现为肿块、溃烂和疼痛。可见大小不等的颗粒状肉芽，基底常有浸润性肿块，易侵犯肌层，甚至皮下及皮肤。癌瘤向上或向下可侵犯龈颊沟和牙槽突，向后浸润可累及翼下颌韧带和软腭，导致张口受限。累及颏孔区可引起下唇麻木。颊黏膜癌多转移至同侧下颌下及颈深淋巴结，有时也可转移至腮腺淋巴结，远处转移少见（图 7－13）。

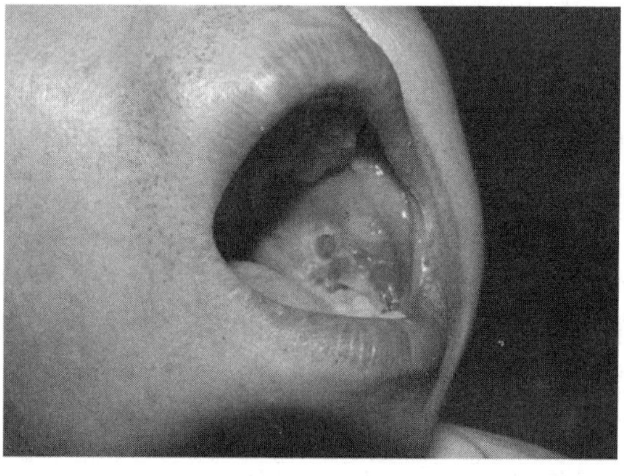

图 7－13　颊黏膜癌

（二）诊断要点

典型的颊黏膜癌，溃疡型、外生型、疣状型颊黏膜癌均不难诊断。但要确定癌前病变和慢性溃疡，特别是结核性溃疡是否恶变，需行活组织病理检查。

（三）治疗

早期颊黏膜癌应采取手术治疗。中晚期患者应采用综合治疗。小范围早期颊黏膜癌也可采用放射治疗或激光、冷冻治疗。对放射不敏感或范围较大的癌瘤，术前可先化疗（平阳霉素），待肿瘤缩小后再行手术切除。晚期颊黏膜癌侵犯颌骨，并有颈淋巴结转移者，可行颊、颌、颈联合根治术。

四、唇癌

唇癌是指发生于红唇黏膜的癌肿，以鳞状细胞癌多见，腺癌与基底细胞癌很少见。在我国，唇癌占全身恶性肿瘤的0.1%～0.5%，占口腔颌面部恶性肿瘤的7.1%～15%。唇癌的病因尚未明确，可能与吸烟、日光中紫外线照射有关。

唇癌多发生于50岁以上中老年人。男性明显多于女性，多发于从事户外工作的人，如农民、船员等。下唇癌明显多于上唇癌，且多以唇红缘中外1/3处为好发部位，唇内侧黏膜少见。

（一）临床表现

绝大多数病例为分化良好的鳞状细胞癌。患者病史一般较长，大多数在1年以上，最长可达10余年之久。临床常见三种类型：

1. 外生型　此型最多见，特征为黏膜表面糜烂，呈菜花状向外突出。癌肿质硬，表面污秽，可见皲裂，可有血性分泌物渗出。多向黏膜或皮肤扩展增大，也可累及肌层。

2. 溃疡型　仅次于外生型。病变处黏膜表面凹陷为溃疡型，边缘不整，周围稍有隆起，呈火山口状，可有大小不等颗粒或肉芽肿。如触及溃疡基底部及周围有硬结时，表明癌肿向深层或外浸润扩展。

3. 疣状型　少见。癌肿黏膜表面可见隆起的白色刺状或细颗粒状、边缘清楚的疣状突起，表面可伴有皲裂、溃疡或出血，肿物质地较硬，基底可有轻度浸润硬块。

唇癌的淋巴转移较其他口腔癌少见且时间较迟。通常上唇癌多向耳前、下颌下及颈淋巴结转移，上唇癌的淋巴转移较下唇癌多见，且时间较早。下唇癌常向颏下及下颌下淋巴结转移，然后再向颈深淋巴结转移。

（二）诊断

唇癌位居表浅，容易被发现，诊断亦不困难。对经久不愈的唇黏膜表面凹陷性溃疡的可疑病变，应及早活检。要及时判断癌前病变是否恶变，也须经活检证实，以明确诊断。

（三）治疗

早期病变较小的唇癌可选择采用激光治疗、低温冷冻治疗、放射治疗或手术治疗。其中手术为最常用最有效的方法。对中晚期患者及有淋巴结转移者则应采用外科手术治疗。晚期患者虽无证实淋巴结转移，也应行选择性颈淋巴结清扫术；一旦临床证实转移，则需行一侧治疗性颈淋巴结清扫术。

五、口底癌

口底癌指发生于口底黏膜的鳞癌。

（一）临床表现

口底癌发生在舌系带两侧的前口底为常见，局部可出现溃疡或肿块。由于口底区域不大，极易侵犯舌系带而至对侧，并很快向前侵及牙龈和下颌骨舌侧骨板；进一步侵入骨松质后，可使下前牙发生松动，甚至脱落。向后侵犯，除波及后口底外，还可深入舌腹肌层。晚期向深层侵犯口底诸肌群。

口底癌，特别是前口底癌极易发生双侧颈淋巴结转移。最易侵及的是颏下及下颌下淋巴结，后期则多转移至颈深上群淋巴结。

（二）诊断

与舌癌一样，口底癌的触诊，特别是双手合诊十分重要，可通过触诊了解肿瘤的性质和实际浸润部位。若需明确有无骨质破坏，可摄X线片以协助诊断（早期以拍咬合片为宜，晚期则可选用曲面断层片）。

（三）治疗

1. 原发灶的处理　鉴于口底癌易早期侵及下颌舌侧牙龈及骨板，故在切除口底原发灶时，常需一起行下颌骨牙槽突或方块切除术。

2. 转移灶的处理　口底癌的颈淋巴转移率与舌癌相似，在40%左右，国外报告高达70%。一般应考虑选择性颈淋巴结清扫术。

（四）预后

早期口底癌的预后较好，晚期较差。据上海第二医科大学附属第九人民医院20世纪70年代的统计，10年生存率为50%。20世纪80年代资料，5年生存率为61%左右。

六、涎腺腺样囊性癌

腺样囊性癌又称圆柱瘤或圆柱瘤型腺癌，是涎腺最常见的恶性肿瘤之一。多数人认为肿瘤来自涎腺导管，也可能来自口腔黏膜的基底细胞，腺样囊性癌根据其组织学形态可以分为腺样、管状型及实性型，前者分化较好，后者分化较差。腺样囊性癌占涎腺肿瘤的5%～10%，在涎腺恶性肿瘤中占24%，好发于涎腺，以发生在腭腺常见。大涎腺虽然较少，但为下颌下腺好发的肿瘤。在腮腺肿瘤中仅占2%～3%。

（一）病理改变

1. 大体形态　此瘤呈圆形或结节状，大小不等，但直径多在2～4cm，与周围组织界限不清。肿块多呈实质性，质地稍硬，无包膜。切面灰白或淡黄色，湿润，部分可见微小囊腔，少数以大囊为主。

2. 镜检　肿瘤细胞有两种，即导管内衬上皮细胞和肌上皮细胞。瘤细胞有多种排列方式，筛状结构是此瘤的典型图像。瘤细胞排列成圆形、卵圆形或不规则形的上皮团块，其中含有许多大小不等的圆形或卵圆形囊性腔隙，呈筛孔状，与藕的横断面相似。这些小的囊性腔隙多由肿瘤性肌上皮细胞围绕，内含黏液样物质。电镜下观察，腔内含有基板、星状颗粒性黏液样物和胶原纤维，其中胶原纤维可呈玻璃样，甚至占据整个囊腔，形成透明蛋白圆柱体。

腺样囊性癌中，除筛状结构外，还可见瘤细胞排列密集呈实性小条索、小团块和小导管样结构。小导管样结构由2～3层细胞围绕而成，有时腔内含有红染黏液。实性型腺样囊性癌较少见，往往是部分为较大的实性团块，部分仍为筛状结构或小条索，大团块的中央可发生细胞退变、坏死和囊性变。

（二）临床表现

肿瘤早期以无痛性肿块为多，少数病例在发现时即有疼痛，疼痛性质为间断性或持续性。有的疼痛较轻微，有的可剧烈。病程较长，数月或数年。肿瘤一般不大，多在1～3cm，但有的体积也较大。肿瘤常沿神经扩散，发生在腮腺的腺样囊性癌出现面神经麻痹的机会较多，并可沿面神经扩展而累及乳突和颞骨；下颌下腺或舌下腺的腺样囊性癌，可沿舌神经或舌下神经扩展至距原发肿瘤较远的部位，并造成患侧舌知觉和运动障碍；发生在腭部的腺样囊性癌，可沿上颌神经向颅内扩展，破坏颅底骨质和引起剧烈疼痛。

肿瘤也常侵犯邻近骨组织，如发生于下颌下腺和舌下腺者常累及下颌骨；发生在腭部者常累及腭骨等。发生于小涎腺的腺样囊性癌累及黏膜时，除触及质地硬、表面呈小结节状的肿块外，常可见明显的、呈网状扩张的毛细血管。患者除晚期出现并发症使病情恶化外，一般无明显全身症状。腺样囊性癌转移率高达40%，最常见的是肺转移。复发病例往往在检出前即已有明显不明病因的疼痛症状。即使是肺转移者，生存期仍可较长，甚至可长达数年之久。腺样囊性癌颈淋巴转移率很低，但舌根部腺样囊腺癌转移率较高，可以考虑做选择性颈淋巴结清扫术。腺样囊性癌对放疗不敏感，但配合术后放疗可明显降低术后复发率，提高患者生存率。

（三）诊断与鉴别诊断

腺样囊性癌和其他类型的涎腺恶性肿瘤一样，术前诊断是一难题。涎腺肿块早期出现疼痛及神经麻痹者，应首先考虑腺样囊性癌的诊断。为进一步确诊，可做细针穿刺细胞学检查，镜下可见瘤细胞呈圆形或卵圆形，似基底细胞，并呈球团形聚集；黏液呈球团形，在其周围有一层或多层肿瘤细胞。这种独特表现是其他涎腺上皮肿瘤所没有的，具此特点可诊断为腺样囊性癌。正确判断腺样囊性癌的累及范围也较困难，现有的检查方法，如涎腺造影X线片、B型超声、CT及核素扫描等，效果都不理想。

（四）治疗

外科手术切除仍然是目前治疗腺样囊性癌的主要手段。局部大块切除是根治腺样囊性癌的主要原则。术中应配合冰冻切片检查周界是否正常。原则上腮腺的腺样囊性癌应做腮腺全切，考虑到腺样囊性癌具有较高的神经侵犯性，对面神经的保留不宜过分考虑；下颌下腺者至少应行下颌下三角清扫术；发生在腭部者应考虑做上颌骨次全或全切除术。

由于腺样囊性癌局部侵袭较广，术后放疗有预防肿瘤复发的作用，可明显提高患者的生存率。术后全身应用化学药物治疗可以起到预防转移的作用，腺样囊性癌患者一般不做选择性淋巴结清扫术。

复发性或晚期肿瘤除做广泛切除外，术后可配合放射治疗。化疗主要用于配合手术治疗或姑息治疗。用环磷酰胺、长春新碱、5-Fu、阿霉素、丝裂霉素联合化疗，有时可使转移灶完全消失。单一用药以顺氯胺铂最好，有效率37.05%。

七、肉瘤

（一）软组织肉瘤

来源于间叶组织的恶性肿瘤统称为肉瘤，命名时在来源组织名称之后加“肉瘤”，如纤维肉瘤、骨肉瘤等。临床上发现因良性病损而放射治疗可导致肉瘤变，例如，血管瘤放疗后可引起血管肉瘤；颌骨纤维性病变放疗后可发生纤维肉瘤等。口腔颌面部的软组织肉瘤以纤维肉瘤最为常见，其次为横纹肌肉瘤，其他软组织肉瘤较少见。

1. 临床表现　好发于年轻人或儿童，壮年次之，老年少见。肉瘤的发病年龄较癌为年轻。病程进展较快。呈实质性或分叶状肿块，多为膨胀性生长的肿物，肿物压迫或侵及皮肤时，表面皮肤或黏膜血管扩张充血，晚期出现溃疡并有出血或溢液。肿瘤侵犯周围组织引起功能障碍症状，如牙关紧闭、张口受限、呼吸不畅等。较少发生淋巴结转移，而常沿血循环转移。

2. 诊断与鉴别诊断　软组织肉瘤的诊断并不困难。借助病理检查多可明确组织类型；少数困难病例，须经免疫组化、特殊染色帮助确诊组织类型。深部软组织肉瘤，如咽旁、舌根及颞下窝应行 CT 检查并采用针吸活检以确定诊断及明确组织类型；晚期软组织肉瘤大多侵犯骨质，发生骨质破坏，X 线、CT、MRI 等均有助于确定肿瘤的侵犯范围。

3. 治疗　绝大多软组织肉瘤对放射线不敏感，以手术治疗为主。纤维肉瘤可沿血循环发生远处转移，故手术前后可采用化疗以预防转移。对于局部复发率较高的肉瘤，术后可辅以化学药物治疗或放射治疗，特别强调综合治疗的作用。

（二）颌骨肉瘤

发生于骨间质组织。在口腔颌面部以成骨肉瘤最常见，其次为软骨肉瘤。骨肉瘤从组织学上分为成骨性骨肉瘤和溶骨性骨肉瘤。成骨性骨肉瘤多发生于骨密质旁，恶性度相对较低；溶骨性骨肉瘤多发生于骨松质旁，恶性度相对较高。表面皮肤、黏膜血管扩张呈紫红色。转移途径以血行转移为主，淋巴转移较少。X 线检查在骨肉瘤的诊断中有重要意义。

1. 临床表现　发病多见于青年，男性多于女性，下颌多于上颌。最初症状为疼痛或感觉异常、麻木。肿块生长较快，肿瘤侵犯牙槽骨有牙齿松动或脱落，咬合错乱。发生在上颌骨者可出现鼻塞、鼻出血或眼球移位。下颌骨以溶骨性肉瘤多见，肿瘤穿破骨皮质后，面部发生畸形，皮肤静脉怒张，可发生病理性骨折。骨肉瘤一般沿血循环转移至肺和骨，少数可有区域性淋巴结转移。

2. 诊断　颌骨肉瘤根据患病 2 周后 X 线有骨破坏，一般不难诊断。患者血液中碱性磷酸酶含量具有重要诊断意义。常规拍摄胸部 X 线片观察肺部有无转移。

3. 治疗　以手术为主的综合治疗。主要应采用外科根治性切除术。一般应依据肿瘤部位、范围施行颌骨的部分或全部切除术。切除后所遗留的组织缺损，待肿瘤控制后再行修复。

案例 7－1

患者，女性，45 岁。发现右耳前下方肿物半年。半年前无意中发现右耳前下方肿物，蚕豆大小，肿物生长缓慢，不伴疼痛、麻木等不适，无面部表情障碍。检查：右耳前下方可触及直径约 1.5cm 圆形肿物，界限清楚，质地中等，扪诊呈结节状，活动度良好。B 超示：右腮腺区直径 1.2cm 实性占位。

问题与思考

请对患者作出诊断并提出治疗方案。

（宋黎亮）

思考题

1. 甲状舌骨囊肿的好发部位有哪些？临床表现如何？
2. 试述舌癌的临床表现。

第八章

口腔颌面部损伤

学习目标

【掌握】

口腔颌面部损伤的特点、软组织清创术原则及急救措施。口腔颌面部出血的处理方法。

【熟悉】

口腔颌面部软硬组织损伤分类及临床表现。窒息的原因、分类、临床表现与处理方法。

【了解】

口腔颌面部上颌骨、下颌骨、颧骨、颧弓骨折的临床表现和治疗原则。

口腔颌面部外伤多因交通事故、工伤及意外跌打伤害所致，在战时则多为火器伤。颌面部外伤多伴有身体其他器官的损伤，在诊治时应做全面系统的检查，分清轻重缓急，妥善处理。

第一节　口腔颌面部损伤特点

一、颌面部血运丰富

口腔颌面部血液循环丰富，一方面，损伤后出血较多，容易形成血肿、组织水肿，且反应快而重；另一方面，损伤后组织抗感染和修复再生能力较强，有利于伤口愈合。因此，口腔颌面部损伤后应及早清创，减少组织缺损，争取初期缝合。

二、易发生感染

口腔颌面部存在口腔、鼻腔、鼻窦等众多窦腔，其中存在大量的细菌，伤口易与这些窦腔相通而发生感染。因此，在清创缝合时，应尽早关闭与上述窦腔相通的伤口，以减少感染发生的机会。

三、毗邻重要器官易损伤

口腔颌面部上接颅脑，损伤时易合并颅脑损伤，包括脑震荡、脑挫伤、颅底骨折等，下接颈部，为大血管和颈椎所在。腮腺、面神经、三叉神经等重要组织损伤后可引起涎漏、面瘫及相关区域麻木等症状，应及时处理。

四、易发生窒息

口腔颌面部为呼吸道上端，损伤后可因组织移位、舌后坠、血肿、血凝块和分泌物的堵塞或误吸而发生窒息。

五、易伴发牙损伤和颌骨骨折

牙齿在打击力量大时可引起二次伤，且牙齿间的咬合关系是诊断及治疗颌骨骨折的重要标准。

六、易发生面部畸形

口腔颌面部是人容貌的主要组成部分，鼻唇部、颊部、眼眶等部位的开放性损伤，出现组织缺损和移位时会严重影响患者的容貌。

第二节　口腔颌面部损伤的急救处理

一、防治窒息

（一）窒息的病因

1. 阻塞性窒息

1）异物阻塞：口腔内如有血凝块、呕吐物、脱落的牙齿及其他异物均可堵塞呼吸道上端造成窒息。

2）组织移位：下颌骨颏部粉碎性骨折或下颌骨体部双侧骨折时可因骨折段移位及舌后坠而阻塞呼吸道造成窒息。

3）肿胀压迫：口底、舌根部损伤后形成血肿及组织水肿可压迫呼吸道，引起窒息。

2. 吸入性窒息　昏迷的伤员可将血液、唾液、呕吐物等异物吸入呼吸道内而引发窒息。

（二）窒息的临床表现

烦躁不安、出汗、鼻翼扇动、吸气时间大于呼气时间是窒息的前期症状，继而出现口唇发绀，严重时出现三凹体征（锁骨上窝、胸骨上窝及肋间隙明显凹陷），呼吸急促而表浅。如未及时抢救，可出现血压下降、脉搏细弱、瞳孔散大，呼吸及心跳停止而死亡。

（三）急救措施

窒息是严重危及患者生命的一种并发症，急救关键在于早发现、早处理。异物阻塞引起的窒息应立即用吸引器或手指将异物清除，对于舌后坠患者应用舌钳将舌牵向口外，然后用粗丝线在舌尖后约 2cm 处穿过全层舌组织，将舌牵出，解除窒息；因口底及舌根部肿胀压迫呼吸道引起的窒息，应及早经口鼻插入通气导管。对吸入性窒息，应立即行气管切开术，迅速吸出气管内分泌物及异物，恢复呼吸道通畅。

二、止血

口腔颌面部外伤出血应根据损伤部位、出血的来源和程度以及现场条件而采取相应的急救措施。

（一）压迫止血

1. 指压止血法　适用于面部出血较多的紧急情况，用手指压迫出血部位供应动脉的近心端，达到暂时止血的目的，以便进一步处理。如在咬肌止端前缘的下颌骨下缘骨面上压迫面动脉，在耳屏前压迫颞浅动脉，严重出血时，可将单侧颈总动脉压迫至第 6 颈椎的横突，持续时间一般不超过 5 分钟，禁止同时压迫双侧颈总动脉（图 8－1）。

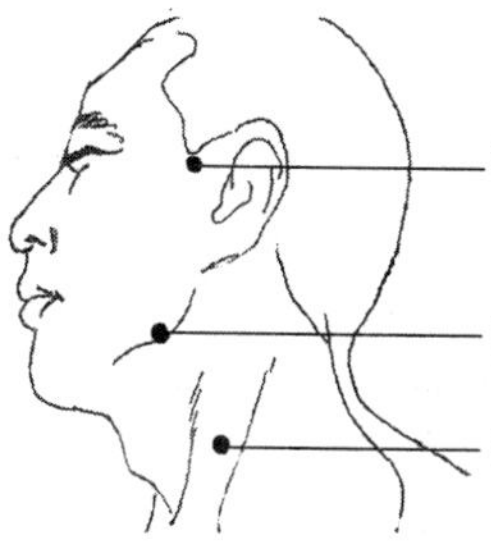

图 8－1　指压止血

2. 包扎止血法　适用于口腔颌面部小动脉、小静脉及毛细血管的出血或创面渗血。将受损及移位软组织复位后，用无菌辅料覆盖伤口表面，以绷带加压包扎。包扎时应注意要压力适当，否则会影响呼吸道通畅，造成呼吸困难或窒息。

3. 填塞止血法　适用于有组织缺损或洞穿性的伤口，也可用于窦腔出血。将无菌辅料填塞于出血部位，外面用绷带加压包扎。

（二）结扎止血

该方法是常用可靠的止血方法，在条件许可时，可结扎创口内出血血管或在远处结扎出血动脉的近心端。出血严重时，可结扎颈外动脉。

（三）药物止血

适用于创面渗血、小静脉或小动脉出血。将止血药、止血纱布等置于创面后加压包扎，全身可辅助使用酚磺乙胺、卡巴克洛等止血药物。

三、伤员包扎和后送

颌面部包扎的作用有压迫止血、暂时性固定骨折、保护并缩小创面、减少污染等。常见的包扎方法有十字绷带包扎、单眼包扎、四尾带包扎、三角巾包扎法等，不论何种包扎法，加压时应松紧适度，以免压迫呼吸道，引起呼吸不畅。

运送伤员时应注意保持呼吸道通畅，一般伤员可采用侧卧位或头偏向一侧，昏迷的伤员应采用俯卧位，额部垫高，以利口腔内分泌物及血凝块流出，防止其阻塞呼吸道。

第三节　颌面部软组织损伤

口腔颌面部软组织损伤根据病因及伤情的不同可分为擦伤、挫伤、裂伤、撕裂或撕脱伤、咬伤等，不同类型损伤的临床表现及处理方法各有其特点。

一、软组织损伤分类

（一）擦伤

擦伤为皮肤表层破损，有点状或少量出血，痛感明显。治疗方法为清洗创面，去除异物，防止感染。

（二）挫伤

挫伤为皮下及深部组织受力挤压而形成，无开放性创口，表现为局部皮肤变色、肿胀及疼痛。组织内可因渗血形成瘀斑，甚至发生血肿。治疗原则是止血、止痛、促进血肿吸收、预防感染。

（三）裂伤

裂伤按致病原因可分为切割伤、刺伤、搓裂伤等。切割伤为锋利的刃器等造成的开放性损伤，创缘整齐，伤及大血管时可大量出血；刺伤多为尖锐物刺入造成，创口一般小而伤道深，多为非贯通伤，有时为贯通伤。搓裂伤多为较大力量的钝器伤，创缘多不整齐，裂开较深较大，有事伴颌骨骨折。治疗时应早期行清创缝合术。

（四）撕脱伤

较大的机械力造成组织撕裂或撕脱。常见于头发卷入机器内造成头皮大块撕脱，创口边缘不整齐，出血多，有时可见骨面暴露，疼痛剧烈。治疗时应及时清创，将组织复位缝合，如组织已缺损，应尽早行皮肤移植，消灭创面。

（五）咬伤

常见于犬咬伤，偶见其他宠物咬伤，亦可见人咬伤。大动物咬伤可造成面颊部、唇部组织撕裂、缺损，外形和功能毁损严重，污染较重。处理时应根据伤情，早期清创，将撕裂、移位的组织复位缝合。犬咬伤后应警惕狂犬病发生的可能。

（六）枪伤或爆炸伤

常有大范围软组织缺损或坏死，且常伴有面部骨性结构的破坏。

二、口腔颌面部损伤清创术

（一）冲洗创口

在受伤6～12小时内，细菌尚位于损伤组织表浅部位，此时应尽早彻底清洗创口，去除创口内的细菌、泥沙等异物。先用无菌纱布覆盖创口，然后用大量外用盐水或肥皂水洗净创口周围的皮肤，然后在局部麻醉下用大量生理盐水和1%过氧化氢溶液交替冲洗伤口。

（二）清理创口

清创的原则是尽可能保留受伤组织，除确定已坏死的组织外，一般将创缘稍加修整后复位缝合。对于鼻、唇及眼睑等对面容影响较大部位的组织，即使大部分游离甚至完全游离，只要没有感染和坏死，应尽可能缝回原位。颌面部重要组织结构较多，特别是面颊部及腮腺咬肌区损伤时，清创应注意探查有无面神经、腮腺导管损伤及骨折的发生。如有神经损伤应及时行神经吻合术，如导管断裂应根据伤情做导管吻合术或导管改道术。

（三）关闭创口

由于颌面部血运丰富，组织再生能力、抗感染能力强，因此，在伤口24～48小时以内的创口均可行Ⅰ期缝合。对于那些没有明显化脓感染或组织坏死的创口，即使超过48小时，在充分清创后仍可做严密缝合。

案例 8-1

患者，女性，21 岁。因骑车摔倒致颏部着地 8 小时。检查：颏下可见一长约 1.5cm 的裂口，深达肌层，边缘不整齐，无活动性出血，创面周围可见泥沙，局部肿胀明显。

问题与思考

1. 试对该患者做出诊断及治疗方案。
2. 试述口腔颌面部裂伤的特点及处理原则。

第四节 牙槽突骨折

一、病因

牙槽突骨折多为外力直接作用于牙槽突所致，上颌骨前部多见，可单独发生，也可与牙损伤及颌骨骨折同时发生。多见于跌打损伤和意外损伤。

二、临床表现

牙槽突骨折常伴有牙龈组织的撕裂、牙松动、牙折或牙脱落，典型特征为摇动骨折段内的某一颗牙时，可见邻近数牙及骨折片随之移动，当骨折片移位时可引起咬合错乱。

三、治疗原则

治疗牙槽突骨折首先应在局部麻醉下将移位的牙槽突复位至正常解剖位置，然后利用骨折相邻的正常牙列为基础固定骨折片。目前常用的方法有牙弓夹板固定法（图 8-2）、金属结扎丝固定法（图 8-3）及正畸托槽固定法。其中牙弓夹板和正畸托槽固定时均应超过骨折线至少 3 个牙位，才可保证固定效果。骨折范围内发生牙折、牙脱位的患牙应由口腔内科医师协同治疗。

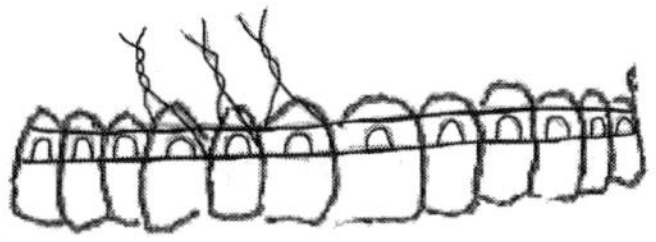

图 8-2 牙弓夹板固定术

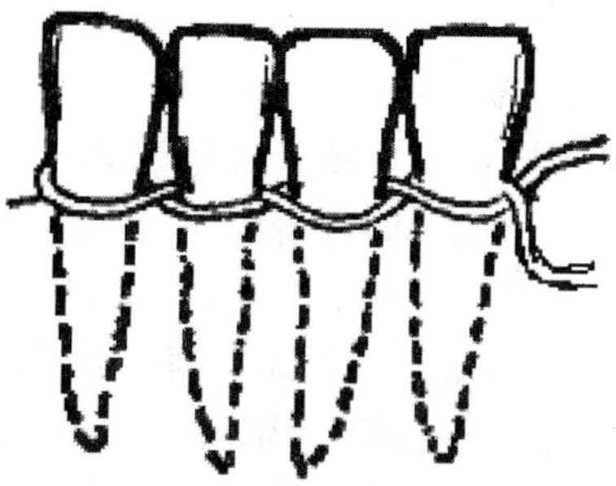

图 8-3 金属结扎丝固定法

第五节 颌骨骨折

颌骨骨折多因交通事故、工伤事故、跌打损伤所致，少部分因病理性（颌骨巨大囊肿及各种良恶性肿瘤）及医源性（阻生齿拔除时劈冠或使用暴力）引起。颌骨骨折有一般骨折的共性，如出血、肿胀、疼痛、骨折移位等，但由于颌骨具有独特的解剖结构和生理特点，使其骨折后的临床表现及诊治方法与其他部位骨折大不相同。

一、临床表现

（一）上颌骨骨折

1. 骨折线　上颌骨占据面中 1/3，左右各一，与鼻骨、颧骨和颅骨相连，骨折线易发生在骨缝和薄弱的骨壁处。Le Fort 按骨折线的高低位置，将其分为三型（图 8－4）。

Le Fort Ⅰ型骨折：又称上颌骨低位骨折或水平骨折。骨折线由梨状孔水平、牙槽突上方两侧向后，绕上颌结节上方延伸至翼突。

Le Fort Ⅱ型骨折：又称上颌骨中位骨折或锥形骨折。骨折线自鼻根部向两侧横过鼻梁，经泪骨、眶下缘和颧上颌缝，绕上颌骨外侧壁向后至翼突。有时可波及筛窦达颅前窝而出现脑脊液鼻漏。

Le Fort Ⅲ型骨折：又称上颌骨高位骨折或颅面分离骨折。骨折线自鼻额缝向两侧横过鼻梁、眶部，经颧额缝达翼突，形成颅面分离，常导致面中部拉长和凹陷。该型骨折多伴颅底骨折或颅脑损伤，出现耳鼻出血或脑脊液漏。

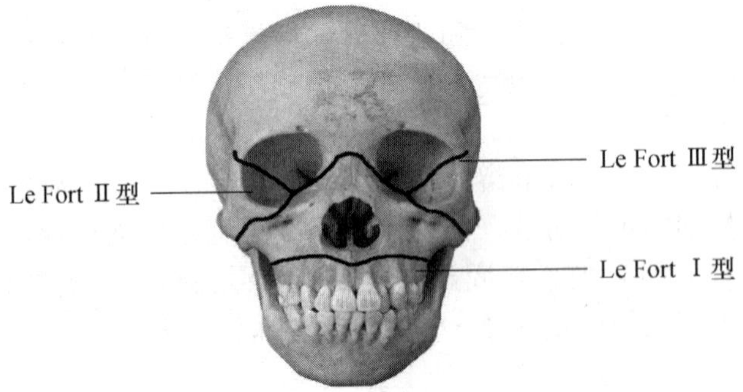

图 8－4　上颌骨骨折 Le Fort 分型（彩图）

2. 骨折段移位和咬合关系错乱　上颌骨未附着强大的咀嚼肌，骨折段的移位主要受外力的大小和方向以及上颌骨自身重量的影响，因此常向下后内方移位。骨折段移位后可引起咬合关系紊乱。如一侧骨折段向后下移位，该侧牙就会出现咬合早接触。如上颌骨与翼突同时骨折，由于翼内肌向下牵拉，可引起后牙早接触，前牙开骀。

3. 眶及眶周变化　上颌骨高位骨折时易引起眶周组织水肿，皮下出血，形成瘀斑，有时可见球结膜下出血或出现眼球移位而发生复视。

4. 颅脑损伤　上颌骨中位及高位骨折时常伴有颅底骨折或颅脑损伤，出现脑脊液漏。

案例 8-2

患者，男性，26 岁。数小时前从高处坠落致面部外伤。检查：神志清楚，耳鼻出血，伴脑脊液鼻漏，右侧面颊部肿胀明显，右侧下颌骨下垂，后牙早接触。

问题与思考

1. 该患者明确诊断前还应做何种检查？

2. 试对该患者做出诊断并简述治疗方案。

（二）下颌骨骨折

1. 骨折好发部位　下颌骨骨折好发于下颌骨解剖结构薄弱区，最常见于下列四个部位（图 8-5）：正中联合部、颏孔区、下颌角及髁突颈部。

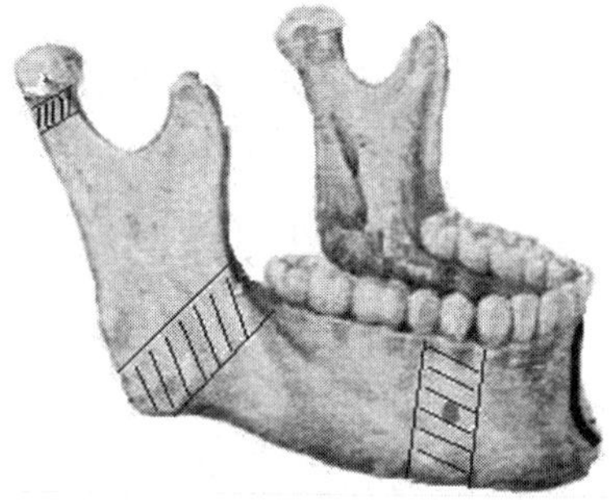

图 8-5　下颌骨骨折好发部位

2. 骨折段移位　下颌骨有强大的咀嚼肌群附着，如咬肌、翼内肌、翼外肌、下颌舌骨肌、颏舌骨肌等。下颌骨骨折片移位主要受这些肌肉牵拉的影响，其次与骨折的位置、骨折线的方向和倾斜度、外力的大小和方向有关。

正中联合部骨折可为单发，也可为双侧或粉碎性骨折。单发的正中骨折由于骨折线两侧肌肉牵引力量基本相等，故骨折段无明显移位；双侧同时骨折时，中部骨折段受颏舌肌及颏舌骨肌牵拉而向下后方移位；粉碎性骨折时两侧骨折段受下颌舌骨肌牵引向中线移位，使舌后坠而引起呼吸困难。

单侧颏孔区骨折时，前骨折段受降颌肌群的牵拉向下方移位，并稍偏向外侧，后骨折段受升颌肌群的牵拉向上前方移位，并稍偏向内侧；双侧颏孔区骨折时，前段骨折片受降颌肌群牵拉向下后方移位，后段骨折片受升颌肌群牵拉向上前方移位，此类骨折可致颏后缩和舌后坠而引发窒息。

下颌角部骨折时如骨折线位于咬肌和翼内肌之内，骨折段可不发生移位；如骨折线位于这些肌群之前，前段骨折片受降颌肌群牵拉向下内方移位，后段骨折片受升颌肌群牵拉向上前方移位。

髁突骨折多发生翼外肌附着下方的髁突颈部，折断的髁突由于翼外肌牵拉向前内方移位。打击力过大时髁突可突破关节囊而脱位，其移位的方向和程度与外力大小和方向有关。

3. 咬合错乱　咬合错乱是下颌骨骨折最常见的体征，即使轻度移位，也可出现咬合错乱，如早接触、开𬌗、反𬌗等多种情况。

4. 张口受限　疼痛和升颌肌群痉挛使多数下颌骨骨折伤员存在张口受限。

5. 软组织及神经损伤　颌骨骨折时多伴有软组织损伤，如挫裂伤、水肿、血肿等。骨折时突然的撕裂和牵拉会损伤下牙槽神经而出现下唇麻木。

二、骨折的治疗

（一）治疗时机

颌骨骨折患者应尽早治疗，但如合并有颅脑损伤、大出血、休克或严重肢体损伤等情况时，应首先处理急症，待全身情况稳定后，再治疗颌骨骨折。合并软组织伤的应先清创缝合创口，再作骨折固定，骨折线上的牙应尽可能保留。

（二）颌骨骨折的复位与固定

1. 复位方法　颌骨骨折的正确复位是固定前提，复位的标准是尽可能恢复患者原有的咬合关系和面型。不同的骨折情况选用不同的复位方法。常用的方法有：手法复位、牵引复位和手术切开复位。

2. 固定方法　为保证骨折对位愈合，防止骨折片复位后发生移位，必须采取稳定可靠的固定方法。常见的固位方法有：①单颌牙弓夹板固定法：单颌固定是在发生骨折的颌骨上进行固定，而不用将上下颌骨固定在一起的固定方法。适用于牙槽突骨折、下颌骨颏部无明显移位的线型骨折。单纯使用时固定力不足，目前多做为内固定的辅助方法。②颌间固定法：颌间结扎固定是利用牙弓夹板将上下颌牙齿固定在正常咬合关系上，使骨折段在正常咬合关系上愈合。③坚强内固定法（图 8－6）：坚强内固定法是近 30 年随着材料和技术的发展而出现的新技术。手术切开软组织，暴露骨折断段，解剖复位后用钛板钛钉固定骨折。由于钛板生物相容性好，固定效果好，使用方便，可缩短手术后颌间结扎固定的时间，甚至可不用术后颌间结扎固定，因此，此法现已成为治疗各型骨折的首选固定方法。

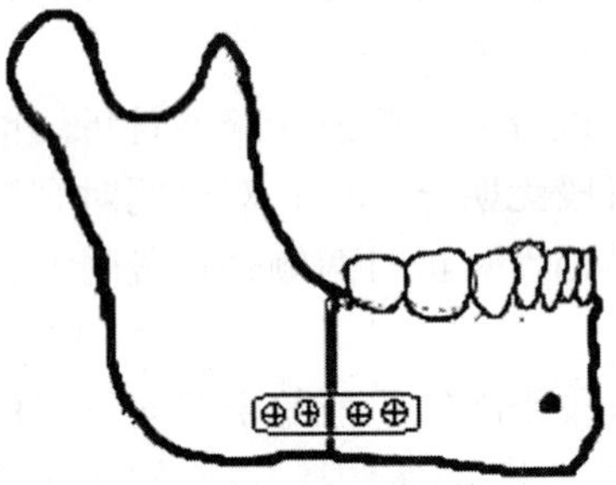

图 8－6　下颌骨骨折坚强内固定术

第六节　颧骨颧弓骨折

颧骨和颧弓位于面中部两侧较为突出的部位，易受撞击而发生骨折。颧骨因与上颌骨相连，常与上颌骨骨折同时发生。颧骨颞突和颞骨颧突连接构成颧弓，较窄细，更易发生骨折。

一、临床表现

（一）颧面部塌陷畸形

颧骨、颧弓骨折后骨折块移位主要取决于外力的方向，多向内后方移位而造成颧面部塌陷畸形，两侧不对称，随后因面部软组织肿胀，可能暂时掩盖颧面部塌陷，当面部肿胀消退后，再次出现塌陷畸形。

（二）张口受限

由于骨折片向内后方移位，压迫咬肌和颞肌，妨碍喙突运动，造成张口疼痛及张口受限。

（三）复视

颧骨构成眶腔的外侧壁和眶下缘的大部分，当颧骨骨折片发生移位时，会造成眼球移位、外展肌充血和局部水肿，从而使眼球移动受限而发生复视。复视也是诊断颧骨骨折的一项重要的临床指征。

（四）神经症状

颧骨骨折常与上颌骨骨折伴发，形成颧上颌骨复合体骨折，会引发眶下神经损伤，造成支配区域的感觉麻木，也可能损伤面神经的颧支，造成患侧眼睑闭合不全。

（五）瘀斑

颧骨眶外侧壁骨折时，眶周皮下、眼睑和结膜下出现出血性瘀斑。

案例 8－3

患者，男性，28岁。因车祸致颌面部外伤8小时入院。检查：神情合作，生命体征平稳，右侧颧面部塌陷，右眼复视，张口度一横指，咬合关系正常。

问题与思考

1. 试做出诊断并说明诊断依据。
2. 试述该患者的治疗方案。

二、治疗原则

颧骨、颧弓骨折后如仅有轻度移位、畸形不明显、张口度正常、无复视等症状时，可保守治疗。凡有张口受限、复视者均应做手术复位，虽无功能障碍但面部畸形明显者也可考虑手术复位内固定。

（一）口内上颌前庭沟切开复位法

适用于颧弓骨折不伴有旋转移位者。自上颌磨牙区前庭沟作切口，直达骨面，沿下颌骨喙突外侧向上分离，经颞肌肌腱、颞肌达颧骨和颧弓深面，用骨膜分离器将骨折片向外上前方向提翘，将骨折片复位。

（二）面部小切口切开复位法

适用于颧弓骨折不伴有旋转移位者。在颧骨颧弓骨折处下方皮肤作切口，直达颧弓表面，探明骨折片位置后，将单齿钩探入骨折片深部，向上方提拉颧骨颧弓骨折片使其复位。

（三）巾钳牵拉法

适用于单纯颧弓骨折。不作切口，用大号巾钳夹住骨折处皮肤、皮下直至骨折深面，向外牵拉颧弓复位，复位后应避免再次挤压。

（四）头皮冠状瓣切开复位法

适用于复杂的颧骨骨折。手术充分显露骨折断端，手术应在颧弓、颧额缝和眶下缘达到三点固定，一般使用小钛板或微型钛板进行固定。

（齐鸿亮）

思考题

1. 试述口腔和面部损伤的特点。
2. 试述口腔和面部软组织损伤的种类及处理措施。
3. 试述牙在颌骨骨折诊断与治疗中的作用。
4. 试述上、下颌骨的骨折好发部位，颌骨骨折的临床表现和治疗原则。

第九章

颞下颌关节疾病

学习目标

【掌握】

颞下颌关节的基本结构，常见颞下颌关节疾病的分类及临床表现。

【熟悉】

颞下颌关节脱位的治疗方法。

【了解】

颞下颌关节强直的病因及治疗原则。

颞下颌关节是颌面部唯一的左右双侧联动关节，是人体最复杂、生理功能最多的关节之一，主要由下颌骨髁突、颞骨关节面和居于二者之间的关节盘、关节周围的关节囊和关节韧带所组成，其主要功能是参与开闭口、咀嚼、吞咽、言语及表情等。本章主要介绍颞下颌关节常见的几种疾病如颞下颌紊乱、颞下颌关节脱位及颞下颌关节强直。

第一节　颞下颌关节紊乱病

颞下颌关节紊乱病是一类病因尚未明确而又有相同或相似临床症状的一组疾病的总称。发病率在颞下颌关节疾病中最高，多见于20～30岁的青壮年，女性多于男性。

一、病因

（一）精神因素

颞下颌关节紊乱病患者常有情绪焦急、易怒、精神紧张、好激动以及失眠等症状。

（二）𬌗因素

患者做临床检查时常发现有明显的𬌗因素，如𬌗干扰、早接触，后牙早失、深覆𬌗等。

（三）关节负荷过重

经常咬硬食物、嚼口香糖、夜磨牙、紧张时咬牙习惯以及创伤𬌗引起关节内持续微小的损伤，都会使颞颌关节负荷增加，超出生理限度时可引起该病的发生。

（四）关节解剖因素

颞下颌关节随着人类的进化其解剖结构变得越来越灵巧，而相应的关节、韧带明显变弱，关节承重能力降低，过度活动容易引起颞下颌关节紊乱的发生。

（五）其他因素

目前研究表明颞下颌关节紊乱病也存在着免疫因素，此外，经常打哈欠、张口过度、突然的寒冷刺激以及长期单侧咀嚼等也可引起颞颌关节、周围肌群和韧带的损伤，从而导致疾病发生。

二、临床表现

颞下颌关节紊乱病的发病过程一般经历三个阶段：功能紊乱阶段、结构紊乱阶段、关节器质性破坏阶段。其临床表现的症状复杂，归纳起来有三个主要症状：下颌运动异常、疼痛、弹响和杂音，此外还有头痛、耳闷、耳鸣等症状。

（一）下颌运动异常

下颌运动异常通常包括开口度异常、开口型异常以及开闭口时出现关节绞锁三种情况。开口度异常：正常人自然开口度平均为 3.7cm，翼外肌功能亢进时开口过大，而慢性滑膜炎出现开口过小；开口型异常：开口时下颌呈“↘”型或其他歪曲口型；关节绞锁：开口时，髁突绕过关节盘的障碍后才能完成大开口运动，此特殊动作称为关节绞锁，常见于关节盘脱出及破裂已成为运动的障碍物。

（二）关节区疼痛

疼痛是患者就诊时最主要的主诉，主要表现为开口和咀嚼运动时关节区及关节周围肌群的疼痛，有时可有耳内痛。疼痛性质多为持久性钝痛，一般无自发痛。

（三）弹响和杂音

1. 弹响音　开口运动时出现“咔、咔”的声音，多为单音，可复性盘前移位时多见。

2. 破碎音　开口运动时出现“咔吧、咔吧”的声音，多为双声或多声，常见于关节盘穿孔、破裂及移位时。

3. 摩擦音　开口运动时有连续的似揉玻璃纸样的摩擦音，这类杂音多提示关节软骨面粗糙。

三、临床分类

颞下颌关节紊乱是一组疾病的总称。国内目前常用分类是由马绪臣、张震康等人提出的，主要根据其临床特点、病变部位和病理改变将其分为 4 大类，每一类又包括若干型。

（一）咀嚼肌紊乱疾病类

咀嚼肌紊乱疾病为关节外疾病，主要为咀嚼肌功能不协调、功能亢进和痉挛以及肌筋膜痛，而关节结构多正常。包括：翼外肌功能亢进、翼外肌痉挛、咀嚼肌群痉挛、肌筋膜痛。

（二）关节结构紊乱疾病类

关节结构紊乱又称关节内紊乱，为关节盘、髁突和关节窝之间结构紊乱，尤其是关节盘-髁突这一有机复合体结构关系的异常改变。主要包括可复性盘前移位、不可复性盘前移位和关节囊扩张伴关节盘附着松弛等。

（三）炎性疾病类

炎性疾病主要为各种原因造成的过大开口、殆创伤或外伤引起的滑膜炎和关节囊炎，有时也可为骨关节病继发引起。

（四）骨关节病类

骨关节病为关节器质性改变类，常通过影像学检查可发现关节骨、软骨和关节盘有退行性改变。常见有关节盘穿孔、破裂及髁突关节骨质退行性变等。

四、防治原则

颞下颌关节紊乱病的治疗方法很多，如可逆性保守治疗（药物治疗、物理治疗、封闭治疗等），不可逆性保守治疗（调𬌗、正畸治疗等），不可逆性治疗（各种关节镜外科和手术治疗）。不论何种治疗方案均因遵循以下原则：

（一）以保守治疗为主的综合治疗，采用对症治疗和消除或减弱致病因素相结合的治疗方案，

（二）治疗关节局部症状的同时，应改进全身状况和患者的精神状态。

（三）应对患者进行治疗教育，以便患者进行自我治疗和自我保护关节，纠正不良生活行为及习惯。

（四）必须遵循一个合理的、合乎逻辑的治疗程序。先可逆性保守治疗，然后用不可逆性保守治疗，最后选用关节镜外科和手术治疗。不论何种治疗方案都应严格掌握适应证。

案例 9－1

患者，女性，25 岁。开闭口时双侧颞颌关节弹响半年。半年前张口时双侧关节区有“咔、咔”响声，无外伤史，无疼痛及张口受限。检查：颌面部左右对称，无肿胀，张口度三指，开口初、闭口末时有“咔、咔”声音。

问题与思考

1. 试对该患者做出诊断。

2. 简述该病的治疗方法。

第二节 颞下颌关节脱位

颞下颌关节脱位是指下颌骨髁突运动时超越正常限度，脱出关节窝而不能自行复回原位。临床上常以急性前脱位和复发性脱位为多见。

一、急性前脱位

（一）病因

1. 内源性因素　常因突然张口过大，如大笑、打哈欠或因大张口持续过久如拔除阻生齿时使髁突脱离了关节窝、移位于关节结节之前而发生脱位。

2. 外源性因素　在开口状态下，下颌颏部受到外力的打击、全身麻醉手术时经口腔气管插管、进行喉镜和食管内镜检查时用力不当使下颌关节脱位。

（二）临床表现

患者表现为下颌运动异常：不能闭口，前牙开𬌗，咀嚼和吞咽困难。单侧脱位时下颌前牙中线偏向健侧，健侧后牙反𬌗。双侧脱位时患者语言不清，唾液外流，两颊变平，面下 1/3 变长。检查可见耳屏前方触诊有凹陷，双侧髁突突出于关节结节前下方。

（三）治疗

颞下颌关节急性脱位后应及时复位，否则长时间脱位的髁突周围和关节窝内会出现纤维组织增生而导致复位困难或不能复位。复位后应限制下颌运动。

1. 复位　复位前应让患者做好思想准备，保持肌肉放松，以便顺利复位。复位方法有口内法和口外法两种，临床以口内法多见。口内法（图 9-1）：患者端坐，头部紧靠墙壁，下颌牙𬌗面的位置应低于术者两臂下垂时肘关节水平。术者站于患者前方，双手拇指缠以纱布，以免咬伤。然后伸入患者口内，放在下颌磨牙咬合面上，其余四指托住下颌骨下缘。复位时双拇指用力压下颌骨向下，同时其余四指将下颌颏部向上托，使位于关节结节前方的髁突移到关节结节水平以下时，再向后上方推送，将髁突送入关节窝内。若为双侧关节脱位，可先复位一侧，然后再复位另一侧。

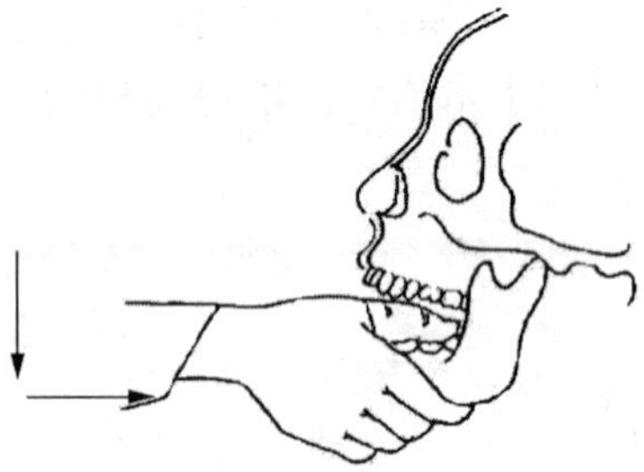

图 9-1　颞下颌关节脱位口内复位法

2. 限制下颌运动　下颌复位后，必须再固定下颌 2～3 周，限制下颌开口运动，且开口度不宜超过 1cm。目的是为了使牵拉过度而受损的颞下颌韧带、关节盘各附着和关节囊得到修复。

二、复发性脱位

（一）病因

复发性脱位多由于急性前脱位治疗不当，出现反复性或习惯性脱位。其病理特征是关节囊、关节韧带以及关节盘附着明显松弛，因髁突反复撞击关节结节，使髁突与关节结节变平，关节窝变浅，咀嚼肌功能失调。

（二）临床表现

临床表现与急性前脱位相同，患者常在大笑、打哈欠、进食大张口时突觉下颌不能自如运动，发作频率不等，轻者几个月一次，重则一个月发作几次，顽固者一天数次。

（三）治疗

复发性关节脱位患者采用单纯的限制下颌运动多不能达到防止再脱位的目的，一般应联合采用关节囊内注射硬化剂，使关节囊产生纤维化，若以上治疗效果无效时可采用手术治疗，如关节结节增高术、关节囊缩短术等。

第三节　颞下颌关节强直

颞下颌关节强直是指因各种原因导致颞下颌关节和关节周围组织出现器质性病变，致使下颌骨运动障碍或下颌骨不能运动。临床上可分为：关节内强直、关节外强直和混合性关节强直。关节内强直又称真性关节强直，是指关节内发生器质性病变造成关节内的纤维性和骨性粘连。关节外强直又称颌间挛缩，是指发生于关节外上下颌间软组织的瘢痕挛缩而导致的张口受限及下颌运动障碍。混合性关节强直指同时存在关节内强直和关节外强直。

一、病因

颞下颌关节内强直多见于15岁以前的儿童，最常见的原因是感染和外伤。感染多由邻近组织或器官的化脓性炎症扩散而来，如化脓性中耳炎、下颌骨骨髓炎，关节原发性感染如脓毒血症、败血症，目前较少见。外伤是目前最多见的原因，颏部对冲性损伤、生产时产钳使用不当均可引起关节强直。

颞下颌关节外强直过去常因感染如坏疽性口炎所致，目前常见病因为外伤，包括面颊部大范围软组织烫伤、烧伤、上下颌骨开放性骨折、各种火器伤，均可造成颌间软组织瘢痕挛缩。此外，头颈部肿瘤在接受大剂量射线照射后颌间软组织发生广泛性纤维化，也可导致颌间挛缩。

二、临床表现

（一）关节内强直

1. 开口困难　纤维性强直主要表现为进行性开口受限，一般有一定的开口度，而骨性强直则完全不能开口，偶有微小的开口度是由于下颌骨的弹性和颅颌连接处不完全骨化的结果。关节内强直一般病史较长，早期多为纤维性强直，进一步发展成为骨性强直，病程可在几年以上。

2. 面部畸形　儿童期发病者由于髁突被破坏而致下颌骨的生长发育停止，表现为面部不对称，患侧丰满而健侧平坦，颏部偏向患侧。双侧关节强直时形成小颌畸形面容，严重者伴有睡眠呼吸暂停低通气综合征（sleep apnea hypopnea syndrome，SAHS）。

3. 咬合关系错乱　由于下颌骨发育障碍，造成颌间距离变短，牙弓变小而狭窄，殆关系发生错乱。常表现为下颌磨牙舌倾，下颌切牙向唇侧呈扇形分开。成年后患病则无明显畸形。

4. 髁突活动度　单侧关节内强直者，患侧髁突没有活动度或动度很小，而健侧则活动明显。

（二）关节外强直

1. 开口困难　颌间挛缩主要表现为开口困难或完全不能开口，其严重程度视颌间挛缩的范围与程度而各不相同。询问病史时多有面部外伤及放射治疗等病史。

2. 颌面部瘢痕挛缩或缺损畸形　颌间挛缩患者查体时多可见明显的颌间瘢痕、缺损畸形以及因瘢痕收缩引起的面部畸形，口腔检查时常见患侧龈颊沟变浅或消失，并可触及到瘢痕条索。瘢痕挛缩一般不侵犯下颌骨髁突而不影响下颌骨的发育，故其咬合关系及面下部畸形均较关节内强直轻。

3. 髁突活动度　与关节内强直相比，颌间挛缩因关节结构本身未受累，故髁突有一定的活动度，在侧向运动时更明显。

三、治疗原则

关节内强直和关节外强直一般都需手术治疗。在施行手术前，必须有正确的诊断。首先要确定是关节内强直、关节外强直或混合型强直；确定强直的性质是纤维性还是骨性；病变是单侧或双侧，以及病变的部位和范围，方能制订正确的手术计划。

关节内强直一般需采用手术治疗如髁突切除术和颞下颌关节成形术。儿童患者目前多主张早期手术，尤其是伴有睡眠呼吸暂停低通气综合征者更应及时进行手术。双侧关节内强直最好一次手术，以便早期进行开口练习，如必须分两次手术，间隔时间不应超过 2 周。

关节外强直需手术切除上、下颌间，喙突与上颌结节、颧骨之间以及关节囊以外的纤维条索和骨性粘连。对伴有面部缺损畸形者，可行植皮或皮瓣修复。

（齐鸿亮）

思考题

1. 颞下颌关节的组成及其运动方式。
2. 什么是颞下颌关节紊乱病？试述其分类与临床表现。
3. 颞下颌关节内强直和关节外强直的鉴别诊断。

第十章

牙列缺损或缺失的修复

学习目标

【掌握】

固定义齿、可摘局部义齿、全口义齿的组成。

【熟悉】

固定义齿、可摘局部义齿、全口义齿的修复步骤。

【了解】

牙列缺损或缺失的病因及影响。

牙列完整是人类身体健康和生活质量高的重要体现。牙列缺损或缺失会直接影响食物的咀嚼效率，影响消化系统的功能，进而影响全身健康，同时还能影响发音、表情、美观，或继发颞下颌关节紊乱等病症而影响患者的身心健康。

牙列缺损或缺失是口腔常见病和多发病。牙列缺损是指在上下颌牙列内的不同部位有不同数目的牙齿缺失，同时牙列内尚有不同数目的天然牙存在。牙列缺失则是指上颌牙齿、下颌牙齿或上下颌牙齿的全部缺失。因各种原因导致的上颌或（和）下颌牙列全部缺失后的颌骨称为无牙颌。牙列的完整性是维持牙列自身健康的重要前提，牙列缺损后会导致邻牙倾斜、对𬌗牙伸长、𬌗紊乱、𬌗干扰等，应及时进行修复治疗，终止疾病的发展。临床经验说明牙齿缺失愈久，缺失数目愈多，修复效果愈差。

第一节　牙列缺损或缺失的病因及影响

一、牙列缺损或缺失的病因

1. 龋病　是造成牙列缺损和牙列缺失的主要原因之一。龋病是发生在牙齿硬组织上的破坏性疾病，如未得到及时治疗，会造成牙齿硬组织的不断破坏，伴随牙髓充血、牙髓炎、牙髓坏死、根尖周炎的出现，进而形成残冠、残根，牙齿最终因无法治疗而被拔除，从而造成牙列缺损。

2. 牙周病　是导致成年人牙齿丧失的首位原因。牙周病是发生于牙齿周围支持组织的炎症性破坏性疾病，往往侵犯多数牙。如未得到治疗，会造成牙齿周围的支持组织不断丧失，最终导致牙齿松动、脱落或被拔除，是破坏人类咀嚼器官的最主要疾病。

3. 外伤和其他牙体疾病　突如其来的暴力可导致前牙或后牙的折断或脱落，前牙外伤发病率较高；死髓牙、隐裂牙、过度磨耗牙等牙体自身强度下降，咬硬物造成牙冠折裂或冠根折断，牙齿经保存治疗无效，只好拔除。

4. 颌骨疾患　如颌骨骨髓炎、颌骨的各种肿瘤等也是造成牙列缺损或缺失的原因之一。

5. 先天性牙胚缺失　常为全身性发育异常的局部表现，最常见的是以先天性外胚层结构缺失为特征的遗传性少汗型外胚层发育不良。此病罕见，患者的口腔表现为仅有几个牙存在。

二、牙列缺损或缺失的影响

因缺失牙的部位和缺失牙数量不同，牙列缺损或缺失给患者造成的危害和危害程度有所不同，主要表现为：

1. 咀嚼功能减退　牙缺失后对咀嚼功能的影响程度与缺牙的数量、时间和部位有关。

2. 发音功能障碍　前牙缺失时，对发音功能影响较大，主要是影响齿音（吃、诗、知）、唇齿音（分、放、飞）、舌齿音（德、特、难）的发音准确性，从而影响到讲话的清晰度。

3. 美观影响　完整的牙列维持着面部丰满的自然外貌。前牙缺失对美观的影响较大，如上、下牙列缺失，致使面下 1/3 高度变短，软组织塌陷，口角下垂，皱纹加深，面容明显呈衰老状，对美观的影响更大。

4. 对牙周组织的影响　由于缺牙时间长，对殆牙伸长，邻牙向缺隙侧倾斜，会失去与相邻牙的接触关系，造成食物嵌塞而易导致牙龈炎或牙周炎；会导致咬合关系紊乱和殆干扰，若缺失牙多，还会导致余留牙负担过重，形成咬合创伤，导致牙周组织破坏。

5. 对颞下颌关节的影响　当牙齿缺失较多、时间较久时，可使邻牙倾斜移位、对殆牙伸长、咬合关系紊乱，出现创伤殆，继而阻碍下颌前伸和侧方运动或形成偏侧咀嚼，如全牙列缺失，咀嚼肌失去正常张力，下颌的正常生理位置发生改变，临床上还可出现关节疼痛、张口受限、关节弹响等颞下颌关节紊乱综合征的一系列症状。

6. 心理影响　当前牙牙列缺损后，患者心理压力较大，产生自卑感，影响到人的精神状态。随着牙列缺失时间的推移，患者的牙槽嵴、颞下颌关节和肌肉神经系统会发生进一步退行性或病理性改变，进而影响患者的心理状态。

第二节　牙列缺损或缺失的义齿修复方法

一、固定义齿修复

固定义齿又称固定桥，是利用缺牙间隙两端或一端的天然牙作为基牙，在其上制作固位体，并与人工牙连接成为一个整体，通过粘固剂将义齿粘固在基牙上。这种修复体患者不能自行摘戴。

（一）固定义齿的组成及作用

其主要由固位体、桥体及连接体组成（图 10－1）。

1. 固位体　粘固于基牙上的那部分构造。

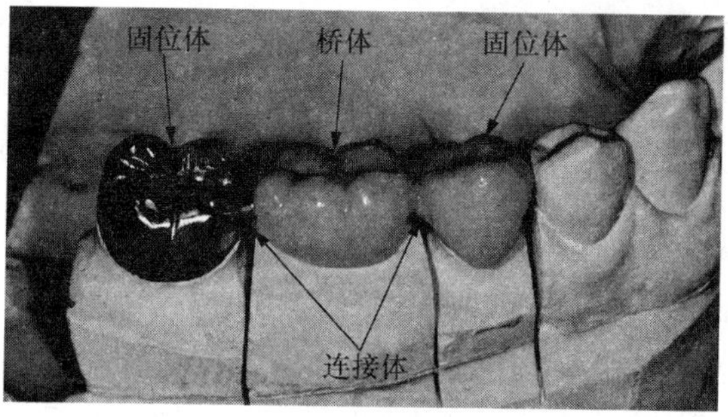

图 10－1 固定义齿的组成（彩图）

2. 桥体 恢复缺失牙的形态与功能的部分。

3. 连接体 是桥体与固位体的连接部分。

（二）固定义齿的类型

固定桥种类甚多，依据不同的分类方法可有不同的形式。

1. 根据结构分类 三种基本类型为双端固定桥、半固定桥、单端固定桥。仅采用其中一种基本类型的固定桥称为简单固定桥；采用以上两种或三种基本类型联合制成的固定桥称为复合固定桥。

2. 根据桥体的设计分类 桥体接触式固定桥和桥体悬空式固定桥。其中桥体接触式固定桥为最常用的桥体设计，具有美观舒适的特点。

3. 根据所用材料分类 金属烤瓷桥、全瓷桥、金属桥、金属树脂桥等。

4. 特殊结构的固定桥 如种植体固定桥、固定-可摘联合桥、粘接固定桥等。

（三）固定义齿的适应证和优缺点

1. 适应证

（1）缺牙数目：固定义齿最适合修复 1～2 颗缺失牙；如缺牙数在 2 颗以上，若是间隔缺失，有中间基牙增加支持，也可考虑固定义齿修复。缺失牙数目和缺牙区两端基牙的承受力是选择固定桥修复时必须考虑的因素。

（2）缺牙部位：一般来说缺牙的任何部位均可，只要缺失牙数目不多，基牙条件符合，都可以考虑选用固定义齿修复。对缺牙部位的要求较特殊的是末端游离缺失病例，应慎重考虑。

（3）基牙条件：牙冠形态正常，牙冠𬌗龈高度适宜；牙根粗长，多根牙最好；最好是健康活髓牙，有病变者须经完善的根管治疗；牙周组织健康，牙槽骨无吸收或吸收不超过根长的 1/3；基牙的排列位置基本正常，无过度的倾斜或扭转错位，不影响基牙的固位体的牙体预备及各基牙间共同就位道的取得。

（4）咬合关系：缺牙区的咬合关系基本正常，缺牙间隙有适当的𬌗龈高度。

（5）缺牙区牙槽嵴：一般在拔牙后 3 个月，创口完全愈合，牙槽嵴吸收趋于稳定后再行固定义齿的修复。

（6）年龄：固定义齿修复的适宜年龄为 20～60 岁，随着诊疗水平的提高，高龄并不是禁忌证，年龄过小者牙齿发育尚未完成，需考虑牙萌出高度、𬌗稳定性及髓角高度。

（7）其他方面：固定义齿的修复还应考虑口腔内的卫生情况、口内余留牙是否有病变。充分考虑患者的要求，患者知晓固定桥优缺点，能接受牙体预备的全过程，有制作固定桥的主观愿望。

2. 优缺点 固定义齿体积小，无异物感，舒适，患者易于适应。不妨碍发音，行使咀嚼功能时，稳定、固位和支持作用良好，咀嚼效率高，形态美观。无需患者摘戴，使用方便。但基牙的牙体组织切割量较大，部分患者难以接受，制作较为复杂，损坏不易修理，往往需要摘除后重新制作。适用范围小，一般只适宜修复少数牙齿缺失，邻牙有足够支持和固位作用的牙列缺损。

（四）固定义齿修复治疗步骤

本文仅就临床上普遍采用的金属烤瓷桥的制作方法简述如下：

1. 口腔检查　检查口腔内缺牙部位、数目、缺牙区拔牙创愈合情况；注意缺牙间隙的大小，牙槽嵴及口腔黏膜有无病变；判断咬合关系是否正常，缺牙区邻牙是否符合基牙要求；检查口腔内余留牙的情况，有无残冠、残根、龋齿、牙周病、错位牙，口腔内有无不良修复体等。

2. 医患沟通　修复前的医患沟通必不可少。在制订修复方案前，应该充分考虑患者的要求，了解患者的主观愿望，让患者充分知晓固定桥的优缺点，使患者了解牙体预备的全过程，对患者口腔条件和修复效果进行适当评估，并告知患者。让患者全面了解并配合整个治疗过程。

3. 制订方案　选择基牙应符合要求，依据缺失牙数目、部位、基牙条件以及患者年龄、𬌗关系、支持组织的健康情况等因素综合分析，制订方案，设计良好的固定桥。通过比色板确定所修复牙齿的颜色，必要时拍照记录。复杂的固定桥设计需要在治疗前取分析模型，在口外进行分析研究。

4. 基牙牙体预备　按照牙体预备的原则和要求预备基牙。固位体预备时必须留有连接体的空间，各基牙预备体间应有共同就位道，固位体的预备量按设计需要进行磨除。注意龈边缘形态。

5. 取模灌模、记录𬌗关系、制作及粘固临时修复体　基牙预备完毕，行排龈处理，用精密印模材料制取印模，超硬石膏灌注模型。记录𬌗关系。制作暂时固定桥，在口内试戴，使其完全就位，再行粘固。

6. 技工制作　烤瓷桥的技工室加工分为内冠铸造和瓷层成形烧结两个过程。由技术员制作可卸代型，按临床取得的咬合记录上架，制作金属基底桥架的蜡型，经包埋、铸造，完成金属桥架，在模型上就位合适。金属桥架表面打磨、喷砂等完成内冠制作。选择与临床选色一致的瓷粉进行塑型烧结、形态修整、上釉等技工制作步骤。

7. 试戴及粘接　修复体初步完成后，需在口内试戴，进行形态修整及咬合调改，直至适合为止。必要时可再着色修饰，使其与邻牙色调协调一致，最后上釉，保证修复体表面光洁，按常规加压粘固固定桥。

8. 戴牙后必要的口腔宣教。

案例10-1

患者，男性，47岁。一年前固定义齿修复，一直有不适感。1周前修复体不能咬合，疼痛明显，影响咀嚼。口腔检查：7| 缺失，76| 烤瓷桥修复，6| 松动Ⅱ度，叩诊（+），X线片示6| 牙槽骨吸收达根中部，牙周膜间隙增宽。

诊断：1. 牙列缺损　2. 6| 慢性牙周炎

问题与思考

固定桥修复失败的原因分析及治疗设计。

二、可摘局部义齿修复

可摘局部义齿是利用天然牙、基托下黏膜和骨组织作支持，借助义齿的固位体及基托固位，用人工牙恢复缺失牙的形态和功能，用基托恢复缺损的牙槽嵴、颌骨及周围的软组织形态，患者可自行摘戴的一种修复体。可摘局部义齿是牙列缺损中最常用的修复方法之一。

（一）可摘局部义齿的组成

通常由支托、固位体、连接体、人工牙、基托等部件组成（图 10－2）。

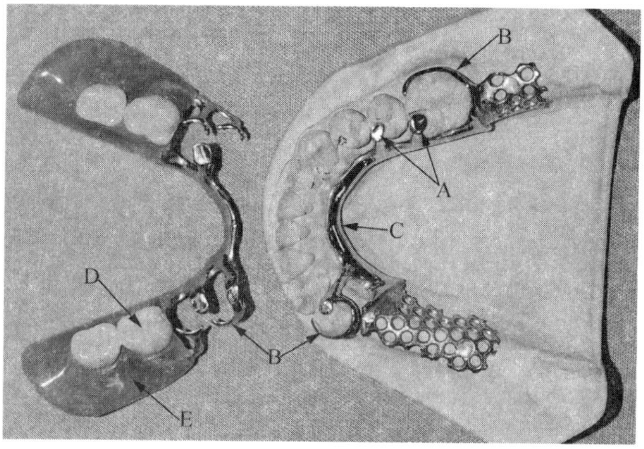

图 10－2 可摘局部义齿的组成（彩图）

A. 支托 B. 固位体 C. 连接体 D. 人工牙 E. 基托

1. 支托 是指放置于天然牙上，用以支持义齿，防止义齿龈向移位，传递𬌗力的部分。

2. 固位体 是可摘局部义齿用以抵抗脱位力作用，获得固位、支持、稳定的重要部件。

3. 连接体 是可摘局部义齿的重要组成部分，将义齿的各个部分连接为一整体。

4. 基托 是义齿覆盖在黏膜上，将义齿各部分连接成一体的部分。

5. 人工牙 是用以代替缺失的天然牙，以恢复牙冠形态和咀嚼功能的部分。

（二）可摘局部义齿的适应证和优缺点

1. 适应证

（1）口腔任何部位牙列缺损，尤其是游离端缺失者。

（2）可作为拔牙创未愈合者的过渡性修复，青少年缺牙需维持缺牙间隙者。

（3）缺失牙伴有牙槽骨、颌骨或软组织缺损者。

（4）需在修复缺失牙同时升高颌间距，以恢复面部垂直距离者。

（5）牙周病需活动夹板固定松动牙者。

（6）腭裂患者需以基托封闭腭部裂隙者。

（7）不能耐受固定义齿修复的牙体预备，或主动要求进行可摘局部义齿修复者。

（8）特殊需要者，如化妆义齿。

2. 优缺点 可摘局部义齿修复具有应用范围广泛，磨除基牙牙体组织少，义齿能自行摘戴，易于清洁，制作方法简便，费用较低，义齿损坏易于修补和添加等优点。但可摘局部义齿体积大、部件多，初戴时异物感明显，影响发音，引起恶心，稳定性和咀嚼效能均低于固定义齿。若义齿设计欠合理，口腔卫生差，还可能带来基牙损伤、龋病、牙周炎、牙槽嵴加速吸收、颞下颌关节病等不良后果。

（三）可摘局部义齿的类型及支持方式

1. 按义齿的支持组织不同，大致可分为以下三种类型：

（1）牙支持式义齿：缺隙两端均有余留天然牙，两端基牙上均设置有支托，义齿所承受的力主要由天然牙承担。适用于少数牙缺失、基牙稳固的病例，修复效果较好。

（2）黏膜支持式义齿：缺隙一端或两端有余留天然牙存在，但因余留牙松动或因咬合过紧无法设置支托，义齿所承受的力主要由黏膜及其下的牙槽骨承担。适用于多数牙缺失，余留牙松动或咬合关系差的病例。此类支持形式的义齿，咀嚼效能差，常可导致基托下组织压痛等症状。

（3）混合支持式义齿：义齿承受的力由天然牙、黏膜和牙槽骨共同承担，其修复效果介于前两者之间，适用于各类牙列缺损，尤其是游离端缺牙的病例。此种形式是临床上最常用的形式。

2. 按义齿的材料和制作方法不同，可分为以下两种类型：

（1）塑料胶连式可摘局部义齿：义齿大部分或全部为塑料制作，以弯制钢丝卡环固位，适用于各种支持方式可摘局部义齿，多用于暂时性、过渡性义齿。

（2）金属铸造支架式可摘局部义齿：一般由金属整体铸造支架和少量塑料构成，义齿坚固耐用，体积明显减少。

（四）可摘局部义齿修复步骤

本节仅就铸造支架式可摘局部义齿的制作方法简述如下：

1. 口腔检查及修复前准备　了解患者全身情况，以口内检查为主，根据检查结果作出诊断和治疗计划，进行修复前必要的口腔处理，为义齿修复创造良好的条件。

2. 医患沟通　制订修复方案前，充分考虑患者的要求，了解患者的主观愿望，让患者充分知晓可摘局部义齿的优缺点，对患者口腔条件和修复效果进行适当评估，并告知患者，让患者全面了解并配合整个治疗过程。

3. 牙体预备　调磨基牙和余留牙，预备支托窝和隙卡沟，确定固位体的种类和就位道。

4. 制取印模、灌注模型　选择适合的成品托盘，必要时制作个别托盘制取印模，灌注模型。

5. 确定颌位关系和上𬌗架。

6. 模型设计和模型预备　包括观测模型，确立共同就位道，确定义齿最终设计，并对模型进行处理，如填塞倒凹、硬区缓冲、模型鞍基区的处理等。

7. 技工制作　铸造支架的制作，排牙，完成可摘局部义齿。

8. 初戴义齿　义齿由技术员制作完成后，往往需要医师进行必要的修改才能就位。要求义齿能在口内顺利戴入和取下，且固位良好，基托伸展适度，咬合正常，患者能很快适应并恢复功能。

9. 口腔宣教　明确戴牙须知，说明戴牙后可能出现的问题。

三、全口义齿修复

为牙列缺失患者制作的义齿称为全口义齿，俗称总义齿。由天然牙根支持的全口义齿称覆盖全口义齿，由种植体支持的全口义齿称种植全口义齿。

(一) 全口义齿的组成和作用

全口义齿由基托和人工牙两部分组成（图 10－3)。全口义齿借助于义齿基托和黏膜紧密贴合及良好的边缘封闭产生吸附力和大气压力固位，吸附在上下颌牙槽嵴上，借基托和人工牙恢复患者的生理功能与面部外形，维护口腔组织的健康。传统全口义齿是黏膜支持式义齿。覆盖全口义齿或种植全口义齿可为混合支持式甚至是牙支持式义齿。

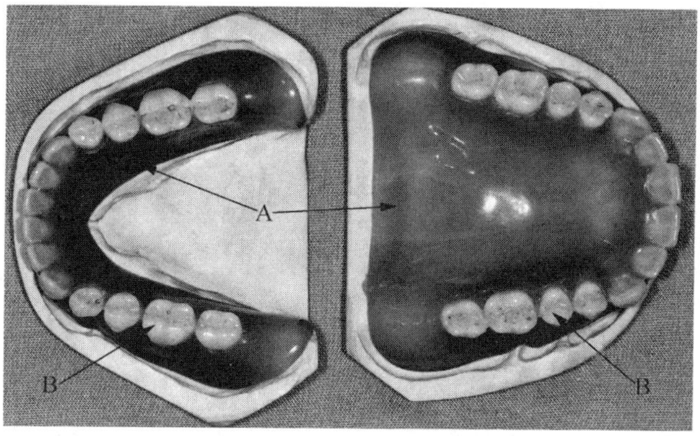

图 10－3 全口义齿的组成（彩图)

A. 基托 B. 人工牙

(二) 全口义齿的固位和稳定

1. 固位 是指义齿抵抗从口内垂直脱位的能力。全口义齿能附着在上下牙槽嵴上是由于吸附力、表面张力、大气压力等作用。影响义齿固位的因素有患者的口腔解剖形态、唾液的质和量、基托的面积大小、边缘伸展等。

2. 稳定 是指义齿对抗水平和转动的力量，防止义齿侧向和前后向脱位。理想的义齿稳定要求周围组织提供抵抗水平脱位的力量。义齿的不稳定是由于牙的位置、磨光面的外形与唇颊舌肌肉功能不协调所产生的水平力量引起。因此需从义齿的咬合关系、排牙、基托磨光面的外形上注意，使其与唇颊舌肌肉功能运动协调。

3. 固位和稳定的关系经常是相互影响，两者缺一不可。良好的固位和稳定是全口义齿成功的基本要素。

(三) 全口义齿修复步骤

1. 医患沟通 是治疗之前必不可少的。将义齿修复之后可能发生的问题向患者说明，使患者思想上有正确的认识，便于积极配合。了解患者的主观要求，正确引导患者，提高全口义齿的满意度。

2. 口腔检查和修复前准备 包括颌面部、牙槽嵴、颌弓形状和大小，上下颌弓的位置关系，肌肉、系带附着和位置，舌的位置及大小等情况的检查。若牙槽嵴有不规则的骨尖、骨突，唇颊系带附着过于接近牙槽嵴顶，吸收严重过于低平等情况时，可行外科手术解除上述问题。如患者戴用过全口义齿，应询问其要求重做的原因和要求。

3. 制取印模，灌注模型 全口义齿的印模制取要求较高，必须制取功能性印模，精确反映出无牙颌组织解剖形态以及周围组织生理功能活动状态。灌注模型，形成全口义齿工作模型，在其上制作暂基托。

4. 颌位关系记录 颌位关系是指下颌对上颌的位置关系，包括上下颌垂直颌位关系

（即垂直距离）和水平颌位关系（即正中关系）。全口义齿修复必须正确记录患者的颌位关系，以便在此颌位关系上用全口义齿来重建无牙颌患者的正中𬌗关系。医师借助由基托、𬌗堤组成的上、下𬌗托，使用垂直测量尺测得或观察患者面部外形等方法来实现上下颌垂直颌位关系的确定。垂直颌位关系确定后，医师嘱患者做卷舌、吞咽及后牙咬合等动作来确定水平颌位关系。在𬌗堤唇面画标志线，包括中线、口角线、唇高线和唇低线。

5. 上𬌗架　即颌位关系的转移。𬌗架是一种固定上下𬌗托和模型的仪器，𬌗架具备与人体咀嚼器官相似的部件和关节，能在一定程度上模拟下颌的运动。上𬌗架是借助于面弓将患者上颌对颞下颌关节的固有位置关系通过上𬌗托转移至𬌗架上，即将带有𬌗托的上下模型用石膏固定在𬌗架上，以便保持上下模型间的高度和颌位关系。

6. 排牙　医师根据患者的面部形态、牙弓大小、肤色及经济承受能力选择人工牙，技工依照排牙原则将选择合适的人工牙排列在上下𬌗托上。恢复患者有个体特征的尽可能自然的外观，保存剩余组织结构，达到咀嚼和发音的功能要求。

7. 试戴　全口义齿排牙完成后，应在患者口内试戴。此时义齿处在蜡型阶段，若发现问题可及时修改，以免造成义齿的失败。试戴时最重要的是检查颌位关系是否正确，局部比例是否协调，检查基托边缘的伸展是否合适，义齿的固位与稳定等，并与患者充分沟通交流。

8. 全口义齿的完成　义齿试戴符合要求后，由技工完成义齿的制作。

9. 全口义齿的初戴与选磨　初戴前医师首先对完成的全口义齿进行检查，用手指触摸义齿的组织面，及时修整锐利处和影响就位的倒凹。就位后，检查戴入义齿的平衡度、基托的边缘长短、磨光面的形态及上下颌牙的咬合接触等，根据发现的问题进行相应的处理。对有早接触的个别牙进行调磨、选磨，使其达到平衡的要求。

10. 口腔宣教　给予患者戴牙指导。

四、种植义齿修复

口腔种植学的发展使得种植义齿已成为牙列缺损或缺失修复的常规治疗方式之一，且操作方法不断简化，安全及可靠性逐渐提高。患者全身条件良好，缺牙区无软硬组织病变，有足够容纳植入体的骨量，和理想的骨密度，无不良咬合习惯且能按时复诊时，均可考虑采用种植义齿修复。

种植义齿是将替代天然牙根的种植体植入颌骨，获取类似于牙固位支持的修复体。其结构主要分三部分：种植体、基台、上部结构。种植义齿根据固位方式可分为固定式种植义齿、可摘式种植义齿。按组成牙数目和修复方式分为单个牙种植义齿、多个牙种植义齿、全口种植义齿。

案例10-2

患者，女性，56岁。4个月前行567|松动牙拔除术，要求修复缺失牙。口腔检查：567|缺失，拔牙创愈合良好，缺牙区牙槽嵴丰满，4 + 7条件可，松动（－）。

诊断：上颌牙列缺损

问题与思考

1. 本病例可采用哪几种方法修复？

2. 本病如果采用固定义齿修复，需采取何种措施？

第三节 戴用义齿后的口腔保健及义齿的维护

义齿戴好后，为了使患者尽快地适应和发挥义齿的功能，应帮助患者对义齿有正确的认识和了解，指导患者正确地使用和保护义齿。

一、固定义齿

1. 如果修复前检查全面，诊断正确，设计合理，选用材料制作得当，试合、粘固正确，患者配合，修复体一般能满意地恢复患牙的形态和功能，较长时间保持牙列的完整和口腔的健康状态。戴用义齿后复诊率低。

2. 保持良好的口腔卫生习惯，掌握正确的刷牙方法，如果戴牙后出现了咬合疼痛、食物嵌塞、松动脱落、破损等要及时复诊，查找原因，必要时拆除重做。

二、可摘局部义齿

1. 初戴义齿常有异物感、发音不清、咀嚼不便、恶心或呕吐等现象，要鼓励患者建立信心去练习，一般经耐心戴用义齿 1～2 周后上述症状即可得到改善或消除。

2. 正确使用义齿，提高咀嚼效率。摘戴义齿开始不便，应耐心练习，不宜强力摘戴，以免卡环变形，最好推拉基托，而不是推拉卡环。戴义齿时不用牙咬合就位，防止卡环变形或义齿断裂。初戴义齿不宜吃硬食，若是前牙义齿也不宜咬切硬食，暂用后牙咀嚼食物，先练习吃软的食物，以便逐步适应。

3. 饭后应取下义齿刷洗干净，睡前应将义齿取下，清洁后浸泡于冷水或义齿清洁液中，义齿浸泡切忌放在开水和酒精溶液中。刷洗时应小心谨慎，以免掉在地上摔坏义齿。

4. 义齿如有不适感应及时复诊，不要自己动手修改，以免影响修复体质量。

5. 维护口腔环境，确保余留牙及牙槽骨的健康，正确刷牙。定期复诊，如果条件正常，最好每半年到一年复诊一次。

三、全口义齿

1. 增强使用义齿的信心，坚持戴用，度过适应期。预先告知患者戴牙后可能出现的问题，如明显的异物感、恶心、发音不清、唾液增多、义齿脱落等情况，使患者有足够的思想准备。

2. 纠正不正确的咬合习惯，引导患者用新义齿做到正中咬合。

3. 嘱咐患者先吃软的小块食物，咀嚼要慢，不要用前牙咬切食物，锻炼一段时间后，再进一般食物。

4. 饭后应取下义齿刷洗干净，睡前应将义齿取下，清洁后浸泡于冷水或清洁液中。如义齿戴用后出现黏膜压痛与破损，应取下义齿，使组织休息，及时到医院就诊，切忌用砂纸、小刀自行刮除基托组织面。就诊前 2～3 小时将义齿戴在口中，以便医师通过黏膜压痕帮助诊断。

5. 定期复诊，以便及时发现问题，进行修改。

四、种植义齿

1. 口腔卫生的随访检查　包括种植体颈部、基台、连接杆及上部结构组织面菌斑和结石的检查和清除；患者卫生习惯的咨询及指导，教会患者采用正确的口腔维护方法，掌握专用清洁器具的使用方法；建立患者口腔卫生档案。

2. 口腔卫生自我维护　包括经常性漱口，选择适宜牙刷正确的刷牙方法，使用牙间清洁器、纱布条、牙线清洁基桩及上部结构龈面的菌斑。

3. 种植义齿周洁治术。

（苏哲君）

思考题

1. 固定义齿的适应证是什么？
2. 可摘局部义齿的优缺点有哪些？
3. 全口义齿试戴时应向患者交代哪些问题？

第十一章

儿童口腔疾病

学习目标

【掌握】

儿童龋病的临床表现、危害和治疗原则。乳牙和年轻恒牙牙髓炎和根尖周炎的临床表现和治疗原则。

【熟悉】

牙外伤的分类，年轻恒牙和乳牙外伤的临床表现及处理原则。常见的牙齿发育异常的类型。口腔不良习惯和牙齿萌出异常的类型。发育期错𬌗畸形的矫治目标。

【了解】

儿童龋病的病因。错𬌗畸形的治疗方法。

在我国，儿童的范围包括从婴幼儿到青少年，从年龄上划分指0～18岁的人群，这一群体约占我国人口的1/4。儿童口腔医学作为口腔医学中的一门独立学科，是以处于生长发育过程中的儿童为对象，研究其口腔范围内的牙、𬌗以及颌面部组织的形态和功能，诊断、治疗和预防其口腔疾病及颌面部畸形。儿童随着年龄的增长，其机体各个器官也会不断发育变化，在牙、牙列、咬合、颌面部都会发生明显的变化，所以儿童口腔治疗中，不仅要关注修复受损的牙体、牙列的形态和功能，更应该结合儿童生长发育过程中的变化，针对不同的年龄和发育阶段制订不同的治疗方案，不能简单地参照成人来进行儿童口腔治疗。

儿童口腔疾病种类繁多，常见病包括龋病、牙髓病和根尖周病、牙外伤、牙齿发育异常和牙列发育中的咬合紊乱，在以下章节中将做详细介绍。

第一节　儿童龋病

儿童龋病病因与成人龋病类似，但因儿童处于生长发育期，牙齿的结构随年龄增长不断发生变化，在6～12岁期间乳恒牙出现替换，因此，儿童龋病有其自身的特点。

一、病因

(一) 解剖形态

乳磨牙和年轻恒牙的𬌗面窝沟点隙多、窝沟深度较成人深，乳牙之间存在间隙，易造成食物滞留，菌斑堆积。

(二) 牙体组织结构

刚萌出的乳牙和年轻恒牙表面釉质未成熟，釉质、牙本质矿化程度低，抗酸蚀能力弱。

(三) 儿童饮食特点

儿童喜欢含糖饮食，偏爱软质食物，食物粘稠，而且进食次数多，多数幼儿还在睡前和夜间进食，不利于牙齿的清洁。

(四) 儿童口腔的自洁和清洁作用差

因儿童年龄小，没有口腔保健意识，加之动作协调能力差，不能很好地清洁牙齿。另外，儿童睡眠时间长，睡眠时口腔唾液分泌减少，不利于口腔自洁。

(五) 早期发现困难

因乳牙牙髓神经系统结构不完善，对各种不良刺激反应不敏感，而且儿童自我感知能力和表达能力较差，多数乳牙龋不能在早期被发现。

二、临床表现

(一) 儿童患龋率高、发病早

儿童因存在以上各种易患龋的因素，乳牙和年轻恒牙往往在萌出不久即可患龋，还经常累及同一时期萌出的多个牙齿。

(二) 龋损广泛，进展速度快

乳牙和年轻恒牙矿化程度差，龋齿进展速度快。龋损可以同时出现在多个牙齿和多个牙面。有的儿童会突然出现多个牙齿的广泛龋损，且常常累及不好发龋的牙齿和部位，如下切牙及牙齿的切端和牙尖，迅速形成龋洞，早期就波及牙髓。另外，乳牙多发龋齿会使口腔处于致龋的高危环境，使刚萌出的年轻恒牙更易患龋。

(三) 自觉症状不明显

儿童患龋后的自觉症状不如成人明显，同时儿童自我感知能力和表达能力较差，乳牙龋和年轻恒牙龋常被家长忽视，所以多数龋齿直到发展成牙髓炎甚至根尖周炎时，才被发现。另外，第一恒磨牙常出现潜行性龋。

(四) 修复性牙本质形成活跃

牙髓受到龋损的刺激后能够形成修复性牙本质，防止细菌进一步感染牙髓。年轻恒牙牙髓血运丰富，更容易形成修复性牙本质，如果能够早期发现并治疗龋齿，可以有效地避免牙髓感染。

三、危害

(一) 对口腔局部的影响

1. 对咀嚼功能的影响　龋齿会导致牙体缺损，当多个牙齿龋坏，特别是磨牙龋坏，儿童的咀嚼效率会明显降低。

2. 对继承恒牙的影响　乳牙龋病引起的根尖周炎，会对其下方恒牙胚发育造成影响，引起恒牙釉质发育不全、早萌或迟萌。

3. 对牙列及咬合关系的影响　乳牙邻面龋坏可导致牙弓长度减小，使恒牙萌出间隙不足或错位拥挤，导致错𬌗畸形。

4. 损伤口腔黏膜及软组织　龋损所致的残冠、残根会刺激局部舌、唇、颊的黏膜，有时可形成创伤性溃疡。

5. 对面部发育的影响　咀嚼运动的生理刺激直接影响着颌骨的发育，如果一侧的咀嚼功能降低或废用，会导致颜面发育不对称，废用侧发育比健侧差。

（二）对全身的影响

1. 急性感染性疾病　由于儿童颌骨骨质疏松，血运丰富，龋病引起急性牙髓炎、根尖炎易扩散形成颌骨骨髓炎和急性化脓性蜂窝组织炎，严重感染可导致急性败血症。

2. 慢性感染　龋病引起的慢性根尖周围组织炎症，可通过血运传播细菌，引起机体其他组织发生感染，引起低热、风湿性关节炎、蛛网膜炎、肾炎等。

3. 营养不良　咀嚼功能的降低必然会影响儿童的营养摄入，长期慢性营养不良会使儿童的生长发育受到影响，而且儿童机体的抵抗力也会降低。

4. 对儿童发音的影响　幼儿期是儿童学习语言的最佳时期，乳牙（特别是乳前牙）的大面积崩解和早失会影响正确的发音。

5. 对儿童心理的影响　前牙龋齿影响美观，会给儿童心理的发育产生一定的负面作用。

四、治疗原则

对儿童龋病的治疗，必须根据不同年龄阶段龋病发生发展的特点，有针对性地制订治疗方案。在儿童口腔中多数牙有龋齿的情况下，治疗必须有计划性，要分清轻重缓急；并且要让家长明白龋齿预防和定期检查的重要性，协助改变不良饮食习惯，控制甜食量和摄入频率。

乳牙列：乳磨牙和乳尖牙在口腔中保留时间长，是治疗的重点；乳前牙龋如果不能较好地控制到替换期，也需积极治疗，从而避免对继承恒牙造成不良影响。

混合牙列：这一时期的乳牙龋可以缓治，乳牙接近替换时，如5岁后的乳切牙和11岁左右的乳磨牙，可以不治疗。

年轻恒牙龋病的预防和治疗是这一时期的重点。要及时检查新萌出的恒牙，采用窝沟封闭等保护措施预防龋齿；对年轻恒牙龋要积极治疗，防止龋损扩大。

年轻恒牙深龋治疗时，要注意尽量减少对牙髓组织的刺激，注意无痛操作、保护牙髓。对全部去除龋坏组织可能会露髓的病例，可以保留少许近髓处的软化牙本质，并进行促进修复性牙本质形成和促进软化牙本质再矿化的治疗，等形成修复性牙本质及软化牙本质再矿化后，再去净腐质，完成治疗，即二次去腐修复或间接牙髓治疗（见144页）。在年轻恒牙窝洞制备时不采用预防性扩展，提倡微创的预防性树脂充填术。

知识链接

预防性树脂充填术：在窝沟点隙龋仅局限于釉质或牙本质表层，去净腐质后，用复合树脂充填窝洞，然后其余相邻的深窝沟用窝沟封闭剂封闭。

第二节　乳牙牙髓病和根尖周病

一、发病特点

（一）早期症状不明显

由于儿童乳牙的解剖生理特点，儿童患龋后的自觉症状不如成人明显，而且儿童自我感知能力和表达能力较差，病变早期不易发现，就诊时大多已是晚期牙髓炎甚至根尖周炎。

（二）乳牙慢性牙髓炎可同时伴发根尖周感染

因为乳牙牙体组织较薄，侧支根管多，特别是根分叉区，牙髓感染极易通过这些途径扩散根尖周组织。

（三）乳牙牙髓病及根尖周病易导致牙根吸收

牙髓及根尖周炎症会造成牙髓组织或根尖周组织的破骨细胞活性增强，可引起牙根吸收。

二、临床表现

（一）疼痛史

有自发痛史表明乳牙牙髓有广泛炎症，甚至牙髓坏死，不宜保留活髓；但无痛并不代表牙髓健康。

（二）露髓和出血

在腐质未去净之前，如果探察到露髓孔，说明牙髓已经感染；如露髓处有较多暗红色出血，且不易止血，说明牙髓感染较重，反之，牙髓感染则轻。

（三）乳牙牙髓活力测验

因儿童自我感知和语言表达能力有限，成人常用的牙髓温度测试，在儿童不能得到可靠的结果；一般的牙髓电活力测量仪对乳牙不适用，因为乳牙的根尖孔较大，又常因生理性吸收而呈开放状态，不能形成根尖的高电阻回路。

（四）叩诊和牙齿松动度

叩痛和过大松动度说明牙根周围组织处于充血炎症状态，在没有其他非龋因素存在时，说明牙髓存在感染，并已通过根分叉或根尖孔扩散到根周组织。

（五）牙龈肿胀和瘘管

这是牙根周围组织存在炎症的可靠指标，脓肿和瘘管的位置与牙根形态和走向有关。

（六）X线检查

在乳牙牙髓炎和根尖周炎的诊断中起较为重要的作用，可以提供下列信息：①龋坏的深度，龋坏与髓腔的关系，髓腔内有无钙化，有无牙体内吸收；②有无根尖周病变及根尖周病变的程度；③鉴别乳牙的生理性和病理性根吸收；④观察恒牙胚的发育情况及乳牙根尖周感染是否累及下方恒牙胚。

三、治疗

乳牙牙髓病和根尖周病必须及时治疗，目的是去除感染和疼痛，延长患牙的保存时间，防止对继承恒牙的发育和萌出产生影响。

（一）乳牙牙髓切断术

乳牙深龋露髓和部分冠髓牙髓炎时，感染局限于冠髓，尚未累及根髓，可只去除感染的冠髓，保留未感染的根髓，达到治疗目的，此方法被称为乳牙牙髓切断术。若乳牙牙髓感染已侵犯根髓，形成弥漫性炎症，甚至侵犯牙根周围组织，则禁用该技术。

（二）乳牙根管治疗术

乳牙根管治疗术是治疗乳牙牙髓病和根尖周病的常用方法，也是保留牙齿的最后治疗手段。通过根管预备和药物消毒去除感染物质对根尖周组织的不良刺激，并用可吸收的材料充填根管，达到治疗目的。

知识链接

乳牙根管治疗术与恒牙有一定差别：①乳牙根管预备时不需根测仪测量牙根长度，因为乳牙根尖生理性或病理性吸收后，无法准确测量工作长度，只能通过X线片和手感来确定牙根长度；②乳牙根管充填时通常使用氢氧化钙类制剂，如Vitapex，而不能使用牙胶尖，因为氢氧化钙类制剂可随乳牙牙根的生理性吸收而被吸收，不会阻碍乳牙的正常替换。

第三节　年轻恒牙牙髓炎和根尖周炎

年轻恒牙指已经萌出，但未到达𬌗平面，在形态和结构上尚未完全形成和成熟的恒牙。年轻恒牙髓腔宽大，髓角高，牙根尚未发育完成、根尖孔未闭合，一般在萌出后3～5年牙根才能发育完成。在此之前，保存活髓、尤其是保存活的根尖牙乳头是牙根继续发育的关键。年轻恒牙根尖开口大，髓腔内血运丰富，牙髓发生炎症时，感染易扩散；但如能得到及时的控制和治疗，也很容易恢复。

一、临床表现

（一）疼痛史

单纯的刺激性痛说明牙髓处于充血状态，一旦出现自发痛说明牙髓有广泛炎症，甚至牙髓坏死，但无自发疼痛史不能说明牙髓无炎症存在，应结合临床检查综合分析。除龋坏外，牙外伤和畸形中央尖折断是导致牙髓感染的常见病因。

（二）露髓和出血

如露髓处有较多暗红色出血，且不易止血时，常说明牙髓感染较重，反之，牙髓感染较轻且局限。

（三）牙髓活力测验

临床上常用牙髓温度测量法（特别是热牙胶法），对年轻恒牙的牙髓状态进行判断，通常能得到较为可靠的结果；牙髓电测量仪对年轻恒牙不适用，因为年轻恒牙的根尖孔尚未形成，不能形成根尖部的高电阻回路。

（四）叩诊和牙齿松动度

叩痛和过大松动度说明牙根周围组织处于充血炎症状态，在没有其他非龋因素存在时，说明牙髓存在感染，而且感染已经通过根尖孔扩散到牙根周围组织。

（五）牙龈肿胀和瘘管

这是年轻恒牙牙根周围组织存在炎症的可靠指标。但年轻恒牙根尖周出现炎症时，有可能牙髓仍有一定活力，治疗时应注意控制疼痛。

（六）X线检查

X线检查可以提供下列信息：①龋坏的深度，龋坏与髓腔的关系，有无修复性牙本质形成；②年轻恒牙牙根发育情况；③有无根尖病变及根尖病变的程度；④有无根管钙化或牙根吸收。

二、治疗

年轻恒牙牙髓治疗时要根据牙根的发育状态和牙髓的感染程度选择治疗方法，尽量多地保存活髓，尤其是保存活的根尖牙乳头使牙根继续发育完成。如果无法保存活髓，也应尽可能保存牙齿。年轻恒牙牙髓治疗时一般不得使用塑化或干髓术。

（一）年轻恒牙活髓保存治疗

1. 间接牙髓治疗　在儿童年轻恒牙的深龋洞治疗时，如果临床检查判断牙髓状态为正常或牙髓充血（注意排除不可复性牙髓炎和牙髓坏死），一次去除龋坏组织可能会露髓，可以将治疗分两次完成，首次去腐时保留少许近髓处的软化牙本质，放置氢氧化钙类制剂，以促进修复性牙本质形成和软化牙本质再矿化，二次去腐时去净全部腐质，完成永久充填。这种方法可以有效地保存牙髓活力，促进牙齿的正常发育。

2. 直接盖髓术　对于露髓孔小于1mm，且露髓孔表面无严重污染的患牙，可以在露髓处直接放置氢氧化钙类盖髓剂，然后对患牙进行严密充填，这种方法称为直接盖髓术。

3. 牙髓切断术（图11－1）　牙髓切断术是较常用的保存活髓的方法，在牙髓感染仅局限于冠髓而根髓尚未受到侵犯的冠髓炎状态时，可用牙髓切断术的方法，去除感染的冠髓，保留未感染的根髓，使年轻恒牙的牙根能够继续发育。术后应对患者进行追踪观察，直到牙根完全形成。

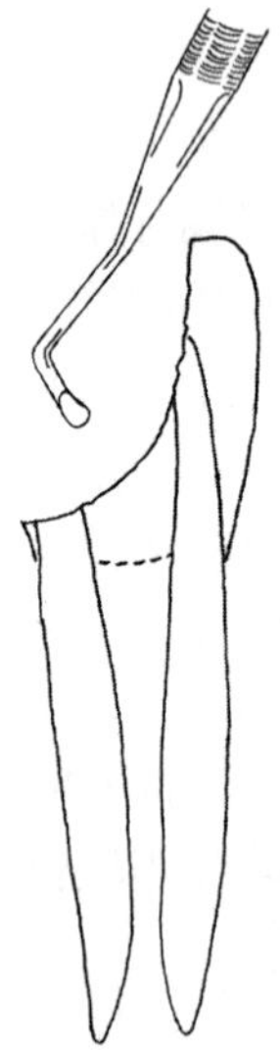

图11－1　牙髓切断术

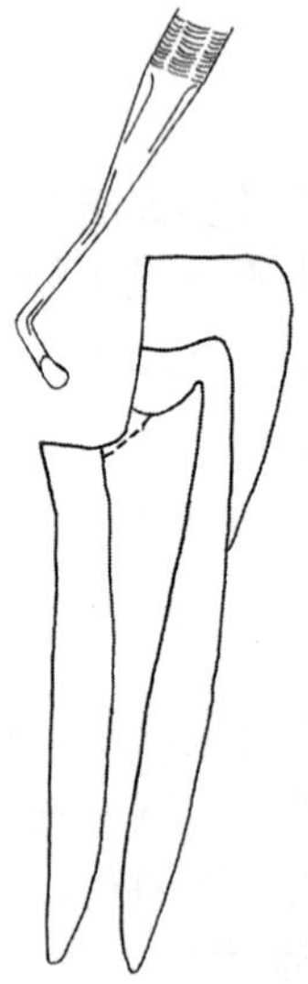

图11－2　部分冠髓切断术

有学者主张对外伤后露髓孔小、牙髓污染较轻的患牙，不必去除全部冠髓，可采取部分冠髓切断术（图11－2），只去除露髓孔附近的牙髓，这种治疗的优点在于对牙髓损伤小，将来改做根管治疗需打通钙化桥时，操作相对容易而且安全。

（二）年轻恒牙感染牙髓的治疗

1. 根尖诱导成形术（图 11－3） 当年轻恒牙出现牙髓感染、坏死分解或根尖周病变时，由于其牙根发育不完全，根尖孔未形成，不能进行常规的根管治疗和完成根尖区完善的封闭。通常，在控制感染的基础上，用药物和手术的方法保存根尖部的牙髓，或使根尖周出现硬组织沉积，诱导牙根继续发育或使根尖孔缩小或封闭。主要充填材料为氢氧化钙制剂。术后需要定期复查，等根尖封闭形成后改行根管治疗。

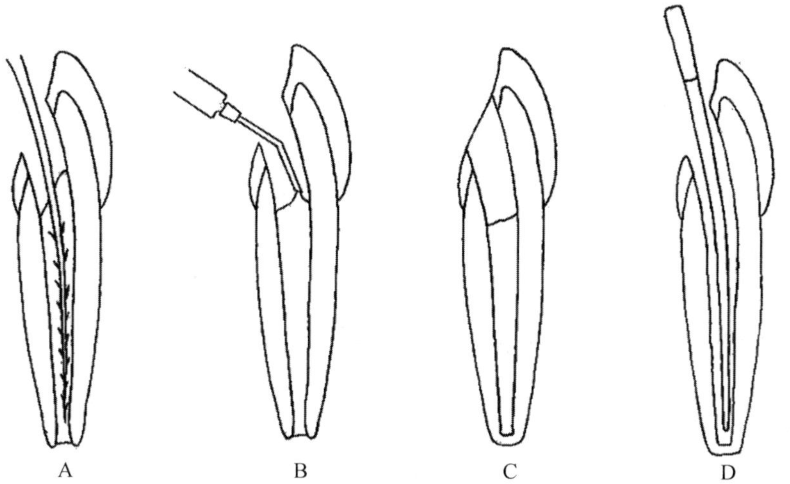

图 11－3 根尖诱导成形术

A. 年轻恒牙牙髓弥漫感染应去除全部牙髓 B. 充填氢氧化钙类制剂

C. 形成根尖封闭 D. 永久根管充填

2. 根尖屏障术 年轻恒牙牙髓炎或根尖周炎行牙髓摘除术，控制急性炎症后，用非手术方法将生物相容性材料填到根管根尖部，封闭开敞的根尖孔，在上方进行常规根管充填。

3. 牙髓血管再生治疗 近年来，学者们发现在没有发育完全的牙根的根尖周组织中存在一些干细胞，可在根管内形成含血管的纤维结缔组织，并在根管壁上形成类牙骨质或骨样组织。在此基础上，通过牙髓血管再生治疗可以使年轻恒牙牙根继续发育，伴有根管壁的增厚和牙根的延长，最终形成类似生理性的根尖封闭。但该治疗方法是近年来新兴的一种治疗方法，还需要长期的随访观察。

案例11－1

患者，男性，13 岁。右下后牙肿痛 1 周，伴面部肿胀，右下后牙冷热敏感 1 月余。检查：44 颌面见畸形中央尖折断痕迹，未探及露髓孔，叩痛（＋＋＋），Ⅰ度松，龈颊沟膨隆，无波动感。X 线片示：44 根尖孔粗大，根周膜增宽。

诊断：44 急性根尖周炎。

问题与思考

1. 44 出现根尖周炎的原因。

2. 44 可选择的治疗的方法有哪些？

第四节　儿童牙外伤

牙外伤是指在突然的机械外力作用下，牙体硬组织、牙髓或牙周组织发生急性损伤的一种疾病，牙外伤可单独破坏一种组织，也可多种组织同时受累。儿童活动性较强，自我保护意识欠缺，特别在学龄时期，儿童的运动或游戏通常比较剧烈，较成人更易发生碰撞、跌倒，容易造成牙齿外伤。儿童牙齿外伤会对儿童的牙齿发育、颌面部生长发育和咬合关系等产生影响，应当积极地治疗和预防。

乳牙外伤多发生在1～2岁儿童。恒牙外伤发生率高于乳牙，多发生于6～13岁儿童，以8岁最为多见，且常累及牙根未完全形成的年轻恒牙，男女比例约为3.6∶1。切牙处于面部较为突出的部位，容易受伤，所以牙齿外伤多数为上颌切牙，95%可能为上颌中切牙；尖牙与后牙因位置稍后，均有面颊保护，除非受到直接剧烈的打击，通常外伤较少。

一、牙外伤的分类

为了便于临床诊断和治疗，目前常用国际通用分类法对牙外伤进行分类。

（一）牙体硬组织和牙髓组织的急性损伤

1. 冠折

（1）简单冠折：包括釉质裂纹、釉质折断、釉质-牙本质折断。

（2）复杂冠折：又称冠折露髓。

2. 冠根折　分为简单冠根折和复杂冠根折。

3. 根折

（二）牙周组织的急性损伤

1. 牙齿震荡

2. 亚脱位

3. 部分脱出

4. 侧方移位

5. 挫入

6. 全脱出

（三）支持骨损伤

（四）牙龈或口腔黏膜损伤

需要注意同一外伤牙如果出现多种组织同时受损，在临床诊治中应分别对外伤牙的牙髓、牙体和牙周组织损伤进行诊断和治疗。

二、年轻恒牙和乳牙外伤的临床表现及处理原则

（一）釉质裂纹

釉质裂纹是指牙外伤后牙体釉质内部结构出现裂纹，裂纹局限在牙釉质，停止于釉牙本质界，不伴有牙体硬组织的丧失，属于简单冠折的一种。患者常诉冷热刺激疼痛。外伤牙牙冠表面出现水平、垂直或不规则的隐裂纹，用垂直于裂纹的强光透射可见细微裂纹的走向。

年轻恒牙釉质裂纹不明显或无症状可不处理，裂纹明显或有冷热刺激症状时应进行护髓治疗，在釉质裂纹处酸蚀并涂布釉质粘接剂封闭裂纹以减少对牙髓的刺激、防止裂纹染色。

乳牙的釉质裂纹无需治疗。

（二）釉质折断

牙釉质折断是指牙外伤后牙体硬组织实质性缺损，深度局限在牙釉质层，没有牙本质的暴露，属于简单冠折的一种。一般无自觉症状，或感觉牙体表面粗糙。

年轻恒牙釉质折断如缺损较小，可调磨锋利边缘并抛光；缺损较大时，根据缺损的大小和位置用复合树脂修复外形。建议定期复查牙髓情况并拍摄 X 线片。

乳牙釉质折断仅需要调磨锐利边缘或观察，通常无症状不需要复查。

（三）釉质-牙本质折断

牙釉质-牙本质折断是指牙外伤后牙体硬组织实质性缺损，深度达到牙本质层，但牙髓没有暴露，属于简单冠折的一种。外伤后牙体组织缺损，牙本质暴露，有时可见近髓处透红，折断部位对冷热或机械刺激敏感。

年轻恒牙釉质-牙本质折断应在近髓处用氢氧化钙类制剂间接盖髓，保护牙髓，用玻璃离子水门汀或复合树脂暂时覆盖暴露断面或直接用复合树脂修复牙齿外形。暂封安抚术后 2 周，患牙无临床症状，可去除暂封材料，用光固化复合树脂粘接修复。

乳牙釉质-牙本质折断用玻璃离子或复合树脂覆盖暴露断面；如果牙体组织缺损面积大，最好用复合树脂充填（为降低充填体脱落几率，可不必恢复到理想外形）。

治疗后 2～4 周避免冷热刺激，患牙可以正常清洁；用复合树脂修复外形者应避免咬硬物；用玻璃离子水门汀暂封安抚观察者勿用患牙咬合。建议定期复查牙髓情况并拍摄 X 线片。

（四）冠折露髓

冠折露髓是指牙外伤后牙体硬组织实质性缺损，累及牙釉质和牙本质层，伴有牙髓暴露，又称为复杂冠折。折断部位（特别是露髓处）对冷热或机械刺激极敏感。

年轻恒牙冠折露髓应尽量保存活髓，促进牙根发育，通常采用直接盖髓或活髓切断术（详见本章第三节）。

乳牙冠折露髓尽量保存活髓，利于牙根的生理性吸收；如保存活髓有困难，也可以进行根管治疗，采用氢氧化钙类制剂根充，如 Vitapex。

治疗后患牙可以正常清洁；应避免咬硬物。建议定期复查牙髓情况并拍摄 X 线片。

案例 11-2

患者，男性，9 岁。3 小时前骑自行车时不慎摔倒，面部及颏部擦伤，右上前牙折断，现吸气敏感。检查：11 牙冠横折，可见露髓孔，断面少许泥沙，叩痛（+），不松动，牙龈未见异常。X 线片示：根尖孔粗大，未见明显根折线，根周膜清晰连续。

诊断：11 冠折露髓（伴牙震荡）

问题与思考

1. 11 牙髓治疗的方法和治疗依据。

2. 年轻恒牙牙髓治疗的原则。

（五）冠根折

牙齿受到外伤后，牙冠、牙根折断，同时损伤牙釉质、牙本质和牙骨质，如果不造成牙髓暴露，称为简单冠根折；如果造成牙髓暴露，称为复杂冠根折。

外伤后牙齿折断或者松动，常伴有冷热刺激痛及无法咬合等症状。折断部分或脱离牙根，导致断面暴露；或与牙龈组织粘连，形成异常松动的牙冠，此类折断线常位于龈缘下方，需用尖探针仔细检查牙颈部，避免漏诊。

年轻恒牙冠根折尽可能保留剩余牙体组织并保护根方牙髓，使牙根可以继续发育。简单冠根折的患牙可在局部麻醉下将断片拔除，清洁断面后用复合树脂封闭龈上断面。复杂冠根折的患牙可在局部麻醉下拔除断片后，行直接盖髓术或活髓切断术，如果条件不允许，也可以行牙髓摘除术。术后应根据儿童的年龄、患牙牙根发育和咬合情况制订详细的治疗计划、复查时间和项目（包括临床检查和X线检查）。

乳牙冠根折的治疗原则是在不影响恒牙胚发育的情况下，尽可能恢复牙齿的美观和功能。简单冠根折的患牙，如果牙根折断部分很小，而且冠方剩余部分足够支撑修复材料，可以在局部麻醉下拔除残片，树脂充填龈上断面；复杂冠根折的患牙，如果牙根折断部分很小，而且冠方剩余部分足够支撑修复材料，可以在局部麻醉下拔除残片，剩余牙根进行根管治疗后树脂充填龈上断面；非上述情况者应拔除患牙。保留剩余牙根者术后定期复查（包括临床检查和X线片检查）；拔牙者每年定期复查并拍摄X线片，直至继承恒牙萌出。

（六）根折

根折是指牙外伤后牙根折断，包括根部的牙本质、牙骨质折断，根折平面的牙髓和牙周膜受损。主诉症状为外伤后患牙变长、松动、移位或咬合疼痛。患牙折断线冠方牙体组织有时可能移位或松动，牙冠可呈一过性红色或灰色，可见龈沟渗血。通过拍摄X线片检查确诊，必要时可以采用CBCT检查。

年轻恒牙根折应尽可能保存患牙。如果折断线冠方牙体组织移位，需要尽快复位，检查咬合关系恢复正常后，弹性固定4周；如果根折线位于颈1/3，延长固定至4个月。建议定期复查牙髓情况并拍摄X线片。如果发生牙髓坏死，立刻在折断线上方进行根管治疗。

乳牙根折冠方断片无移位者不需要治疗；冠方断片移位者应复位固定，也可以拔除冠方断片，保留根方断片待其吸收。保留患牙者术后定期复查（包括临床检查和X线检查）；拔牙者每年定期复查并拍摄X线片，直至继承恒牙萌出。

（七）牙齿震荡

牙齿震荡指牙齿受到外伤后只发生单纯的牙周膜轻度损伤，只有叩痛，未出现异常松动和移位。外伤后患牙咬合不适或疼痛，牙髓活力测试与对照牙相同或略敏感。

年轻恒牙牙震荡一般无需治疗，如咬合疼痛明显，可少许调磨患牙或对颌牙齿。乳牙牙震荡无需治疗。牙震荡患牙需定期复查（包括临床检查和X线检查），如出现牙髓炎、牙髓坏死或根尖周炎则对症处理。

（八）亚脱位

亚脱位指牙齿受到外伤后出现异常松动，但没有移位。外伤后牙齿松动，不敢咬合。牙髓活力测试可能迟钝或无反应，无反应者提示发生牙髓坏死的概率增加。X线检查：患牙在牙槽窝内的位置正常，牙周膜间隙一般正常或轻微增宽。

年轻恒牙亚脱位应检查患牙咬合情况，如咬合疼痛明显，可少许调磨患牙或对颌牙齿，以使患牙得到休息；若患牙明显松动，可弹性固定两周。乳牙亚脱位一般无需治疗。亚脱位患牙需定期复查（包括临床检查和X线检查），如出现牙髓炎、牙髓坏死或根尖周炎则对症处理。

（九）部分脱出

部分脱出指牙齿受到外伤后，沿牙长轴向切端方向部分脱出牙槽窝，明显伸长，但没有完全脱离牙槽窝。主诉症状为外伤导致牙齿松动、伸长，不能咬合。X线检查：患牙移位，牙槽窝根尖部空虚，牙周膜间隙增宽。

年轻恒牙部分脱出应手法复位（可用或不用局部麻醉），将患牙完全复位并恢复正常的咬合关系，弹性固定2周。

乳牙部分脱出应根据乳牙的移位程度、松动度、牙根发育情况以及患儿配合程度进行综合判断。

患牙需定期复查（包括临床检查和X线检查），如出现牙髓炎、牙髓坏死或根尖周炎则对症处理。

知识链接

乳牙部分脱出的治疗选择：①牙根未形成的乳牙，轻度脱出（<3mm），只需观察待其自动排列到正常位置，也可以轻柔复位，通常不用固定，但需要缝合撕裂的牙龈；②如牙根完全形成，且患牙严重脱出，可以考虑拔除；③牙根大部分吸收接近替换期，应考虑拔除。

案例11-3

患者，男性，10岁。2小时前骑自行车时不慎摔倒，面部及颏部擦伤，左上前牙松动，全口牙齿无法咬合，牙龈渗血。检查：左颊部及颏部擦伤，创面大量泥沙，无开放性伤口，颏部轻度肿胀；口腔黏膜未见开放性伤口。22冠完整，下垂约2mm，Ⅱ°松动，叩痛（++），牙龈缘活动性出血。X线片示：根尖孔粗大，未见明显根折线，根尖区根周膜增宽。

诊断：22部分脱出。

问题与思考

22治疗方法和治疗依据。

（十）侧方移位

牙齿侧方移位指牙齿外伤后，偏离长轴向侧方移位，并伴有牙槽骨的骨折和咬合关系错乱。外伤牙齿偏离长轴，向唇侧或舌腭侧明显移位，通常不松动，叩诊患牙呈金属高调音。X线片检查：患牙根尖区或根侧方区域牙槽窝空虚，一侧牙周膜间隙增宽，受挤压侧牙周膜间隙缩窄，有时可见牙槽骨骨折线。

年轻恒牙侧方移位应在局部麻醉下轻柔复位，检查咬合关系是否恢复正常，在牙颈部严密缝合撕裂的牙龈，弹性固定4周。

乳牙侧方移位以不影响恒牙胚为其治疗原则。

侧方移位患牙需定期复查（包括临床检查和X线检查），如出现牙髓炎、牙髓坏死或根尖周炎则对症处理。

知识链接

乳牙侧方移位的治疗选择：①若无咬合干扰则需观察待其自动调整；②若轻度咬合干扰则需调𬌗；③若有明显咬合干扰则需局部麻醉下复位并尽可能固定；④牙冠向唇侧严重移位可能已经损伤恒牙胚者，应考虑拔除。

（十一）挫入

牙齿挫入指牙齿受外力后，沿牙长轴嵌入牙槽骨，伴有牙槽窝骨壁骨折。患牙沿其长轴被挫入牙槽骨，临床牙冠变短，甚至全部嵌入骨内，常伴有牙龈出血、淤血及牙槽窝骨折。患牙被锁结在牙槽骨中，不松动，叩诊呈现金属高调音。X线检查：牙根与牙槽骨的正常牙周间隙及硬骨板的影像部分或全部消失。注意：乳牙挫入需要通过X线片观察恒牙胚是否受累。

年轻恒牙牙根未发育完成，牙齿挫入深度在7mm之内，可以观察待其自然萌出，如挫入深度大于7mm，建议正畸牵引或外科手术复位。

乳牙牙齿挫入未累及恒牙胚者，观察其自行萌出；累及恒牙胚者，建议拔除以减少对继承恒牙的影响。

需定期复查（包括临床检查和X线检查），如出现牙髓坏死或根尖周炎则对症处理。乳牙挫入拔除者应定期复查直至继承恒牙萌出。

（十二）全脱出

全脱出指牙齿外伤后完全脱出牙槽窝。

乳牙全脱出不建议再植，但需定期复查直至继承恒牙萌出。

年轻恒牙全脱出患者应优先就诊，争取在第一时间在急性期尽可能进行再植和固定。应根据脱位牙离体时间和保存情况选择治疗方案。

1. 就诊前已经将牙齿复位　检查牙齿复位情况后弹性固定2周。如果在复查中有确凿的证据证明牙髓已经坏死，需行牙髓治疗。

2. 全脱出牙在体外干燥时间小于1小时或保存在生理性的介质中（如牛奶、生理盐水、唾液）　用生理盐水冲洗牙根表面去除污染物及坏死的牙周膜细胞。局部麻醉后用生理盐水冲洗牙槽窝，手拿牙冠，将脱位牙齿缓慢轻力复位于牙槽窝中，切勿使用暴力。检查牙齿复位情况后弹性固定2周。如果在复查中有确凿的证据证明牙髓已经坏死，应及时进行牙髓治疗，否则儿童感染性的牙根吸收速度很快。

3. 全脱出牙在体外干燥时间大于1小时或保存在非生理性的介质里（如酒精、自来水等）　用棉卷轻轻擦除牙根表面坏死软组织。在体外行牙髓摘除术，根管预备完成后，根管内封药氢氧化钙糊剂。局部麻醉后用生理盐水冲洗牙槽窝，手拿牙冠，将脱位牙齿缓慢轻力复位于牙槽窝中，切勿使用暴力，检查牙齿复位情况后弹性固定4周。也可在牙齿固定后7～10日再进行牙髓治疗。

需定期复查（包括临床检查和X线检查），全脱出牙体外干燥时间大于1小时极易出现牙根炎症性吸收或替代性吸收，导致再植失败。

知识链接

炎症性吸收：牙齿临床检查存在炎症表现（肿胀、自发性疼痛、瘘管、叩痛和扪痛），X线片见牙根吸收，根尖周牙槽骨密度减低。

替代性吸收：临床检查至少有一项符合下列标准：牙齿生理动度消失，进展性的牙齿下沉，叩诊呈金属高调音，X线片见牙周膜间隙丧失或牙根被牙槽骨替代。

案例11-4

患者，女性，7岁。1小时前不慎摔倒，左上前牙脱落，伤后30分钟在校医院就诊，将患牙保存在生理盐水中，未做任何治疗。检查：21牙槽窝空虚，血凝块充盈，龈缘渗血；离体患牙完整，根尖孔粗大，大量泥沙及污物，根周膜坏死。

诊断：21全脱出。

问题与思考

1. 21治疗方法和治疗依据。
2. 21牙髓和牙周组织预后。

（十三）牙外伤术后医嘱和注意事项

根折、冠根折和牙周组织急性损伤固定术后需进软食2周；每餐后用软毛牙刷刷牙；建议使用漱口水含漱或擦拭受伤区域1周。

乳牙外伤的诊断和治疗可以参照恒牙外伤，但乳牙根端有继承恒牙胚正在发育，外伤本身或处理不当均可造成恒牙胚的损害，轻者导致继承恒牙的釉质发育不全，严重时可使恒牙发育畸形，甚至停止发育。

第五节　牙齿发育异常

儿童牙齿发育异常包括牙齿数目异常、形态异常、结构异常和萌出异常等。以下主要介绍几种临床常见的牙齿发育异常。

一、牙齿形态异常

（一）畸形舌侧窝或畸形舌侧尖

发病原因：造釉器内陷或常染色体显性遗传。

临床表现：多见于上颌侧切牙，表现形式为畸形舌侧窝、畸形舌侧沟、畸形舌侧尖或牙中牙。

不良影响：畸形的沟、窝易造成菌斑、食物堆积，发展为龋齿，菌斑堆积还可在患牙的舌侧形成深牙周袋。畸形舌侧尖可能会妨碍咬合，造成咬合创伤，引起牙齿松动、移位或根尖周病变；另外，细小的畸形舌侧尖折断后会使牙髓暴露，造成牙髓感染。

治疗：①预防性治疗：对畸形舌侧沟、窝进行窝沟封闭，预防性树脂充填；对尖细的畸形舌侧尖可进行分次调𬌗，避免露髓；还可局部麻醉下一次磨除畸形舌侧尖，备洞，用氢氧化钙直接或间接盖髓，充填修复；②对已经龋坏的牙齿要及时治疗，避免累及牙髓；③对牙髓炎和根尖周炎的患牙，应该进行根管治疗。

（二）畸形中央尖

畸形中央尖多发生于前磨牙𬌗面中央窝处或接近于中央窝的颊尖三角嵴上，为一突起的圆锥形牙尖，下颌前磨牙比上颌前磨牙多见。

畸形中央尖的危害：畸形中央尖在牙齿萌出建立咬合的过程中容易造成咬合早接触甚至折断。畸形中央尖内可能有髓角突入或牙本质突入，折断后可能造成髓腔或深层牙本质暴露引起牙髓感染。临床上经常可以见到青少年没有龋坏的前磨牙出现牙髓炎或根尖周炎，仔细检查可以发现有畸形中央尖折断的痕迹。

治疗：①预防性治疗：如果牙齿尚未建𬌗，最好在中央尖周围堆积树脂，加固牙尖使树脂和畸形中央尖同步磨耗，磨耗的生理性刺激会使髓腔侧形成修复性牙本质和继发性牙本质，从而降低髓角高度，预防因磨耗引起的牙髓暴露；如果牙齿已经接近建𬌗，可以在局部麻醉下磨除中央尖，备洞，用氢氧化钙直接或间接盖髓，充填修复，为避免过多暴露牙本质引起牙髓急性感染；②对畸形中央尖已折断并引起牙髓感染者，要根据牙根发育情况选择牙髓治疗方法，对牙根发育完成的牙齿，应进行常规根管治疗；牙根未发育完成的牙齿，应根据牙髓感染程度选择活髓切断术、牙根成形术、根尖诱导成形术、根尖封闭术或牙髓再血管化治疗。

二、牙齿数目异常

（一）先天缺牙

先天缺牙可以是个别牙齿缺失，也可以是多数牙齿缺失，甚至全口无牙。恒牙先天缺失的发生率高于乳牙，可以发生在32颗恒牙中的任何一颗。关于先天缺牙的病因目前尚不清楚，一般认为与遗传有关，也有学者认为是胎儿在胚胎早期受到有害物质影响的结果。

乳牙列个别牙缺失不需要治疗；但对于缺牙数目较多影响咬合关系、甚至全口无牙的患儿，可以在3～4岁时做活动修复体恢复咀嚼功能，改善面形；对恒牙缺失的患儿，要根据缺牙的部位、数目、牙列是否拥挤和美观等问题制订不同的治疗方案；是否保留对应乳牙是治疗中常需考虑的问题，临床上可以拔除乳牙，关闭间隙，也可以保留乳牙、维持功能，将来乳牙自行脱落后再进行义齿或种植牙修复；局部或全口义齿修复体必须随儿童颌骨的发育而适时更换。

（二）多生牙（或额外牙）

多生牙指牙齿数目多于正常牙数，常见多1个或几个，又称额外牙。

多生牙常见于上颌前牙区，一般为锥形牙或过小牙，也可能与正常牙相似。有的多生牙可以萌出，也有的多生牙埋伏在颌骨内，只能通过X线检查发现和定位。多生牙常会引起正常恒牙的迟萌或阻生，出现牙间隙、牙齿扭转、移位、邻牙牙根吸收等。埋伏多生牙本身可形成含牙囊肿等。

对已经萌出的多生牙，应及时拔除，以利于恒牙的萌出和减少错位。对于未萌的多生牙，如果没有妨碍相邻牙齿的发育和萌出，没有形成囊肿，可以观察，暂不拔除；如果需要拔除，也应该注意选择拔除的时机，避免对正常恒牙牙根发育造成影响。当多生牙造成正常恒牙的牙根吸收或发育畸形，而多生牙外形又与正常牙类似，且有足够长度的牙根时，可以拔除病变的恒牙，用多生牙来代替。

三、牙齿萌出异常

乳牙滞留是较常见的牙齿萌出异常，指在混合牙列期，继承恒牙已经萌出，而乳牙未脱落；或在恒牙列期，继承恒牙先天缺失或阻生在颌骨内，乳牙保留在恒牙列中。

如果继承恒牙已经萌出，而乳牙滞留，会导致恒牙不能自行萌出到牙弓的正常位置，引起错𬌗畸形。继承恒牙胚先天缺失的乳牙留在牙列中虽然可以发挥咀嚼功能，但因为乳牙牙根短小，还可出现自发性根吸收，很难使用终身。

治疗原则：①如果恒牙胚发育正常，应拔除滞留乳牙；②如果继承恒牙先天缺失，可以保留乳牙，保持间隙，等乳牙自行脱落后再修复缺失牙；或者拔除乳牙，用正畸方法关闭间隙。

其余牙齿萌出异常的治疗详见本章第六节。

四、牙齿结构异常

釉质发育不全是较常见的牙齿结构异常，详见第十二章第二节。

第六节　发育期错𬌗畸形的矫治

在儿童时期，颌面、骨骼和牙齿正处于发育阶段，这一时期由于遗传因素、乳恒牙替换障碍、功能紊乱、不良习惯等一系列因素，均可能影响正常的生长发育，导致牙、颌、面畸形。所以，在这一时期要密切关注儿童牙齿、颌骨和颜面的变化，尽早发现并去除影响生长发育的有害因素，矫正或干预错𬌗畸形，诱导牙列向正常的功能和形态发育。

一、口腔不良习惯的矫治

（一）吮指习惯

吮指习惯会造成前牙开𬌗。

许多儿童在学龄前会停止吮指习惯，但少数人可能将这种不良习惯保持到青少年甚至成年时期。一般情况下，乳牙期的前牙开𬌗，到随后的混合牙列期，随着继承恒牙的陆续萌出，开𬌗现象会逐步消失，但如果吮指习惯持续到恒牙期，开𬌗就很难自动消失。

前牙开𬌗的矫治往往比较困难，矫治后的治疗效果也很难保持，容易复发。所以要尽可能地在早期破除不良习惯，可以对儿童进行心理辅导以及激励，或者用一些辅助手段来提醒，比如带指套、手套或在口腔内粘接提醒器。

（二）吐舌和异常吞咽习惯

异常吞咽习惯又称婴儿型吞咽，指在吞咽过程中的舌前移现象。吐舌和异常吞咽习惯引起的舌前移，会造成前牙开𬌗，切牙前突（特别是上切牙）以及口齿不清。

但在四五岁之前的儿童中，吞咽时舌前移现象是十分普遍的，不能全部都认为是不良习惯，随着口腔功能的成熟，往往可以自行转换为成熟的吞咽方式，所以在学龄前儿童，并不需要治疗或干预其吞咽方式。

治疗吐舌和异常吞咽习惯可以使用一些矫治器来治疗舌习惯，但首选方法是让儿童自己有意识地改变吐舌习惯和训练吞咽方式。

（三）口呼吸习惯

引起口呼吸的病因有鼻咽腔的各种疾病，如频发的上呼吸道感染、腺样体肥大、咽扁桃体肿大、上唇过短等。口呼吸会造成上颌缩窄，后牙反𬌗，上前牙开唇露齿，前牙深覆盖或者开𬌗等。

治疗时，应积极治疗可能存在的呼吸道疾病，同时指导患者进行唇肌功能训练，必要时可以配合使用前庭盾。对于上颌牙弓狭窄的患者，最好使用固定矫治器扩大牙弓。

（四）夜磨牙习惯

夜磨牙习惯会导致非功能性的牙齿磨耗。如果症状持续时间过久，会导致乳牙和恒牙磨损，持续到成年，还会导致牙周疾病或颞下颌关节异常。

有学者认为，夜磨牙习惯主要是由𬌗干扰引起的，特别是患者情绪紧张时。所以，建议对磨牙症患者治疗时，一旦发现𬌗干扰，应首先调𬌗。患者也可以在晚上使用全牙列𬌗垫防止牙齿进一步磨损。

（五）偏侧咀嚼习惯

偏侧咀嚼习惯的病因有很多，比较常见的有：①患侧牙齿龋坏，甚至有牙髓炎及根尖周炎，患者不敢用该侧咀嚼；②乳牙早失，患侧牙列不完整，患者只能长期用健侧咀嚼；③习惯性偏侧咀嚼等。

治疗首先应去除引起偏侧咀嚼的各种病因，如治疗龋齿、牙髓炎、根尖周炎等。对早失的乳磨牙及时制作功能性保持器，恒牙早失应尽早修复。鼓励患儿主动使用废侧咀嚼，逐渐形成双侧咀嚼。

二、牙齿萌出异常的治疗

（一）第一恒磨牙的异位萌出

异位萌出指牙齿在萌出过程中未在牙列中的正常位置萌出。第一恒磨牙异位萌出指第一恒磨牙萌出时近中阻生，伴随第二乳磨牙的牙根吸收和间隙丧失。这是混合牙列阶段最早出现的发育障碍。第一恒磨牙异位萌出多发于上颌，常为对称发生。临床表现为第一恒磨牙的近中边缘嵴位于第二乳磨牙远中颈部以下，导致第二乳磨牙远中颊根吸收，在 X 线片上表现为第二乳磨牙远中颊根远中面弧形根吸收（图 11-4）。

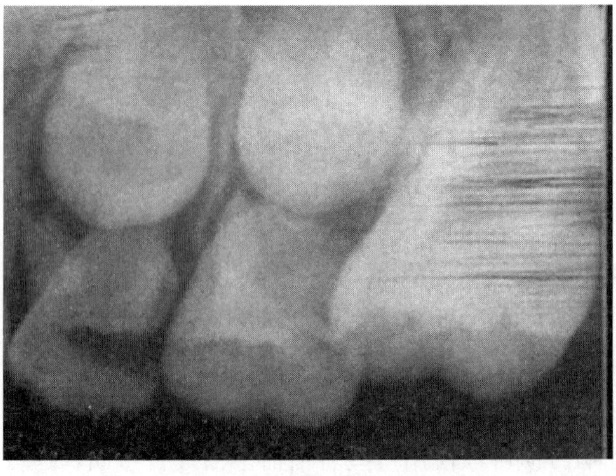

图 11-4　异位萌出（彩图）

大约有 2/3 的第一恒磨牙异位萌出后可自行矫正到正常位置，仅造成第二乳磨牙轻度的破坏；但约 1/3 的第一恒磨牙异位后无法自行萌出，甚至导致第二乳磨牙早失或被迫拔除。

对于轻度的第一恒磨牙异位萌出，可以采用铜丝结扎法或分牙簧，让第一恒磨牙受到向远中方向的力，能够回到正常的萌出位置。对于中度异位萌出，以上方法无法奏效，可以采用截冠法，方法是将第二乳磨牙近中颊根和腭根进行根管治疗后，截除已经破坏的远中根和远中部分牙冠，用预成冠修复剩余牙冠，通过减少第二乳磨牙的近远中径，消除第一恒磨牙的萌出阻力。对于重度的异位萌出，第二乳磨牙牙根破坏严重，无法治疗，可以拔除第二乳磨牙后进行间隙保持。后两种情况只能保证让第一恒磨牙萌出，但第二乳磨牙占据的牙弓长度会有减小，可能会导致其下方的恒牙萌出的间隙不足，造成恒牙的拥挤。

（二）恒侧切牙异位萌出

恒侧切牙异位萌出指恒侧切牙牙冠压迫乳尖牙的根部，形成乳尖牙牙根吸收，甚至早失，侧切牙占据乳尖牙的位置，造成错𬌗畸形。通常是由于切牙的牙冠过大，占据前牙间隙而造成的。如不及时治疗，还会引起尖牙萌出位置异常。

如果单侧乳尖牙缺失，尚未发生中线偏移，可以制作间隙保持器，阻挡侧切牙向远中移动。如果单侧乳尖牙缺失，切牙拥挤严重，中线有偏移时，为了排齐前牙，可以拔除另一侧的乳尖牙，放置保持器防止中线偏移，有利于将来全面的正畸治疗。

（三）恒尖牙阻生和延迟萌出

恒尖牙阻生常见于上颌。在临床上应特别关注双侧尖牙是否对称萌出，一侧乳尖牙滞留往往表示恒尖牙阻生。一般在患儿 8～9 岁就可以通过 X 线片判断上颌尖牙是否对称萌出，并判断尖牙的萌出途径。

如果恒尖牙只是延迟萌出，经判断可以萌出到正常位置的，可以制作活动保持器保持间隙。如果恒尖牙萌出途径异常，则必须进行外科手术暴露后，采用正畸手段牵引助萌。

（四）前牙迟萌

前牙迟萌也是儿童口腔科的常见病。由于乳牙外伤等原因，导致恒前牙埋伏阻生。这种情况必须及时采用外科手术暴露阻生牙，并采用正畸手段牵引，拉出患牙。有些治疗延迟的病例会导致患牙牙根发育异常，形成弯曲根。

三、发育期错𬌗畸形的治疗

世界卫生组织将错𬌗畸形定为牙颌面异常的一种。牙颌面异常是指儿童在生长发育过程中，由于先天或后天的因素，遗传或环境的改变等，导致的颅面、颌面、牙齿、咬合的畸形，如颌骨的大小、形态、位置异常，牙齿错位、排列不齐，上下颌牙弓间𬌗关系异常。

（一）临床表现

1. 个别牙齿错位　个别牙偏离牙弓的正常位置。如唇颊向或舌腭向错位、近远中向错位、高位、低位、转位、异位等。

2. 牙量、骨量不协调　表现为牙列拥挤、多生牙，牙列稀疏、先天缺牙。

3. 上、下牙弓不协调

（1）牙弓长度不调：表现为上颌前突、上颌后缩、下颌前突、下颌后缩、双颌前突、前牙反𬌗和深覆盖等。

（2）牙弓宽度不调：表现为后牙反𬌗、后牙锁𬌗、牙弓塌陷、牙弓狭窄、偏𬌗等。

（3）牙弓高度不调：表现为前牙开𬌗、前牙深覆𬌗等。

4. 颌骨发育异常　表现为下颌角过锐或过钝，上下颌前突、后缩，腭裂，齿槽嵴裂等。

5. 颜面发育异常　表现为颜面左右不对称，开唇露齿，面裂唇裂，下颌正中裂。

（二）错𬌗畸形的危害性

1. 对颌骨生长发育的影响　对处于生长发育期的患者，错𬌗畸形会造成颌骨发育异常，如前牙反𬌗会抑制上颌骨的生长发育，此类错𬌗畸形应早期矫治。

2. 对口腔健康的影响

（1）对牙体组织的影响：由于牙齿排列不齐导致口腔清洁和自洁作用差，造成食物嵌塞和菌斑堆积，进而发生龋坏。

（2）对牙周组织的影响：由于口腔不易清洁，造成菌斑堆积形成牙石，进一步引起牙龈炎甚至牙周炎。此外，由于咬合干扰和早接触，易造成咬合创伤并加重牙周组织炎症。

（3）对颞下颌关节的影响：长期的咬合早接触和𬌗干扰易造成下颌运动异常，从而造成颞下颌关节运动异常，导致关节病，表现为关节弹响、张开受限及疼痛等。

3. 对口腔功能的影响

（1）对咀嚼功能的影响：错𬌗畸形会导致咬合关系异常及咀嚼异常，从而导致咀嚼效率低下。

（2）对发音功能的影响：上下牙齿咬合关系不协调和口周肌肉的异常运动会造成发音不清。

4. 对容貌和心理的影响　各类错𬌗畸形均会影响容貌，如开唇露齿、小颌畸形、面部不对称等，这些畸形可能会使患者在生活中背上思想包袱，严重者会影响心理健康。

5. 对修复治疗的影响　倾斜牙、扭转牙很难取得共同的就位道，从而增加牙齿切削量；此外，有些牙齿稀疏患者，仅靠修复很难达到理想效果，需要配合正畸治疗。

（三）发育期错𬌗畸形的治疗

1. 发育期错𬌗畸形的矫治目标　错𬌗畸形的矫治目标是平衡、稳定、美观，三者是一个有机结合的整体，缺一不可。儿童处于生长发育期，这一时期的正畸治疗主要侧重于去除影响牙、颌、面发育的不良习惯，干预或矫正一些引起错𬌗畸形的不利因素，采用咬合诱导的方法，使牙列以及颌面部能够向正常的功能和形态发育。

2. 正畸治疗的矫治时机　正确掌握正畸治疗的矫治时机是非常重要的。过早开展正畸治疗有时很难达到理想的效果，而且操作起来也比较困难；开展太晚，则可能会错过最佳的矫治时机。

（1）在乳牙期应注意矫治引起牙齿错位的口腔不良习惯；也应该在早期积极治疗严重的反𬌗，一般3岁左右的儿童如果能配合治疗就可开始治疗，但如果拖延到5～6岁，乳前牙牙根开始吸收，则无法开展早期反𬌗矫治。

（2）在替牙期，应对影响恒牙建𬌗的牙齿错𬌗及骨性错𬌗都应该积极治疗，下颌前突、上颌后缩最佳矫治时机为8～10岁，对下颌后缩患者，最佳治疗时间为11岁左右。

（3）对恒牙期的矫治最好在青春发育期进行，一般男性为12～16岁，女性为10～14岁，上下限有3～6年变异。

3. 正畸治疗的方法

（1）预防性矫治：错𬌗畸形的预防性矫治主要指错𬌗畸形发生以前采取一些预防措施，去除各种可能引起错𬌗畸形的因素，避免畸形的发生。如妊娠期注意营养，防止传染病等全身疾病，注意药物的使用，尽量避免放射线照射，以防止胚胎发育不良。牙齿萌出期要定期进行口腔检查，预防龋齿和不良习惯。哺乳期最好母乳喂养，人工喂养应注意婴幼儿的吸奶姿势。

（2）阻断性矫治：在乳牙期、替牙期及时采取一些措施消除病因，以阻断正在发生的畸形，避免错𬌗畸形严重化，使牙、颌、面正常发育，这种方法称为阻断性矫治。

1）口腔不良习惯的矫治：如纠正吮吸手指、口呼吸、咬唇等习惯。

2）乳牙或恒牙早失的处理：乳牙或恒牙早失会引起牙弓长度缩小，对颌牙咬合高度改变。所以乳牙早失应及时制作间隙保持器，等待继承恒牙萌出；恒牙早失可以制作间隙保持器，择期修复缺失牙，或采用正畸方法关闭缺牙间隙。

3）乳牙滞留的处理：对于如果恒牙胚发育正常，应拔除滞留乳牙；如果继承恒牙先天缺失，可以保留乳牙，保持间隙，等乳牙自行脱落后再修复缺失牙；或者拔除乳牙，用正畸方法关闭间隙。详见本章第五节。

4）先天缺牙和多生牙的处理：详见本章第五节。

5）乳、恒牙反𬌗的矫治。

4. 矫治器的选择　恒牙期发现错𬌗畸形者，应及时给予临床矫治。临床矫治的基本原则是首先去除病因，再根据口腔不同畸形情况全面考虑矫治方案后选用合适的矫治器，目前矫治器分为固定矫治器和活动矫治器。

（1）固定矫治器：固定矫治器是正畸矫治器中的一个主要类型，其种类很多，有直丝弓矫治器、方丝弓矫治器、Begg 细丝弓矫治技术等。

（2）活动矫治器：使用活动矫治器必须严格选择适应证，同时也要求患者积极配合，按医嘱戴用矫治器，这类矫治器有机械性活动矫治器、功能性矫治器等。

（白　洁）

思考题

1. 儿童龋病的临床表现、危害和治疗原则。
2. 乳牙牙髓炎和根尖周炎的临床表现和治疗原则。
3. 年轻恒牙牙髓炎和根尖周炎的临床表现。
4. 简述年轻恒牙牙髓治疗的原则。
5. 年轻恒牙冠折露髓的临床表现及处理原则。
6. 年轻恒牙全脱出的治疗方法。
7. 口腔不良习惯有哪些？
8. 简述发育期错𬌗畸形的矫治目标。

第十二章

全身疾病与口腔疾病的关系

学习目标

【掌握】

牙周炎对全身健康的影响。

【熟悉】

全身疾病在口腔的特殊表征。

【了解】

某些全身性疾病造成口腔损害的预防和处理原则。

口腔是全身器官的一部分，某些口腔疾病可以影响全身健康，导致生命质量下降。而全身系统性疾病也可累及口腔，口腔局部的表征有时就是全身系统性疾病的早期或唯一症状，其表现可多种多样，因此，口腔也被称为人体的无声报警系统。所以，树立全身观念，掌握全身疾病在口腔的表征，重视对全身疾病病史的询问及检查，对疾病的早期发现、正确诊断和及时治疗具有重要意义。

第一节　口腔疾病对全身健康的影响

一、口腔病灶与牙周医学

1. 口腔病灶　是指口腔颌面部范围内一个局限的有致病微生物感染的组织，病灶内的微生物及其毒性产物通过血液和淋巴循环，传播到远隔器官或组织而引起的症状或疾病，称为病灶感染。

口腔病灶感染学说是由 Hunter 于 1900 年首次提出的，他指出微生物源性心脏病及其他一些疾病是牙源性病灶感染的后果。此后，相继有文章发表，报道了某些全身疾病在拔除患牙后得到痊愈或缓解的病例，其他如流产、乳腺炎、肾炎、毒血症、虹膜睫状体炎等均可能是病灶感染的结果，从而导致了病灶学说的盛行，并在医学领域内大约影响了 20 余年。遗憾的是，也发生了大量本可治愈的牙齿被拔除的病例，致使很多人的咀嚼器官遭到了不必要的破坏。20 世纪中叶以后，基于去除口腔病灶后仅有一部分患者的全身疾病得以痊愈的事实，以及在理论上尚缺乏进一步的科学分析与验证，“病灶学说”逐渐被冷落和否定。口腔医师界开始主张应以保存性治疗来取代破坏性治疗，通过良好的牙体牙周治疗来消灭口腔内感染。

2. 牙周医学　20 世纪 80 年代以来，由于不断的相关报道，口腔疾病与全身疾病的关系又重新受到医学界的重视，学者们按照循证医学的原则进行了大规模的流行病学观察和病例对照研究，并采用科学的统计分析手段，发现牙周病和某些全身疾病之间确有一定的关系，提出了一个新的分支学科，即牙周医学，意旨牙周病与全身健康或疾病相互影响的双向关系。

牙周医学概念的建立也将拓宽医师的视野和知识领域，改变临床诊断和治疗理念，牙周治疗的目标应从阻断疾病发展并防止拔牙、重建功能及外形、促进牙周组织再生等，扩展到研究牙周感染对全身疾病的作用和影响，进而长期有效地控制牙周感染，加强对患者全身健康的关注和保护，积极预防和治疗口腔内的感染灶，消除与全身健康有关的危险因素。

二、口腔常见疾病与全身疾病和健康的关系

口腔疾病不仅影响口腔器官功能的发挥，而且常常影响全身健康，导致生命质量下降。下面以口腔最常见的两大疾病——龋病及牙周炎为例，说明口腔疾病对全身疾病和健康带来的影响。

（一）龋病

龋病是口腔的常见病和多发病，由于进展缓慢，一般情况下不危及患者生命，因此，往往不受人们的重视。实际上，龋病给人类造成的危害甚大。①龋病是导致牙体缺失的主要原因，而牙体的缺失必然会导致咀嚼功能低下，影响食物的消化和吸收，导致营养不良和胃肠疾病，患龋较多的儿童，常常身体消瘦，严重者导致营养不良而影响生长发育；②龋病如果治疗不及时，病变向牙体深部发展，可引起牙髓炎、根尖周病、颌骨骨髓炎、颌周蜂窝织炎等一系列并发症，严重影响全身健康；③龋损所致残根、残冠，刺激口腔黏膜，可形成创伤性溃疡，长期慢性刺激，容易转化为口腔癌；④龋病及其并发症还可以作为病灶，引起远隔器官和组织的疾病，如低热、关节炎、蛛网膜炎、心内膜炎、肾炎等。

（二）牙周炎

牙周炎对全身健康和疾病有明显的影响。牙周炎累及的患牙多，甚至全口牙，据估计，重度牙周炎患者的牙周袋内壁溃疡面积的总和可达 $72cm^2$；牙周炎通过直接感染，或因患牙均有不同程度的松动，咀嚼时所产生的持续不断的压力，易将牙周袋内的细菌及其产物挤压到血液及淋巴循环中扩散；或牙周细菌及其产物引起机体的免疫反应，引起邻近部位或远隔器官的感染。近十余年来的大量研究表明，牙周炎可能是以下几种全身性疾病的危险因素。

1. 心脑血管疾病　口腔感染引起急性或亚急性细菌性心内膜炎是牙周病与全身健康有关的最为确定的例子，据报告该病有 10%～30% 与牙源性感染或牙科治疗有关，而且大多发生于心脏瓣膜有病损或植入人工瓣膜者，当口腔治疗出现暂时性菌血症时，可使体内产生循环抗体及凝集素，使血小板凝聚形成血栓，病原菌黏附在病损瓣膜上，引发心内膜炎。

牙周炎与急性心肌梗死和慢性冠状动脉粥样硬化性心脏病的关系近年来也得到证实。许多研究报道，冠状动脉病变程度与牙周感染程度显著相关，发现患牙周炎者因冠心病死亡或入院的发生率比无牙周炎者高 25%，牙槽骨吸收者发生冠心病几率为牙周正常者的 1.4 倍，发生脑卒中者为其 2.1 倍。最近国内也有相继报告，在北京某社区中老年陈旧性心肌梗死患者的中重度牙周炎患病率显著高于健康组；25%的脑卒中患者有牙科感染，而对照组中只有

2.5%有牙科感染。研究证实，牙周炎是冠心病及脑卒中的一个独立的危险因素。

2. 糖尿病　糖尿病是常见的内分泌代谢性疾病，累及多个器官，已成为致残率、死亡率仅次于肿瘤和心血管病的第三大疾病。随着生活方式的改变和老龄化进程的加速，我国糖尿病的发病率正在呈快速上升趋势，而牙周炎作为口腔常见病和多发病，也有发病率逐年增高的趋势，近年来，在牙周专科就诊的糖尿病患者的人数不断上升，经检查，这些患有牙周炎、牙周脓肿的患者同时患有糖尿病。临床证实，牙周炎与糖尿病密切相关。据报道，非胰岛素依赖型糖尿病患者患牙周炎的风险比正常人大3倍，牙周感染更严重，而且年轻时即可发生。牙周破坏的严重程度和糖尿病类型、控制程度、病程长短以及有无并发症等关系密切。有慢性牙周炎病史者明显影响对糖尿病的控制，其原因可能是牙周炎增加了对感染的易感性，损害宿主的反应能力，对糖尿病的控制产生不利影响。有研究报道，在2型糖尿病患者的血清中TNF-α水平显著升高，这种升高的TNF-α可能来自牙周感染所引起的慢性炎症组织，近年来，国内外均有报道，彻底有效的牙周治疗可以降低血清中TNF-α的水平，提高胰岛素的敏感性，有助于降低血糖和糖化血红蛋白的水平。

3. 胃肠疾患　牙周炎由于一组牙或全口牙松动甚至丧失咀嚼功能，使食物不经咀嚼吞咽，增加胃肠道的功能负担，再加上脓液经常被咽下，造成消化不良和胃溃疡，临床上很多牙周炎患者患有胃肠疾患。近年来，牙菌斑与引起胃炎、胃溃疡以及胃癌的幽门螺旋杆菌的关系已经引起学者们的关注。一些研究结果显示，慢性胃炎、胃十二指肠溃疡以及胃癌常是由幽门螺旋杆菌引起的。口腔是幽门螺旋杆菌的储存库，唾液和牙菌斑中的幽门螺旋杆菌检出率很高，甚至高于胃内幽门螺旋杆菌检出率。牙周炎时有大量牙菌斑，这可能是牙周炎患者常常伴有胃溃疡的重要原因。

4. 早产和低体重儿　有研究报道，重症牙周炎的孕妇发生早产和低体重儿的危险是牙周正常孕妇的7.5倍，牙周炎病变部位存在着大量革兰阴性厌氧菌，内毒素和炎症介质，细菌和毒性产物可以威胁胎儿-胎盘并引发早产，另有报道，早产和低出生体重儿母亲的龈沟液中前列腺素E_2（PGE_2）水平和牙周致病菌均显著高于正常产妇。龈沟液中PGE_2水平与胎儿体重成反比。这些临床结果均提示牙周感染对有些妇女的妊娠结果有明显的负面影响。

5. 关节炎　主要是类风湿关节炎，该病和牙周炎都是慢性破坏性炎症疾病，其关节内滑膜组织和牙周组织内，有共同的炎症性持续浸润和周围硬组织破坏的病理表现。有研究报道，牙周疾病的范围和严重程度与类风湿关节炎密切相关，牙周病患者较无牙周病患者类风湿关节炎发病率高。而类风湿关节炎患者患重度牙周炎的发病率较无类风湿关节炎者的高。

6. 与其他系统疾病的相关关系　有研究显示，慢性牙周炎还与肾病、某些皮肤病、虹膜睫状体炎以及老年阿尔茨海默病密切相关。

第二节　全身疾病或药物导致的口腔疾病

在牙齿生长发育期间，由于全身疾病、营养障碍或不恰当用药，可影响牙齿的正常发育，导致萌出后的牙齿发生结构、形态等异常。不恰当用药还可对牙龈等软组织造成损害。只有了解这些知识，才能在使用某些药物之前就考虑到这些药物的副作用。在某些全身疾病的诊疗过程中，应注意观察并发的口腔疾病，做到及时处理。

一、釉质发育不全

是牙齿在发育期间，由于全身或局部因素导致釉质结构异常而出现的永久性缺陷。常见的全身因素有营养障碍、感染性疾病及内分泌疾病等；局部因素有乳牙根尖部感染、外伤等，均可直接影响相应恒牙胚的发育。轻者，釉质仅有色泽和透明度的改变，牙面出现白垩色或黄褐色横纹。重者，牙面有实质性缺损，呈棕褐色的沟状或窝状凹陷，甚至无釉质被覆，使牙齿失去正常形态（图 12-1)。

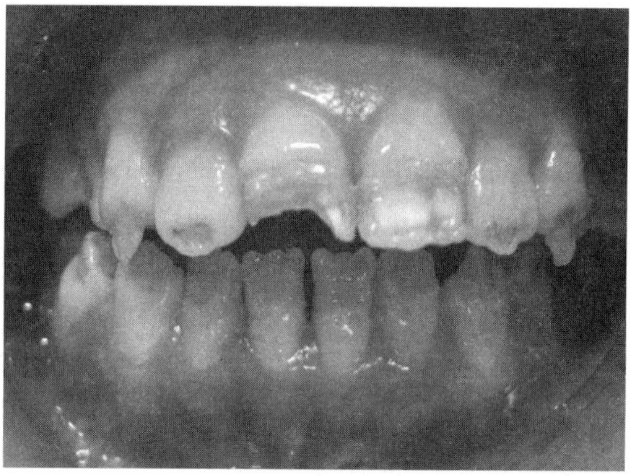

图 12-1 釉质发育不全（彩图）

轻者可不需治疗，但应注意防龋，有实质性缺损者可用复合树脂修复，严重者宜做树脂或全瓷贴面，亦可烤瓷或全瓷冠修复。

二、四环素牙

在牙齿发育的矿化期，因服用四环素类药物（包括四环素、去甲基金霉素、土霉素等），而导致牙齿的颜色和结构发生改变，称为四环素牙。四环素可以在母体通过胎盘引起乳牙着色。在胚胎 4 个月至 7 岁期间，凡服用治疗量的四环素类药物，皆可导致四环素牙，表现为全口牙齿出现均匀一致的颜色改变，初呈黄色，可逐渐变为棕黄、棕色或棕灰色。轻度，颜色呈均匀的深浅程度不同的黄色；中度，为深浅程度不同的灰褐色（图 12-2)；重度，除牙面有较深的染色外，伴釉质发育不全。

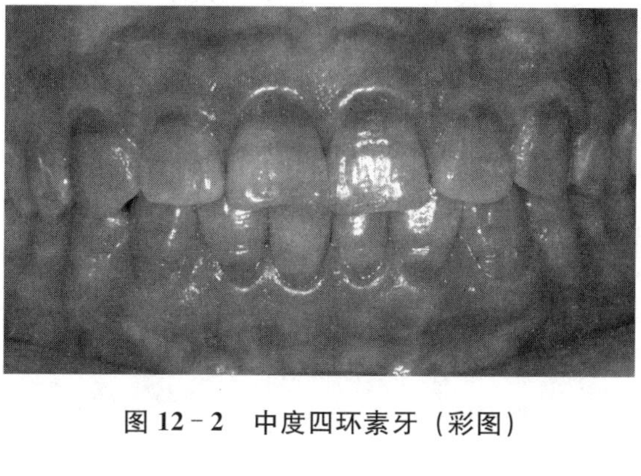

图 12-2 中度四环素牙（彩图）

轻度、不伴有釉质缺损者可用脱色法治疗，中、重度者可用光固化复合树脂贴面修复或冠修复。为预防四环素牙的发生，凡妊娠4个月后和哺乳期的母亲及8岁以下儿童均不宜使用四环素类药物。

三、氟牙症

又称氟斑牙或斑釉，是牙齿在发育期间由于摄取氟量过高，而引起的一种特殊类型的釉质发育不全。实质上，氟牙症是慢性氟中毒在口腔的突出表现，是一种地方病，我国各省几乎都有流行区。氟牙症具有一定的地域性，这些地区往往饮水或者食物中氟的含量高于正常范围，在牙齿发育矿化期间若生活在此区域，会因摄入过量的氟而患氟牙症。除了影响牙齿外，严重者同时患有氟骨症。

正常人每日需氟量为0.5～1.5mg，主要摄入途径是饮用水，在牙齿发育期间，日常饮水中氟含量为1ppm时，有防龋作用，但高于1ppm时，即可引起氟牙症，当含量达4ppm时，人群氟牙症发生率高达88.2%，含量为6ppm时100%罹患氟牙症，且其中90%为重度氟牙症。

氟牙症一般只发生于恒牙，最常见的是在同一时期萌出牙齿的釉质上出现白垩色到褐色等颜色不一的斑块，严重者还会出现牙釉质的实质缺损。

也会发生于全口牙，表现为釉质上有白垩色、黄色或褐色的横纹、斑块，甚至整个牙齿均为白垩色或黄褐色釉质，严重时釉质有实质性缺损。氟牙症患牙耐磨性差，易于磨损，但对酸蚀的抵抗力较强（图12－3）。

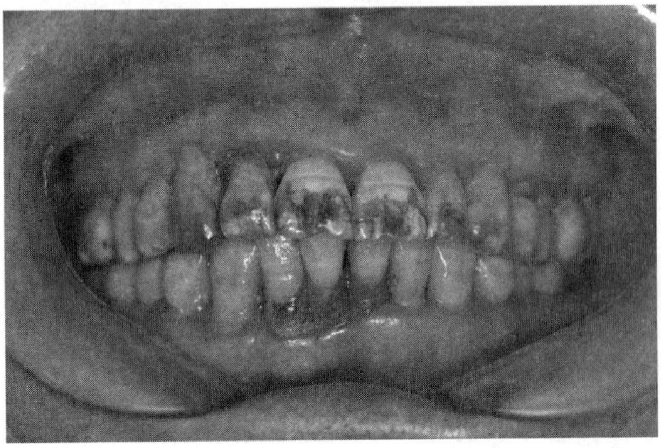

图12－3 氟牙症（彩图）

轻症者无需处理，着色较深而无明显缺损的患牙可用漂白脱色法脱色；重度有缺损的患牙可用光固化复合树脂贴面、全瓷贴面或烤瓷冠修复。预防措施主要是改良水源含氟量，降低氟摄入量。

四、药物性牙龈肥大

长期服用苯妥英钠（大仑丁）、硝苯地平（心痛定）和环胞素等药物可引起牙龈增生肥大，这些药物能刺激成纤维细胞的活性，使结缔组织增生，尤其是牙龈有炎症时影响更为明显。

牙龈增生肥大多始于服上述药后一年内，增生起始于牙间乳头或龈缘，常波及全口牙龈，但以前牙唇侧为重。增生逐渐发展可盖住部分牙面，甚至高出牙齿咬㣇面，妨碍咀嚼功能。增生的牙龈呈桑葚样或分叶状，淡粉色，一般无痛，不出血，质地坚实，略有弹性。当合并炎症时，增生的牙龈可呈深红或暗红色，松软易出血。

对此类疾病的治疗，首先是去除局部刺激因素，控制炎症，多数患者在控制炎症后肥大会明显减轻。在允许的情况下，可停药或更换其他药物，而许多患者必需长期服用苯妥英钠、硝苯地平、环胞素等药物，无法停药或换药，因此，在用药前应尽可能治疗原有的牙龈炎，以便减轻本病的发生。如在控制炎症后肥大增生的牙龈仍存在，可采取手术治疗，通过牙龈切除术切除增生的牙龈。

第三节　全身疾病在口腔的表现

全身疾病常累及口腔，还有些疾病则首先在口腔出现症状，因此，有些全身疾病的患者往往首诊于口腔科，这对口腔科医师无疑是一个考验，全身观念便显得至关重要，如能掌握口腔表现与全身疾病的关系，将有助于对原发病的早期诊断，同时也避免只顾口腔局部治疗而忽略全身所带来的严重后果。

一、血液及出血性疾病

（一）白血病

所有类型的白血病，特别是急性白血病均出现口腔病损，常见的口腔表现如下：

1. 严重的牙龈出血　为自发性出血，牙龈颜色不均匀，既苍白又紫红，龈袋出血、出脓、口臭。如发生口腔黏膜和皮肤出血，则出现瘀点、瘀斑。

2. 牙龈增生肿大　因大量白细胞浸润形成，牙龈肿大，形态不规则，质地松软等。

3. 口腔溃疡　白细胞浸润可使毛细血管栓塞而致局部组织缺血坏死，形成坏死性溃疡，但坏死组织周围无明显炎症反应。

4. 口腔黏膜肿块　由于白细胞在组织中浸润，舌、颊等处黏膜可触及硬性浸润性肿块。

5. 牙痛、牙齿松动　白细胞可在牙髓组织及牙周组织中浸润，导致牙痛和牙齿松动。

6. 淋巴结肿大　常见双侧多发性颈淋巴结肿大，质地软或中等硬度，不粘连，无痛。

（二）贫血

1. 缺铁性贫血　表现为口腔黏膜苍白，舌背丝状乳头和菌状乳头萎缩甚至消失，舌面光滑发亮，有时出现小溃疡、口腔黏膜和舌有灼痛感，口角炎症或皲裂。

2. 巨幼细胞贫血　口腔早期为舌炎，烧灼样疼痛感，继之舌背丝状乳头和菌状乳头萎缩，舌面光滑、舌质红，俗称“牛肉舌”，可伴有味觉迟钝或消失，严重者舌面光滑，呈蜡片状，舌部肌张力丧失。

3. 再生障碍性贫血　口腔黏膜苍白，牙龈有少量持续性出血，黏膜有紫色瘀点、瘀斑，轻微创伤即可引起溃疡和坏死。常见于牙龈缘、颊黏膜和硬腭，重症者口腔表现类似急性白血病。

（三）出血性疾病

包括血小板减少症、血友病等，主要口腔表现为明显的出血倾向，可由刷牙、吮吸、洁牙刮治、拔牙或轻微外伤时引起，牙周病患者可因结石及慢性炎症引起牙龈自发性出血，乳牙脱落和恒牙萌出等都可引起严重出血。口腔黏膜及皮肤可出现瘀点、瘀斑或黏膜下血肿。临床上可见拔牙、洁牙刮治术后出血不止。创口愈合迟缓。

血液病患者必须进行口腔治疗时应注意：①重型或急性期禁忌拔牙和手术；②非手术性的口腔治疗应避免损伤口腔黏膜，龋齿治疗备洞和充填时应使用橡皮障，避免对牙龈及其他口腔软组织损伤，对血友病患者义齿设计时应尽量避免卡环、支托等金属装置；③必须拔牙或手术时，宜选择在临床症状缓解期，术中尽量减少创伤，最好在内科医师共同会诊下谨慎进行；④手术操作要轻柔，尽量避免不必要的损伤；术后注意止血，如预防性应用明胶海绵、凝血酶等止血药物，严密缝合拔牙创口等；⑤加强口腔护理，术前、术后应用抗生素，有效预防感染。

二、内分泌系统疾病

（一）糖尿病

内分泌系统疾病中，糖尿病与口腔关系最为密切。在临床上糖尿病主要影响牙周炎的发病和进程，糖尿病患者牙周感染较普遍和严重，并在年轻时即可发生。除此之外在口腔黏膜和腮腺组织也均出现病损。

口腔表现：①牙龈颜色深红、肿胀、易出血，龈缘呈肉芽肿状增生，易发生牙周脓肿，牙槽骨吸收破坏迅速，在短期内即可引起深牙周袋和牙齿松动；牙周炎的发病和进程与糖尿病密切相关，血糖控制不良者，其牙周组织的炎症较重，血糖控制后牙周炎的情况好转；②舌色深红，肿大，刺痛，有牙痕，并可发生裂沟，口腔常有甜味或烂苹果味；③口腔黏膜干燥，充血发红，唇红干裂；④腮腺肿大，呈双侧无痛性、弥漫性肿大。

糖尿病患者在口腔治疗时应注意：①需行手术的住院患者，应全面检查患者的健康情况，观察血糖动态变化，待血糖得到有效控制后，再行手术治疗；②有多年糖尿病病史的患者，往往并发有心脏微血管病变和心肌代谢紊乱的心肌病，易诱发心力衰竭、心律失常、心源性休克和猝死，因此，这类患者在门诊进行拔牙和其他有创操作前，除常规查血糖外，一定要做心功能方面的检测，以免发生意外；③患者对细菌感染的抵抗力低下，在进行拔牙、牙周深部刮治或其他手术时，术前及术后应给抗生素预防感染；④严格履行无菌操作，尽量减少手术创伤。

案例12-1

患者，女性，30岁，糖尿病病史2年。全口牙龈易出血、反复肿胀、溢脓半年余，血糖控制不好时症状加重，血糖控制趋于正常时牙周炎症减轻。检查：全口牙龈颜色红，龈缘肿胀，轻探出血，下颌前牙松动Ⅲ°，牙周袋深4～5mm，内有脓液。X线片示下颌前牙牙槽骨水平吸收达根尖1/3，其余全口牙槽骨水平吸收达根长1/2左右。

问题与思考

1. 请说出诊断和诊断依据。
2. 请拟订治疗计划及治疗中的注意事项。

（二）甲状旁腺功能亢进

甲状旁腺功能亢进因甲状旁腺激素分泌过多而引起，溶骨性病变和疼痛是该病的典型症状。

口腔表现：①颌骨发生多囊性瘤样病变，患病初期即有骨痛；②发生颌骨中枢性巨细胞瘤，又名棕色瘤，X线检查：见骨小梁减少，影像模糊不清，骨皮质变薄，骨吸收区内牙齿的牙髓均有活力，严重者可发生病理性骨折；③复发性龈瘤或多发性龈瘤，牙龈炎症，牙周袋形成；④颌骨广泛吸收，牙槽骨硬骨板消失，牙松动、移位，甚至脱落，拔牙后创口不易愈合；如为无牙颌，戴用义齿时有明显的不适感。

三、特异性感染

（一）梅毒

梅毒是由梅毒螺旋体引起的一种慢性性传播疾病。各期梅毒均出现口腔病损，主要表征为：

1. 树胶肿　三期梅毒最常见的表现，好发于硬腭，其次为舌、唇、软腭，初起为肉芽组织增生，呈半圆形突起，坚硬如橡胶，很快发生中心坏死，硬腭病变可累及骨质，形成腭穿孔。

2. 梅毒性舌炎　舌乳头萎缩，表面光滑，表现为萎缩性舌炎。有时舌部呈分叶状，伴有沟纹，表现为间质性舌炎。

3. 舌白斑　三期梅毒间质性舌炎可发生白斑，易引起恶变。

4. 牙发育异常　见于先天性梅毒。上、下切牙切端变窄，切角圆钝，中央部有切迹如“新月状”，因牙齿形态变化致牙间隙增大，第一恒磨牙牙尖向中央聚拢并萎缩，釉质发育不良呈颗粒状，形似桑葚，故又称“桑葚牙”（图12－4）。

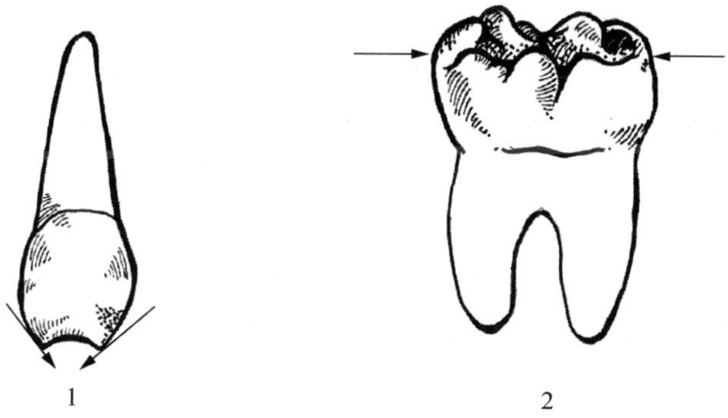

图12－4　先天性梅毒牙

1. 新月形切牙　2. 桑葚状磨牙

（二）结核

结核病是由结核分枝杆菌感染引起的全身性疾病。口腔结核多为继发于肺结核或肠结核，主要表现为结核性溃疡和结核性肉芽肿。

1. 结核性溃疡　病变可发生于口腔黏膜任何部位，常见于舌部，特点为溃疡深大，边缘不整，表面有粟粒状小结节，被覆污秽假膜及红色肉芽组织，周围及基底无广泛浸润，早期即感疼痛，病损扩展较缓慢，病程长达数月以上。病损处经抗酸染色后，有时可找到结核分枝杆菌，组织活检可帮助确诊。

2. 结核性肉芽肿　当细菌数量较少、毒力较低或人体免疫反应较强时，口腔病损则发生以增生为主的病理变化，形成结核结节（结核性肉芽肿）。单个结核结节肉眼不易看见，当3～4个结节融合成较大结节时才易于发现，其境界分明，约粟粒大小，呈灰白半透明状，有干酪样坏死时则略呈黄色，可微隆起于组织表面。

四、艾滋病

艾滋病是获得性免疫缺陷综合征的简称，口腔表现可分为三类。

（一）与人类免疫缺陷病毒感染密切相关的口腔病变

1. 口腔黏膜白念珠菌感染　常为艾滋病的先兆症状，与普通念珠菌感染的临床表现相同，但病变顽固且范围广泛。可见腭部、悬雍垂、舌及口底黏膜白色病损，表现为片状红斑或白斑，表面有干酪样渗出物，伴有疼痛及烧灼感。涂片镜检可见白念珠菌，青年人多见伪膜型，若伴有口角炎，更应高度怀疑艾滋病。

2. 口腔黏膜毛状白斑　好发于双侧舌缘，呈现毛发或毛毯状突起的白色斑块，可蔓延至舌背和舌腹，多无自觉症状。

3. 牙周病变　游离龈呈现火红色线状充血，在龈缘形成特殊的“新月形”红线，附着龈出现点状红斑，龈乳头溃疡、坏死时，伴有出血及恶臭。牙周附着及牙槽骨迅速破坏，并累及全口牙使之松动。牙周软组织溃疡坏死，疼痛明显。

4. 卡波西肉瘤　是艾滋病患者最常见的肿瘤，是艾滋病的临床诊断指征之一。好发于腭部和牙龈，呈单个或多个褐色或紫色大小不一的斑块或扁平高起的包快，可出现分叶和溃疡或出血。

5. 非霍奇金淋巴瘤　在口腔好发于软腭、牙龈、舌根等部位，表现为高出黏膜面的软组织肿块，呈红色或紫色，有弹性，需经病理检查确诊。

（二）与人类免疫缺陷病毒感染有关的口腔病变

1. 非特异性溃疡，好发于咽、腭等部位。

2. 唾液腺肿大，唾液分泌减少，多累及腮腺，其次为下颌下腺。

3. 口腔疱疹，可为单纯性疱疹病毒或A组柯萨奇病毒感染引起。

（三）人类免疫缺陷病毒感染可能引起的口腔病变

1. 细菌感染　感染菌类有伊氏放线菌、大肠埃希菌、肺炎克雷伯菌等。

2. 除白念珠菌外的其他霉菌感染　有隐球菌、毛霉菌、黄曲霉菌等。

3. 巨细胞病毒、上皮软疣等病毒感染。

4. 面瘫、三叉神经痛等神经病变。

5. 复发性阿弗他口炎。

第四节　与口腔疾病相关的综合征

某些综合征除全身其他部位的病损外，口腔颌面部也伴有病损，因此，在诊治口腔疾病时，对具有口腔表现的综合征，要有充分了解，必要时做相应的全身检查，以便做出正确的诊断和治疗。

一、干燥综合征

干燥综合征是一种自身免疫性疾病，其特征为外分泌腺的进行性破坏，临床表现为口干、眼干，并伴有各种自身免疫性疾病。

口腔表现：

1. 口干，唾液分泌减少，唇及口腔黏膜发红、干燥，严重者咀嚼及吞咽困难，需辅助汤水才能咀嚼食物及咽下。

2. 猖獗性龋齿，表现为多个牙齿逐渐变色，继而小片脱落，最终只留有残根。

3. 唾液腺肿大，以腮腺肿大及慢性炎症最为常见，也可伴有颌下腺、舌下腺肿大。

4. 舌痛、舌面干裂、舌乳头萎缩。

二、色素沉着-肠息肉综合征

色素沉着-肠息肉综合征有明显家族史，系显性遗传病，以黏膜、皮肤色素斑，胃肠道多发性息肉和家族遗传性为主要特征。

口腔表现：色素沉着于口周皮肤、唇红缘及口腔黏膜，色素为多发性，呈黑色，颇似黑色素斑，口唇、皮肤色素斑可在青春期后消退，但口腔黏膜色素斑持久不退（图 12－5）。

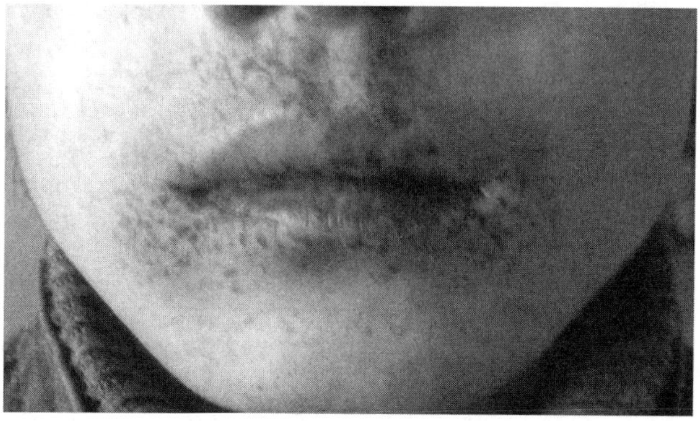

图 12－5　色素沉着-肠息肉综合征，口周皮肤、黏膜色素沉着（彩图）

三、遗传性外胚叶发育不全症

遗传性外胚叶发育不全症是与 X 染色体相关的隐性遗传病，其特征是少汗、毛发稀疏、牙齿发育不全。

口腔表现：牙齿数目缺少，大部分乳牙、恒牙缺失，甚至全口无牙，上中切牙及尖牙呈锥形冠。面部垂直距离降低，额部突出，鼻梁塌陷，面型似鞍鼻。

（王笑茹）

思考题

1. 牙周炎对全身健康都有哪些影响？

2. 艾滋病在口腔黏膜有哪些典型的损害？

第十三章

口腔预防保健

学习目标

【掌握】

龋病和牙周病的预防方法；口腔自我保健的几种方法。

【熟悉】

口腔癌及错𬌗畸形的预防方法。

【了解】

口腔预防保健的意义和三级预防的内容，初步认识社区口腔保健发展的意义。

第一节　绪　论

口腔预防医学是口腔医学体系的重要组成部分，是预防医学的一个重要分支，在以预防为主的思想指导下，运用现代医学知识和方法研究口腔疾病的发生、发展规律，制订预防口腔疾病发生的措施，实现以促进口腔健康为目的的一门科学。

一、口腔预防医学的发展简史

口腔预防医学的发展大致可以分成原始启蒙时期、理性科学发展时期、口腔预防医学的诞生与发展时期和未来发展规划时期。

（一）原始启蒙时期

我国古书中记录了关于漱口、叩齿和洁齿等牙齿保健方法，如公元1100年，西周《礼记》中就提到“鸡初鸣，咸盥漱”，唐代孙思邈所著《备急千金要方》中记录“揩齿及叩齿百遍，为之不绝，不过五日，口齿即牢密”。也有一些文献记录了食用过多的糖对牙齿的危害，比如唐初的孟洗在《食疗本草》中记录“多食砂糖有损牙齿”，北宋的寇宋奭在《本草衍义》中写道“砂糖小儿多食则损齿”。我国古书中还记载了关于牙签和植毛牙刷的应用，比如元代的赵孟在《老态》中写道“食肉先寻剔牙签”，明代李时珍在《本草纲目》中提到“柳枝去风消肿止痛，其嫩枝削为牙杖，剔牙甚妙”，辽代古墓中出土的骨柄植毛牙刷早于欧洲数百年。

（二）理性科学发展时期

这一时期对口腔相关疾病和知识的研究上升到科学研究的层次，最为重要的是发现了口腔细菌，并创立了龋病的化学细菌学说，氟化物防龋的发现及有计划地开展应用，这些都为口腔预防医学的诞生提供了坚实的基础。

（三）口腔预防医学的诞生与发展时期

在20世纪国家干预的卫生保健观念开始确立，使得口腔预防医学作为一门独立的学科诞生了。1948年成立的世界卫生组织（World Health Organization，WHO）的宗旨是尽可能使全人类达到最高的健康水平，成立之初的工作领域就包括口腔卫生项目，并且在60年代就开始建立了全球口腔资料库，到了70年代，又通过了饮水氟化预防龋齿的决议和提出2000年全球口腔卫生保健目标，把口腔健康作为全身健康的十大标准之一。

在此时期世界各地的口腔预防管理及科研机构纷纷成立，比如我国在1996年成立了中华预防医学会口腔卫生保健专业委员会，1997年成立中华口腔医学会口腔预防医学专业委员会。随着科研水平的进一步发展，口腔预防医学许多方面的研究工作取得了快速的发展，比如开始采用流行病学调查与研究技术、病毒学和细胞学研究技术、社会行为科学与口腔健康关系的跨学科研究等。

知识链接

世界卫生组织（WHO）是联合国下属的一个专门机构，只有主权国家才能参加，是国际上最大的政府间卫生组织，现有194个会员国。1946年国际卫生大会通过了《世界卫生组织组织法》，1948年4月7日WHO宣布成立，于是每年的4月7日也就成为全球性的“世界卫生日”。

（四）未来展望

21世纪必将是口腔预防医学快速发展的一个世纪，未来发展要兼顾到许多现实问题，既要注意做到巩固基础和区域性协调发展，还要做好科学研究工作，为最终解决预防常见口腔疾病的发生而努力工作。

要重视加快发展社区口腔卫生保健工作，建立合理有序的口腔预防保健体系，做好口腔常见病和多发病的一级预防工作。进一步健全口腔健康教育工作，让不同地区的人们都享受到基本的口腔预防保健服务。还要做到预防资料网络共享，为口腔预防监测服务。积极采用新技术、新方法及多学科广泛联合的形式从事口腔预防医学研究，力争取得预防方法的突破。

二、口腔预防保健与口腔预防医学

口腔预防保健是研究各种可能的致病因素对口腔健康的影响、口腔疾病的分布规律，制订防治口腔疾病、提高口腔健康质量的一系列方法和措施，它是口腔预防医学中的一个基本概念。

（一）口腔预防医学

口腔预防医学是通过有组织的社会努力，预防口腔疾病，维护口腔健康和提高生命质量的科学和艺术，涉及口腔医学的各个方面，通过预防或减少口腔疾病的发生和发展达到促进口腔健康的目的，其中由于龋病和牙周病等一些口腔常见病具备发病缓慢的特点，而常常被引入三级预防的观念。

口腔预防医学的主要研究对象是人群，基本要素是研究群体的口腔疾病患病情况、群体预防措施和个人预防保健方法，通过研究发现并掌握预防口腔疾病发生和发展的规律，促进整个社会口腔健康水平的提高。它具有很强的社会实践性，既需要口腔专业人员与卫生工作者参与，还要求政府的支持、社会关注和个人的积极参与。

（二）口腔疾病的三级预防

三级预防是为针对预防慢性疾病的发生、发展或恶化的不同阶段分别采取病因预防、三早预防和临床预防的三种预防措施，由于三种预防措施是连续的梯次性预防措施，因而称之为三级预防。

一级预防也称为病因预防，是在疾病尚未发生时针对致病因素（或危险因素）采取措施，也是预防疾病和消灭疾病的根本措施，如氟化物的应用、糖类饮食的控制、窝沟封闭、牙菌斑控制等措施。

二级预防也称“三早”预防，即早发现、早诊断和早治疗，是防止或减缓疾病发展而采取的措施，比如口腔定期检查所发现的早期牙病的处理、较小龋洞充填及牙周早期治疗等措施。

三级预防也称临床预防，主要是对已经发生的口腔疾病的临床治疗，防止病情恶化，预防并发症和后遗症，比如中龋的充填治疗，牙周病的牙周治疗及牙列缺损的修复等措施。

三、口腔健康教育与促进

口腔健康是人体健康的组成部分，是具有良好的口腔卫生、健全的口腔功能以及没有口腔疾病的状态。WHO 制订的口腔健康标准是“牙齿清洁，无龋洞，无疼痛感，牙龈颜色正常，无出血现象”，要想达到真正意义的口腔健康，就需要具备正确的口腔健康教育。

口腔健康教育是健康教育的一个分支，是以教育的手段促使人们主动采取有利于口腔健康的行为，如通过有效的口腔健康教育计划，进行相关教育活动，通过行为矫正、口腔健康咨询和信息传播等，以达到帮助人们建立口腔健康行为的目的。

口腔健康促进是健康促进的组成部分，包括保证和维护口腔健康所必须的条例、制度与法律，专业人员建议与协助有关职能部门将有限的资源合理分配，支持把口腔预防保健措施纳入发展计划、财政预算和组织培训等促进工作。

四、结语

随着我国经济水平的快速提高，口腔预防医学在口腔医学体系的地位也会越来越重要。口腔一级预防工作的广泛开展，大大降低了牙齿因病缺失的情况，并且减轻了口腔执业医师治疗牙病的工作量。口腔健康教育和促进的快速发展，使人们的口腔保健意识大大提高，减少了患牙病的几率，为身体整体健康水平的提高发挥了重要的作用。

第二节　龋病的预防

龋病已被 WHO 列为心血管病和癌症之后的第三大重点防治疾病。目前公认的龋病病因学说是四联因素学说，是由宿主因素、饮食因素、细菌因素和时间因素相互作用所决定的。因此，针对这些病因，提出了一些有效的预防办法。

一、增强牙齿的抗龋能力

（一）窝沟封闭技术

窝沟封闭技术又称点隙裂沟封闭技术，是指不去除牙体组织，在殆面、颊面或舌面的点隙裂沟涂布一层粘接性树脂，保护牙釉质不受细菌及代谢产物侵蚀，达到预防龋病发生的一种有效防龋方法，窝沟封闭使用的高分子材料称窝沟封闭剂。

1. 窝沟封闭的适应证

（1）窝沟深，特别是可以插入或卡住探针（包括可疑龋）。

（2）对侧同名牙患龋或有患龋倾向，牙萌出后达到牙咬合平面即适宜做窝沟封闭。一般是萌出后 4 年之内，乳磨牙在 3～4 岁，第一恒磨牙 6～7 岁，第二恒磨牙在 11～13 岁为最适宜封闭的年龄。

2. 窝沟封闭的操作方法与步骤

（1）清洁牙面：首先应对窝沟做彻底清洁，方法是在低速手动机上装好锥形小毛刷或橡皮杯，蘸上适量清洁剂刷洗牙面，最后彻底冲洗漱口去除清洁剂，再用尖锐探针清除窝沟中残余的清洁剂。

（2）酸蚀：清洁牙面后即用棉纱球隔湿，将牙面吹干后放置酸蚀剂，酸蚀面积应为接受封闭的范围，一般为牙尖斜面 2/3。恒牙酸蚀的时间为 20～30 秒，乳牙酸蚀 60 秒，注意酸蚀过程中不要擦拭酸蚀牙面。

（3）冲洗和干燥：酸蚀后用蒸馏水彻底冲洗，吹干牙面，酸蚀牙面干燥后呈白色雾状外观。

（4）涂布封闭剂：采用自凝封闭剂时，每次封闭前要取等量 A、B 组分调拌混匀，调拌时要注意掌握速度以免产生气泡，影响固化质量。光固化封闭剂不需调拌，直接取出涂布在牙面上。

（5）固化：自凝封闭剂涂布后 1～2 分钟即可自行固化。光固化封闭剂涂布后，光照 20～40秒。

（6）检查和复查：封闭剂固化后，需用探针进行全面检查，了解粘接情况和固化程度，寻找遗漏或未封闭的窝沟并重新封闭。若咬合过高，应调整咬合。封闭后还应定期（3 个月、半年或 1 年）复查，观察封闭剂保留情况，发现问题应立即处理。

（二）氟化物的应用

1. 氟化物的防龋机制　氟化物可以减少牙釉质及牙本质的溶解度、抑制脱矿和增强早期釉质病损的再矿化、阻止致龋菌代谢产酸、杀灭致龋细菌等，增强牙齿对龋病的抵抗力，缺乏氟牙齿对龋病的易感性增加。因此，在口腔预防保健中，常使用氟化物（如低氟区自来水氟化、使用含氟牙膏、应用防龋涂料等）来有效防龋。这种方法适合在低氟地区使用。

牙齿的主要成分是羟基磷灰石，容易被菌斑中细菌产生的酸所溶解，生成磷酸氢根离子和钙离子而被唾液冲走。而氟离子介入后，通过吸附或离子交换的过程，在组织和牙齿中取代羟基磷灰石的羟基，使之转化为氟磷灰石，在牙齿的表面形成坚硬的保护层，使牙表面的硬度增高，抗酸腐蚀性增强，从而抑制龋病的发生。

2. 氟化物防龋的应用方法　全身应用包括在低氟地区进行饮水氟化、食盐氟化、牛奶氟化和氟片等。局部应用包括龋病易感人群使用含氟牙膏、含氟漱口液、含氟凝胶和含氟泡沫等。其中医用浓度的含氟凝胶和含氟泡沫需要在口腔执业医师指导下进行。当然这些应用都应该在相关政府部门的严格监控及专业人员的指导下进行。

（三）预防性树脂充填

预防性树脂充填针对的是有早期龋发生的点隙窝沟，治疗时仅去除窝沟处的病变牙釉质或牙本质，根据龋损大小，采用酸蚀技术和树脂充填材料充填早期窝沟龋，并在殆面上涂一层封闭剂，这是一种窝沟封闭与窝沟龋充填相结合的预防性措施。

（四）非创伤性修复治疗

非创伤性修复治疗是指使用手用器械清除龋坏组织，然后用有黏结、耐压和耐磨性能较好的新型玻璃离子材料将龋洞充填。ART 技术符合现代预防基本观点，只要求最少的洞形预备，最少的牙体损伤以保存完好的牙体组织，而且操作简单易学，由于不需要复杂的口腔治疗设备，医师可以主动和方便地到患者生活的环境中提供口腔治疗，因此，在医疗条件有限地区具有广阔的发展前景。

二、糖代用品

日常生活中食用的糖类有蔗糖、淀粉和乳糖等，而蔗糖是公认的致龋食物。但许多食物因为口感的原因必须加入糖类，这时为了预防龋病的发生或者糖尿病患者的需要，糖代用品便应运而生了。糖代用品有两类：一类为高甜度代用品，如天冬苯西二肽脂、苯甲酰亚胺和甜叶菊糖等，这些糖比蔗糖甜 20～400 倍，有抑菌作用；另一类为低甜度代用品，如木糖醇、山梨醇、甘露醇和麦芽糖等，目前在市场防龋产品中多采用木糖醇。

三、控制菌斑

牙菌斑是一种细菌菌斑生物膜，为基质包裹的互相黏附或黏附于牙面、牙间或修复体表面的软而未矿化的细菌性群体，它是由大量细菌、细胞间物质、少量白细胞、脱落上皮细胞和食物残屑等组成，不能用漱口或水冲洗的方法将其去除，与龋病和牙周病的发生密切相关。

（一）机械方法

坚持正确刷牙的习惯和方法，选择正确的牙刷，以减少菌斑在牙面上的堆积。

（二）生物方法

选用有效的抗生素或酶制剂，来抑制菌斑的黏附和细菌的生长，有效减少菌斑。

四、其他防龋方法的研究

（一）免疫防龋

就是利用免疫学的原理，通过口服、局部应用或者注射疫苗的方法，让人体产生对抗致龋细菌的抗体，进而有效地预防龋病的发生。

（二）激光防龋

激光可以融化一些牙齿容易患龋的部位，融化的牙釉质形成具有抗酸性的玻璃状物质，增加了牙齿防龋的能力。

（三）替代防龋

是用微生物拮抗的方法将非致龋微生物移植于菌斑内以代替致龋性微生物的抗龋方法。

案例13-1

患者，男性，7岁，小学生。家长带其进行常规口腔检查并征询健康指导。既往体健，无传染病和遗传病史，2个月前因有恒牙萌出，拔除上颌右侧滞留乳侧切牙。检查：拔牙创愈合良好，替换的恒牙正常萌出，全口牙齿清洁度良好，无龋坏，牙龈颜色正常，4个第一磨牙萌出位置正常，𬌗面发育沟明显，咬合关系正常。

问题与思考

1. 此时应进行什么最有效的防龋预防措施？
2. 通过学习到的知识，谈一下自己对窝沟封闭治疗的理解。
3. 治疗完成后需要对患者进行哪些适合的健康指导？

五、龋病的三级预防

一级预防是进行口腔健康教育、控制及消除危险因素和实行预防措施；二级预防是早期诊断和早期处理，包括定期检查发现并确定早期病变，及时做早期充填等治疗；三级预防是防止龋病的并发症，阻止炎症向牙槽骨、颌骨深部扩展，防止牙槽脓肿及颌面化脓感染及全身感染和恢复牙齿功能。

由于龋病是多因素联合作用的结果，因此，预防龋病应该采取以上综合性防龋措施，既要控制菌斑、增强宿主抗龋能力，又要建立起合理的饮食习惯和良好的口腔卫生习惯，只有这样做才是降低人群龋病发生率的有效途径。

第三节 牙周病的预防

牙周病是指发生在牙齿支持组织（牙周组织）的疾病，牙周病的病因包括局部因素和全身因素，一般来说全身因素在牙周病的发展中属于促进因子，全身因素可以降低或改变牙周组织对外来刺激的抵抗力，使之易于患病，绝大部分的患者局部因素更为重要，最常见的局部因素有牙菌斑、牙石和创伤性咬合等。当牙菌斑靠近牙龈时，细菌产生的毒素和其他有害物质会刺激牙龈，产生炎症，即牙龈炎。如果不加控制，任其发展，牙龈炎有可能会发展为不可逆的牙周炎，所以说牙周病的始动因素是牙菌斑。因此，有效预防牙周病也要从这些因素着手。

一、控制菌斑

牙周炎患者除了在治疗中彻底去除牙面的菌斑和牙石外，还需要进行自我菌斑控制。保健方法与龋病控制菌斑方法类似，坚持每天正确的刷牙习惯和方法，选择正确的牙刷和牙间刷，以减少菌斑在牙面上的堆积。使用牙线和其他工具如家用冲洗器，用于日常的口腔冲洗，有利于清除牙刷等措施不易到达的部位。如果有较深牙周袋的形成，由于菌斑潜藏较深，预防起来就需要借助特殊的牙周袋清洁工具和局部用药来进行处理了。控制菌斑的具体方法见自我保健部分。

二、清除牙石

牙石是一种沉积于牙面的矿化或正在矿化的菌斑及软垢，是由唾液或龈沟液中的钙盐等无机盐逐渐沉积而成，形成后不易除去。根据其沉积的部位，以龈缘为界，可分为龈上牙石和龈下牙石，牙石对牙龈具有较强的破坏作用，是牙周炎和口臭的主要原因之一，去除牙石的方法是针对龈上牙石采用的洁治术和针对龈下牙石采用的刮治术，这些方法需要口腔执业医师操作进行。方法见第四章。

三、控制相关局部因素

（一）改善食物嵌塞

食物嵌塞有两种：垂直型和水平型。垂直食物嵌塞一般是由牙齿形态或者位置不当导致，可以通过选磨法重建食物溢出沟，恢复牙的生理外形来缓解，水平食物嵌塞可以通过用牙线、牙签剔除嵌塞的食物来解决。

（二）纠正不良习惯

纠正吸烟、酗酒和从不漱口刷牙的习惯，对刷牙力量过大及剔牙力量过大也要注意避免。

（三）矫治错𬌗畸形

对于有错𬌗畸形的儿童和年轻人，应主动宣传指导其进行正畸治疗，对于中老年人因错𬌗畸形导致的牙周炎，应联合正畸科制订最有益患者的治疗方案。

（四）积极治疗龋病和处理乳恒牙替换障碍

防止因龋病和乳恒牙替换障碍而导致的牙周损害。

（五）制作良好的修复体

在修复牙体或者牙齿缺损时，应该遵循恢复生理外形，避免引起牙周损害的原则。

（六）消除创伤性咬合和调𬌗

咬合时若咬合力过大或方向异常，超越了牙周组织所能承受的𬌗力，致使牙周组织发生损伤，称为创伤性咬合，通过认真调𬌗后，消除了咬合创伤，使局部牙周炎症状迅速缓解，对于夜磨牙情况应该指导患者进行积极治疗。

案例13-2

对北京某小学进行口腔健康普查时，调查了632人，其中男生330人，女生302人。调查内容是口腔菌斑情况和牙龈健康情况。方法是采用菌斑显示剂和口腔局部检查。结果显示：

1. 菌斑百分率：≤10%者为126人，其中男生70人，女生56人。≤20%且>10%者为318人，其中男生165人，女生153人。>20%者为188人，其中男生95人，女生93人。

2. 牙龈指数：0者为110人，其中男生50人，女生60人。1者为419人，其中男生229人，女生190人。2者为91人，其中男生43人，女生48人。3者为12人，其中男生8人，女生4人。

结果分析：经过统计学分析，该校学生牙周情况处于牙龈炎轻度流行状态，牙菌斑情况处于基本被控制状态，无明显性别差异。

问题与思考

1. 对此人群应给予什么预防建议？
2. 什么原因导致了牙齿上牙菌斑的发生？
3. 现阶段最好的处理方法有哪些？
4. 今后该校学生需要进行哪些适合的健康指导？

四、牙周病的三级预防

一级预防是在牙周组织受到损害前防止致病因素的侵袭，或致病因素已侵袭到牙周，但尚未引起牙周病损前立即将其去除，包括对大众进行口腔健康教育和指导，清除菌斑和其他有害刺激因子；二级预防是早期诊断和早期处理，包括治疗龈炎和早期牙周病，采用清除牙石和洁治等；三级预防是指到了牙周病中晚期，进行刮治、松牙固定术、牙周手术和修复正畸等。

第四节 其他口腔疾病的预防

一、口腔癌的预防

口腔癌是指发生于唇、舌、牙龈、口底、颊和腭部黏膜的癌症，是世界上六种最常见的癌症之一，而在发展中国家，为男性常见癌症的第 3 位，女性的第 4 位。口腔癌的危险因素包括不良生活习惯，如长期大量吸烟和饮酒、长期咀嚼槟榔等粗糙食物、光辐射及放射辐射、长期口腔感染与局部刺激等等。由于口腔癌比其他部位的癌易转移、治疗花费大、预后差和直接威胁生命等原因，近年来受到普遍的重视。

（一）增强预防口腔癌的健康教育

1. 减少致病因素　在致癌因素中，烟草是重要的癌症诱发物，因此，应积极宣传戒烟，鼓励公众不要染上吸烟习惯。还要开展戒酒和减少咀嚼槟榔的不良习惯，同时注意对光辐射的防护，防止唇部长时间的直接日照，还要避免口腔内的不良刺激，拔除残根，及时处理残冠和调磨锐利的牙尖，注意消除义齿锐利的边缘等，防止这些因素对软组织的损伤。

2. 提高公众对口腔癌警告标志的认识，口腔癌的警告标志如下：

（1）口腔内的溃疡，2 周以上尚未愈合。

（2）口腔黏膜有白色、红色和发暗的斑。

（3）口腔与颈部有不正常的肿胀和淋巴结肿大。

（4）口腔反复出血，出血原因不明。

（5）面部、口腔、咽部和颈部有不明原因的麻木与疼痛。

（二）定期口腔检查

定期检查是为了早期发现，并提高早期治疗率，定期检查的对象主要包括 40 岁以上的长期吸烟者，吸烟量在每日 20 支以上者，既吸烟又有饮酒习惯者，因烟酒刺激口腔已有白斑者以及长期有咀嚼槟榔习惯者，定期检查至少半年检查一次，同时也可以指导高危人群学习自我检查，如果发现头颈部的异常情况，应及时就医进一步明确诊断。

（三）卫生行政部门协同其他政府部门，制定控烟、控酒和防止环境污染的政策措施，增进公众健康水平。

二、错𬌗畸形的预防

错𬌗畸形是指在儿童生长发育过程中，由先天的遗传因素或后天的环境因素，如疾病、口腔不良习惯、替牙障碍等，也可在生长发育后因外伤和牙周病等原因造成的牙齿排列不齐、上下牙弓𬌗关系异常、颌骨大小形态位置的异常或面部畸形等称为错𬌗畸形。

错𬌗畸形的形成因素和机制是错综复杂的，其发生过程可能由单一因素及单一机制在起作用，也可能是多种因素或多种机制共同作用的结果。错𬌗畸形的病因可分为内在的遗传因素和外界的环境因素。有许多错𬌗畸形是可以通过以下方法加以预防的。

（一）消除可能导致错𬌗畸形的疾病因素

妊娠期母体的营养不良或患病会造成胎儿牙颌面发育不良或发育异常。儿童时期的一些急、慢性疾病能影响牙、颌、面及全身的生长发育。如：维生素 D 缺乏引起钙磷代谢障碍，而致颌骨、牙弓发育畸形，临床上常呈下颌前突、下颌角大、前牙开𬌗、牙列拥挤等错𬌗表现。又如甲状腺功能减退、垂体性巨大症等内分泌疾病也均可引起错𬌗畸形，因此，积极预防治疗这些相关疾病便可以有效地防止错𬌗畸形的发生。

（二）破除口腔不良习惯

包括吮指习惯、吐舌习惯、口呼吸习惯、偏侧咀嚼习惯等，具体的矫治方法详见第十一章第六节。

（三）儿童替牙期错𬌗畸形的预防

如乳牙早失和乳牙滞留，会造成恒牙延迟萌出或错位萌出，又如额外牙和先天缺失牙等，也均会造成错𬌗畸形，因此，应积极做好定期口腔检查工作，消除因替牙期问题带来的错𬌗畸形的发生。详见第十一章第六节。

第五节　自我口腔保健方法

一、漱口

漱口是常用清洁口腔的方法。通过漱口可清除食物残渣和保持口腔清洁。当口腔内有感染时，可以根据口腔执业医师的指导，应用相应的药物漱口液漱口，帮助减少口腔内致病微生物的生长繁殖，起到一定的辅助治疗作用。需要特别指出的是，漱口并不能替代刷牙，因为漱口不能有效地清除已经形成的牙菌斑。

知识链接

长期使用抗生素漱口水会造成口腔内的正常菌群失调，使味蕾的味觉降低，并抑制唾液的分泌，造成口干、灼痛等不适症状，严重的还可能出现口腔真菌感染，因此，抗生素漱口水需要在口腔执业医师的指导下有选择地使用，并且不能自行长期使用。

（一）漱口的作用

1. 防龋作用　清除食物残渣和部分松动的软垢，能够减少儿童龋和老年人根龋的发生，对于龋病高危人群效果明显。

2. 减少口腔致病微生物的数量，作为减轻牙龈炎的一种辅助措施。

3. 口腔内如有感染，可根据口腔执业医师的处方，应用药物漱口剂含漱，起到消除感染，促进创口愈合的作用。

（二）漱口的方法

1. 漱口时间及漱口液用量　通常为饭后漱口，每天2～3次，每次含温水适量，不宜过多，用力鼓漱，随后吐出。如要应用药物漱口液，则先常规漱口后，取适量药液含于口中，按药物说明书指导进行含漱即可。

2. 漱口的具体步骤　漱口时将适量的温水含入口内，紧闭嘴唇，上下牙稍微张开，鼓动两颊及唇部，使液体通过牙间隙，充分接触各个牙面、牙龈及口腔黏膜，反复数次后将漱口水吐出，若戴有活动义齿，应先取下义齿后再漱口。

二、刷牙

刷牙是自我口腔卫生保健的重要方法，如果刷牙方法不正确，不仅达不到清洁牙齿的目的，还可损伤牙齿及牙周组织，导致牙齿的楔状缺损、牙龈退缩和牙槽骨的吸收，因此，养成良好的刷牙习惯，掌握正确刷牙方法是非常重要的。

（一）牙刷的选择

选择时注意牙刷的刷头不宜过大，刷毛应该柔软一些较好，儿童应该选择专用的儿童牙刷，老人和牙周病患者可以选用一些专用的牙刷，口腔内有义齿或带有矫正器者应在口腔执业医师的指导下选择特制的牙刷。

（二）牙刷的保护

如果牙刷保护不当，便会被细菌污染而导致危害口腔健康，引发疾病，因此，每次刷牙结束后，要用清水冲洗干净牙刷，并将刷毛甩干，然后将牙刷头向上放入杯中，自然风干，牙刷应用通常3个月左右或发现刷毛弯曲后就要及时更换牙刷。

（三）牙膏的选择

目前尚无彻底防治龋病的及牙周病的特效牙膏，选择牙膏主要依据个人喜好，经济状况及某些特殊需要，建议不易长期使用单一的药物牙膏，另外对于龋病和牙周病高危人群可以选择专门的防龋及牙周病的牙膏。

（四）刷牙方法

刷牙方法有很多种，但是没有一种方法可适合所有人，根据每个人的具体情况选择刷牙方法。有效刷牙要做到牙齿的各个部位都刷到，每次三分钟左右，每天至少刷牙两次，特别是晚上睡觉前刷牙更为重要，下面就介绍几种国际上公认的刷牙方法。

1. 巴斯刷牙法　即Bass法，也称水平颤动法，是一种有效清除龈缘附近及龈沟内菌斑的方法，此部位的清洁对控制牙龈与牙周感染最为重要。选用此种方法刷牙，必须使用软毛牙刷。方法要点如下：

将刷头放于牙颈部，毛束与牙面成45°角，毛端向着根尖方向，轻轻加压，使毛束末端一部分进入龈沟，一部分在沟外并进入邻面。牙刷在原位作近、远中方向水平颤动多次，颤动时牙刷移动仅约1mm，可将龈缘附近及邻面的菌斑揉碎并从牙面除去。在刷上下前牙的舌面时，可将牙刷头竖起，以刷头的后部接触近龈缘处的牙面，做上下的颤动。依次移动牙刷到邻近的牙齿，重复同样的动作。

全口牙齿应按一定顺序刷，不要遗漏，并保证刷到每个牙面。每次移动牙刷时应有适当重叠以免遗漏牙面，尤其是牙列的舌、腭面也应刷到。

2. 圆弧刷牙法　这种方法最易为年幼儿童学习理解和掌握，刷牙要领是在闭颌状态下牙刷进入颊间隙，刷毛轻度接触上颌最后磨牙的牙龈区，用较快和较宽的圆弧动作，用很少的压力从上颌牙龈拖拉至下颌牙龈，在刷前牙区时，前牙切端相互接触，作连续的圆弧形颤动，舌侧面与腭侧面需往返颤动，由上颌牙弓到下颌牙弓顺序操作。

三、牙齿邻面的清洁

一般的刷牙方法只能清除菌斑的70%左右，在牙齿的邻面常余留菌斑，需要用以下方法来辅助清除。

1. 牙线　用牙线清除牙齿邻面的菌斑，是最有效的方法，适用于牙间乳头无明显退缩的牙间隙。

方法是取一段长为15～20cm的牙线，两端分别绕在中指上，用双手的示指和拇指将牙线绷紧，两指间相距1.0～1.5cm，将牙线轻轻从𬌗面通过两牙之间的接触点，可采用颊、舌向拉锯式动作，通过牙接触点。将牙线紧贴一侧牙面的颈部，使牙线与牙面较大面积接触，可贴紧牙面进入龈缘以下。然后将牙线由龈沟向切（𬌗）方移动，“刮除”牙面上的菌斑。每个邻面重复3～4次。再将牙线包绕该牙间隙中的另一侧牙面，重复上述动作。再移至另一个牙间隙处，重复上述操作，依次逐个将全口牙齿的邻面菌斑彻底清除，包括最后一个磨牙的远中面。其间可用清水漱口，漱去被“刮下”的菌斑。

2. 牙签　可用牙签来清洁邻面菌斑和根分叉区，适用于牙间龈乳头退缩或牙间隙增大时。不适于无牙龈乳头退缩者。应选用硬质木制或塑料的光滑无毛刺的牙签，用牙签的侧面将邻间隙两侧的牙（根）面上的菌斑“刮”净。注意不要损伤牙龈，不能用于牙间乳头完好处。

3. 牙间隙刷　适用于牙龈退缩患者，专刷牙间隙牙（根）面的菌斑。尤其是牙邻面外形不规则或有凹面时，牙间隙刷较牙签更利于去除菌斑；还适用于根分叉贯通病变的患牙。

牙间隙刷的刷头为金属丝，其四周附带有柔软的刷毛，有不同粗细的型号。使用时进入牙间隙水平拉动即可。但要注意在插入有困难时，不宜勉强进入，以免损伤牙龈。

其他工具如锥形橡皮尖及牙线夹等均为清洁邻面和按摩牙间乳头的良好工具，还有家用冲洗器等均可帮助清除菌斑，可指导患者选择应用。

四、无糖口香糖

按国际惯例，无糖食品是指不含糖即不含蔗糖（甘蔗糖和甜菜糖）和淀粉糖（葡萄糖、麦芽糖、果葡糖）的食品，但是无糖食品可以含有食糖属性的食糖替代品，如糖醇（包括木糖醇、山梨醇、麦芽糖醇、甘露醇等），目前在我国已经批准列入使用卫生标准的食糖替代品有麦芽糖醇、山梨醇、木糖醇和乳糖醇等。

现在许多无糖口香糖中的甜味一般都应用的是木糖醇，这些口香糖不仅可以清除口腔中的异味，还能减轻口腔中酸的浓度，甚至在一定程度上降低龋齿的发生率，木糖醇虽然有和蔗糖相仿的甜度，但木糖醇不像蔗糖那样，吃多了会使牙齿长龋齿，但也有研究指出，嚼无糖口香糖可以作为一种预防措施，但不能被推荐代替刷牙和看牙病等基本的牙齿保健方式。

第六节　社区口腔卫生保健

口腔卫生保健是卫生事业的一部分，是综合保健包括初级保健的一部分，口腔卫生保健工作的重点应该在基层、在社区，因此，应努力加强基层口腔卫生保健，逐步增加基层口腔保健网点，依托社区搞好基层口腔卫生保健，口腔疾病群防群治应纳入各地经济和社会发展计划，努力减少贫富差距所引起的口腔健康状况的差别。

1989 年，在我国由卫生部、教委等部委联合签署，确定每年的 9 月 20 日为全国爱牙日，宗旨是通过爱牙日活动，广泛动员社会的力量，在群众中进行牙病防治知识的普及教育，增强口腔健康观念和自我口腔保健的意识，建立口腔保健行为，从而提高全民族的口腔健康水平。由于建立爱牙日是我国政府加强口腔预防保健工作和落实预防为主方针的一项重要举措，因此，注重社区口腔卫生保健工作意义重大。

知识链接

WHO 于 1974 年集合社区卫生护理界的专家，共同界定适用于社区卫生作用的社区定义："社区是指一固定的地理区域范围内的社会团体，其成员有着共同的兴趣，彼此认识且互相来往，行使社会功能，创造社会规范，形成特有的价值体系和社会福利事业。每个成员均经由家庭、近邻、社区而融入更大的社区。"

一、社区口腔卫生保健的定义

社区口腔卫生保健是以一定社区人群的口腔健康状况改善与提高为目标，以生物、心理、社区三维结构的医学模式概念为基础，以社区的社会经济与文化为背景，从社区的实际需要出发，以三级医疗保健网为依托，以初级卫生保健为基本途径，以社区群体预防为主要策略，建立并逐步发展县、乡、村或区、街道、委员会或与之相应的三级口腔卫生保健网，并通过社区试点研究，建立、发展和完善一个社区的口腔卫生保健服务提供系统，实现社区人人享有最基本的口腔卫生保健目标。

二、社区口腔医生的形成

为解决我国广大人民群众方便就医问题，2012 年 7 月 7 日《国务院关于建立全科医生制度的指导意见》公布，意见指出，到 2020 年，我国将初步建立起全科医生制度，基本实现城乡每万名居民有 2～3 名合格的全科医生，基本适应人民群众基本医疗卫生服务需求。建立全科医生制度，逐步形成以全科医生为主体的基层医疗卫生队伍，是医药卫生体制改革的重要内容，对于提高基层医疗卫生服务水平，缓解人民群众"看病难、看病贵"，具有重要意义。

在这种理念的指导下，北京市在 2007 年开展了社区口腔医生资格考试，逐步开始规范化和系统化考核管理基层医院和社区医院的口腔医生，旨在建立口腔预防保健的基层专业医疗卫生队伍，缓解人民群众“看牙难”的问题，为逐步有计划地建立起以社区为主导的牙病初级预防保健体系具有重要的意义。

三、社区口腔卫生保健的意义

由于我国人口众多，需要治疗和进行预防保健的牙病患者众多，所以未来要以社区口腔医师为骨干，合理使用社区资源和适宜技术，以人的健康为中心、家庭为单位、社区为范围、需求为导向，以妇女、儿童、老年人、慢性患者和残疾人等为重点，以解决社区主要口腔卫生问题，满足基本口腔卫生服务需求为目标，融预防、医疗、保健、康复和健康教育等为一体的，提供有效、经济、方便、综合和连续的基层口腔卫生服务。

根据口腔疾病的发展情况，可将社区口腔预防保健工作分为三级。一级预防又称初级预防或病因预防，以病因预防为主，针对致病因子和提高牙齿抵抗力采取措施。强调自我保健，健康教育，防护措施。例如在社区做好口腔健康讲座，宣传和指导口腔预防保健知识，对适龄儿童进行窝沟封闭等。二级预防又称三早预防，即早发现、早诊断、早治疗。此级预防是在口腔疾病的早期，及时采取措施，阻止疾病的进展。例如在社区做好口腔基本情况登记汇总工作，定期组织社区居民进行口腔检查，对发现的早期病变进行及时治疗，对治疗完成的病员进行定时回访。三级预防是在疾病已发展到较严重的程度或晚期时，为防止伤残和康复功能，采取的对症治疗。例如，对社区中发现的龋病和牙周病中晚期的患者，为防止疾病的进展而采用的对症治疗措施，对缺牙患者进行义齿的及时修复等。

总之，社区口腔卫生保健作为应对口腔疾病预防保健和治疗的第一道有效防线，担负起了重要的作用，为全民逐步享有专业化的口腔预防保健和服务奠定了坚实的基础。

（岳　炜）

思考题

1. 什么是口腔疾病的三级预防？
2. 说出两种增强牙齿的抗龋能力的预防方法。
3. 简述牙周病的预防方法。
4. 简述口腔癌的预防方法。
5. 简述错䶪畸形的预防方法。

中文专业词汇索引

J

K

L

M

N

Z

主要参考文献

于世凤，高岩．口腔组织学与病理学．1版．北京：北京大学医学出版社，2005.

谢秋菲．牙体解剖与口腔生理学．1版．北京：北京大学医学出版社，2005.

邓辉．儿童口腔医学．1版．北京：北京大学医学出版社，2005.

樊明文，周学东．牙体牙髓病学．4版．北京：人民卫生出版社，2012.

赵士杰，皮昕．口腔颌面部解剖学．2版．北京：北京大学医学出版社，2013.

孟焕新．牙周病学．4版．北京：人民卫生出版社，2012.

曹采方．临床牙周病学．北京：北京大学医学出版社，2006.

张志愿，俞光岩．口腔颌面外科学．7版．北京：人民卫生出版社，2012.

冯海兰，徐军．口腔修复学．1版．北京：北京大学医学出版社，2005：128－133.

赵依民．口腔修复学．7版．北京：人民卫生出版社，2013：192－193，238－264，304－311，341－345.

葛立宏．儿童口腔医学．4版．北京：人民卫生出版社，2012.

姬爱平．口腔急诊常见疾病诊疗手册．1版．北京：北京大学医学出版社，2013.

张志愿，俞光岩．口腔科学．8版．北京：人民卫生出版社，2013：227－233.

邓峰．口腔医学．1版．南京：江苏科学技术出版社，2013：179－185.

胡德渝．口腔预防医学．6版．北京：人民卫生出版社，2012.

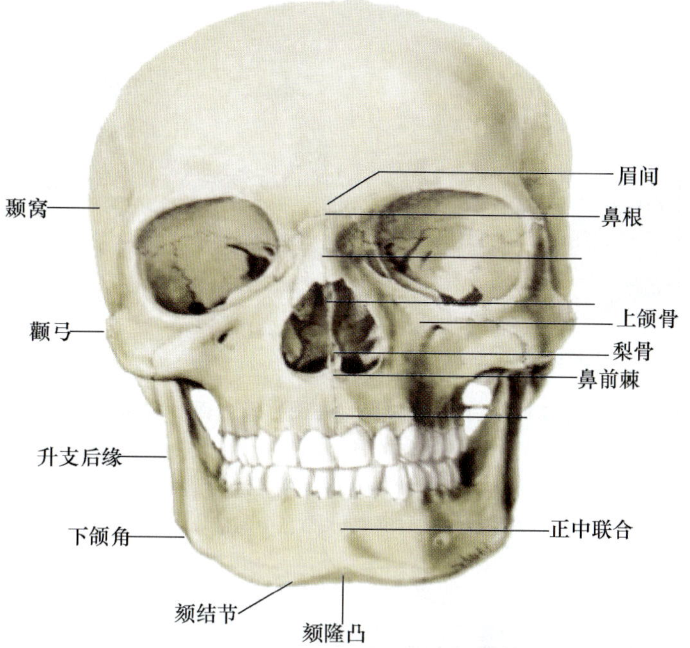

图 1－5　颅骨正面观

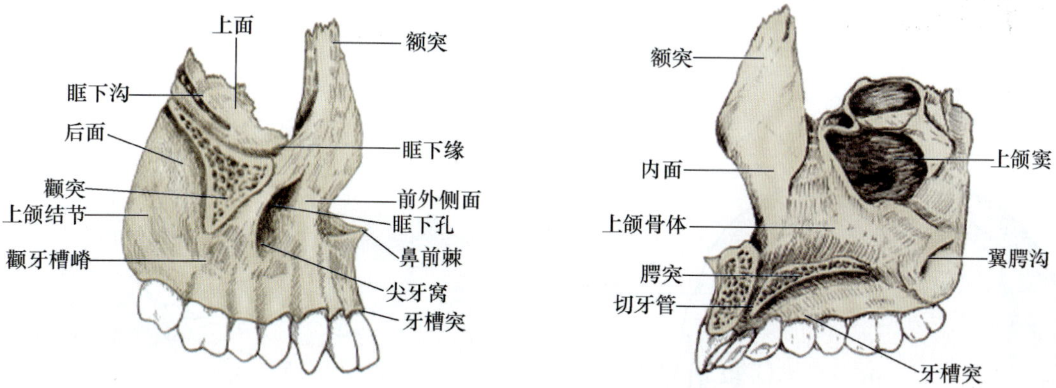

图 1－6　上颌骨前外侧面（左图）及内侧面（右图）

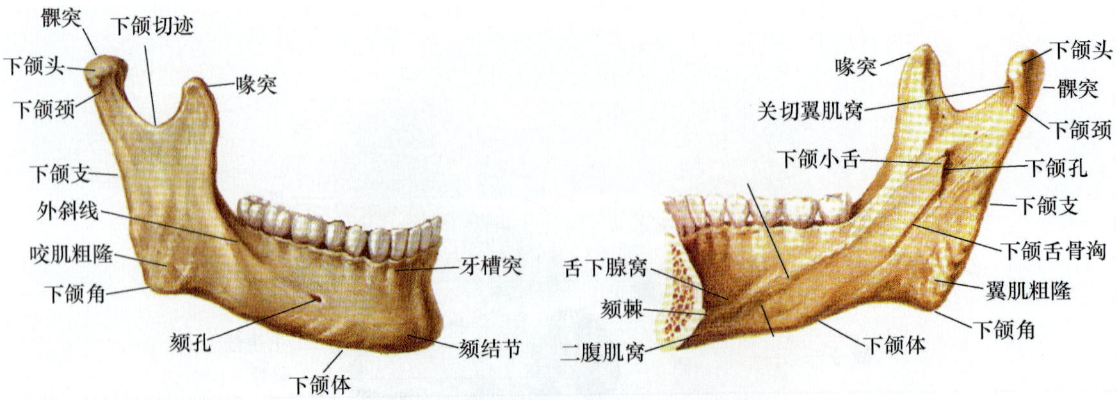

图 1－7　下颌骨外面（左图）及内面（右图）

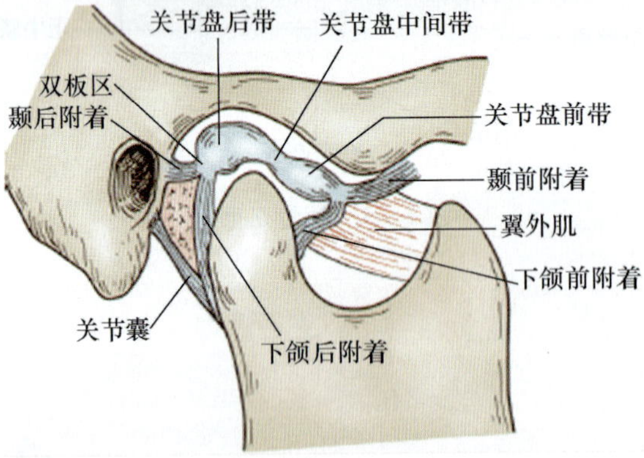

图 1－8　颞下颌关节

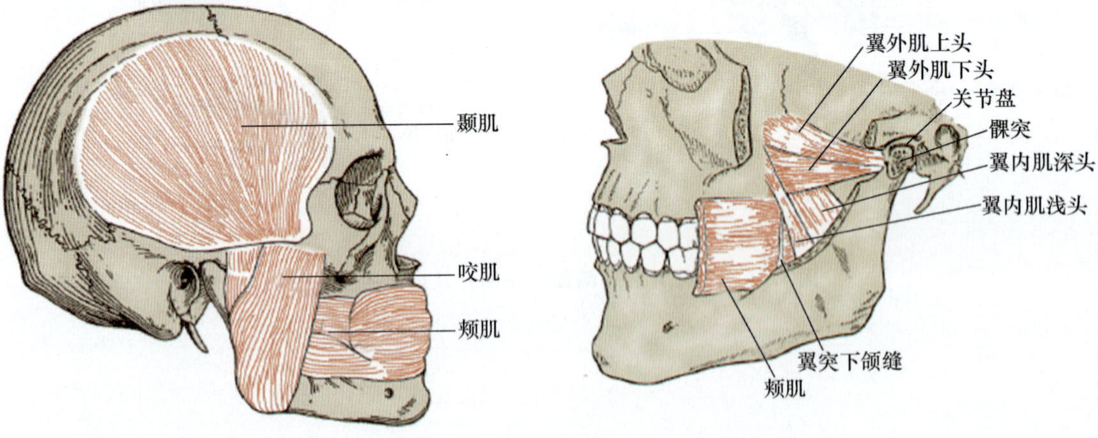

图 1－9　咀嚼肌

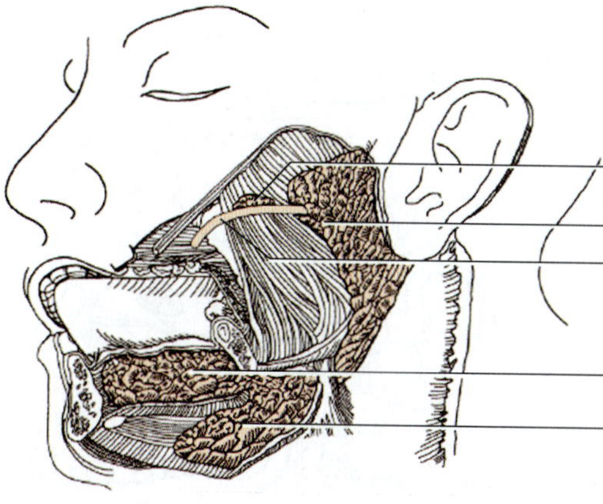

图 1－10 唾液腺

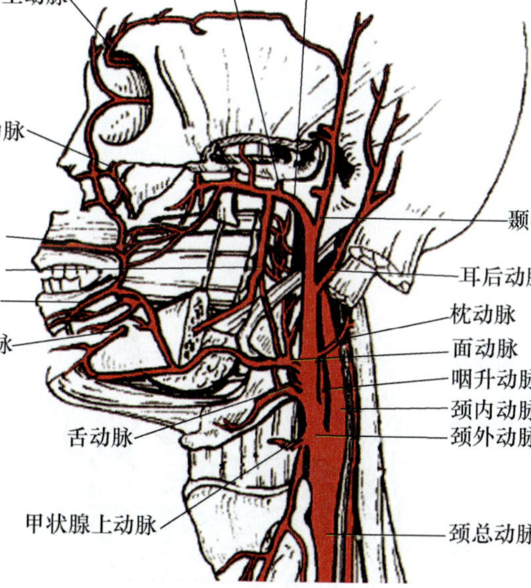

图 1－11 颌面部动脉

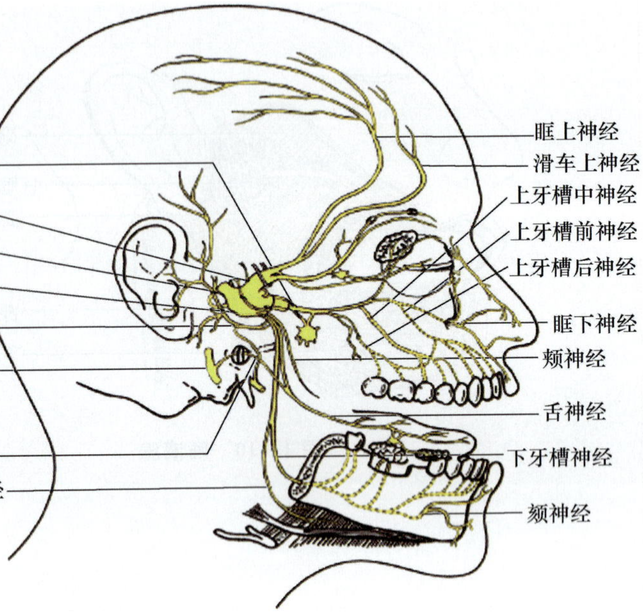

图 1－12　三叉神经

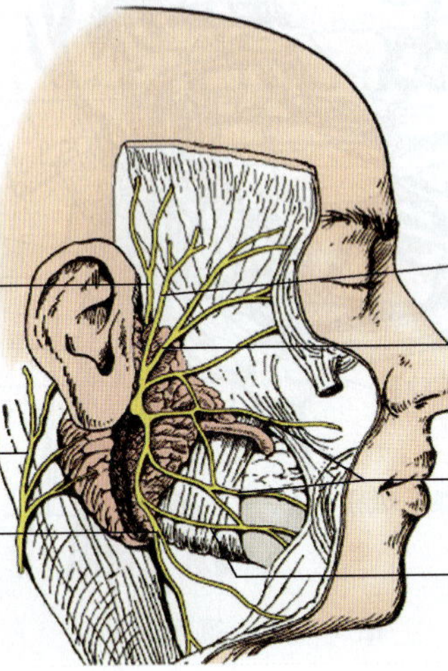

图 1－13　面神经

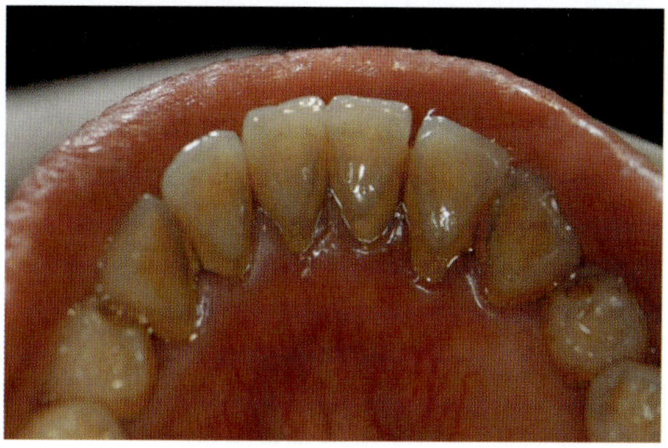

图 4-2　龈上牙石

牙面和牙颈部上的浅黄色附着物为龈上牙石

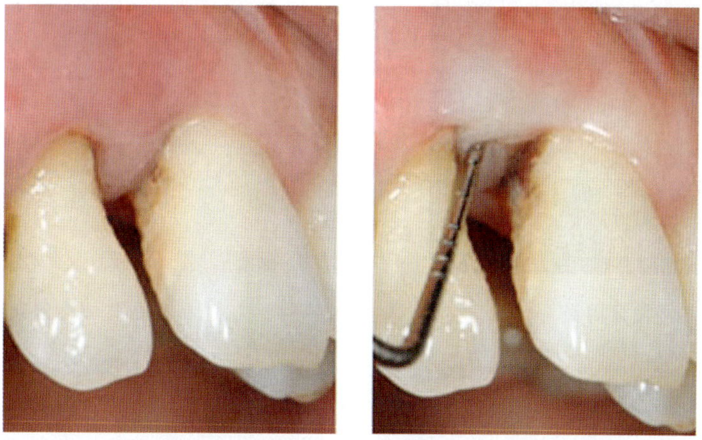

图 4-3　龈下牙石

用探针将龈缘从牙面分开，可见根面上的龈下牙石

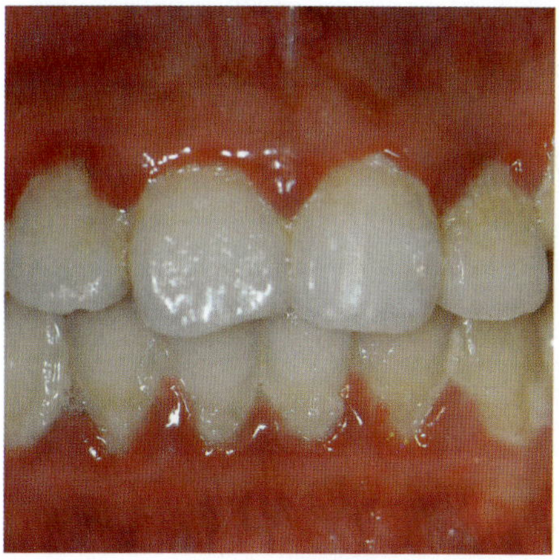

图 4-4　慢性龈炎

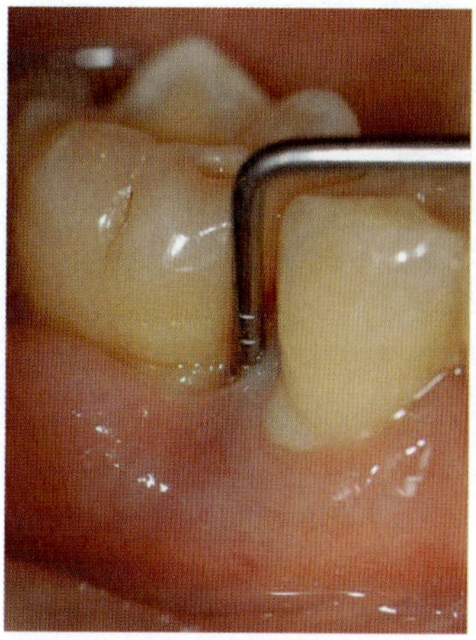

图 4-5　牙周袋和附着丧失

牙周探针探入牙周袋，袋底位于釉牙骨质界的根方 8mm，附着丧失 8mm

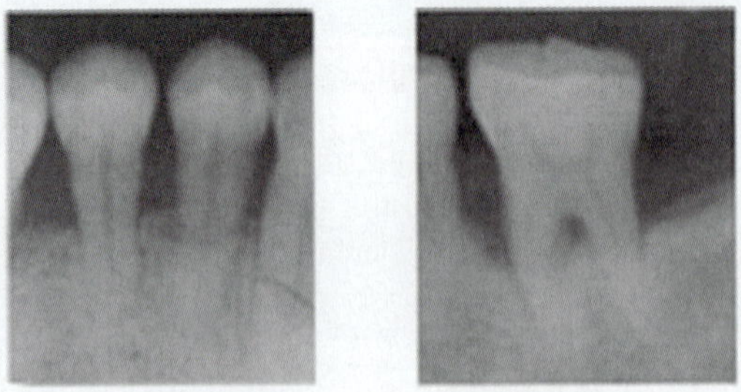

水平型骨吸收　　垂直型骨吸收

图 4-6　牙槽骨吸收

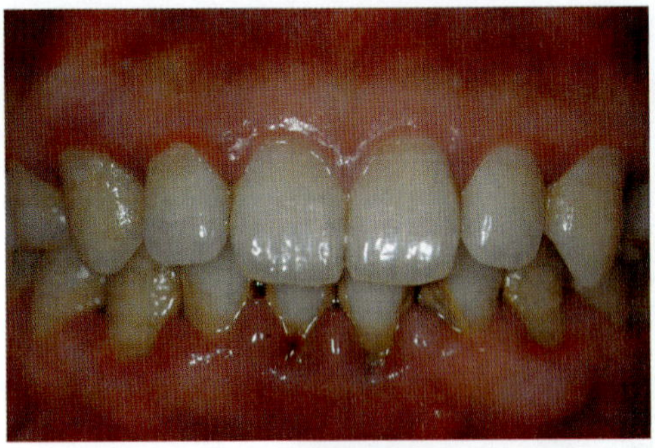

图 4-7　慢性牙周炎

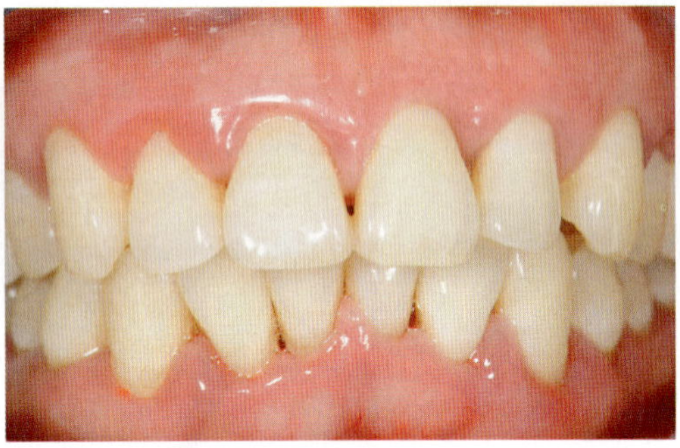

图 4-8　侵袭性牙周炎

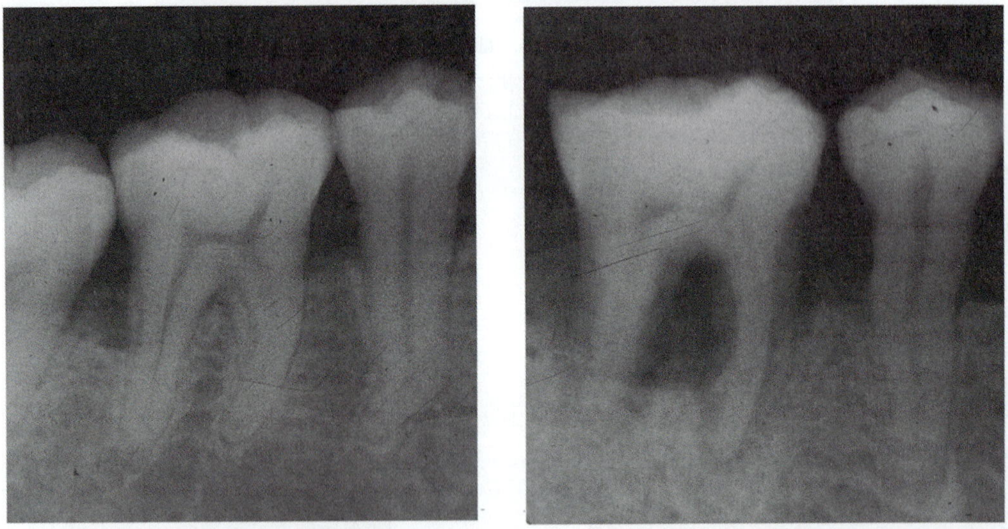

图 4-9　根分叉病变的 X 线表现

左：Ⅱ度根分叉病变-分叉区牙周膜增宽；右：Ⅲ或Ⅳ根分叉病变-根分叉区为透影区

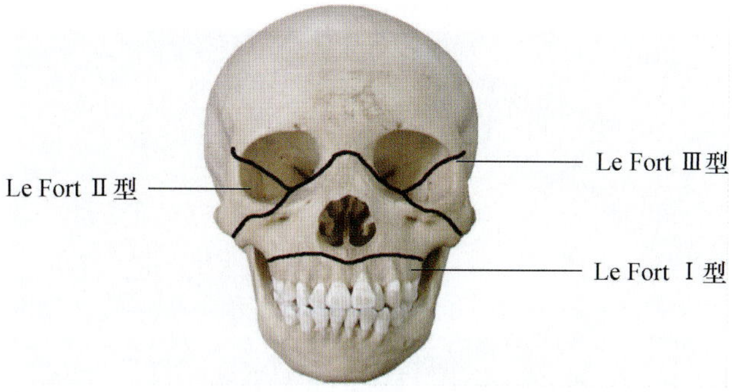

图 8－4　上颌骨骨折 Le Fort 分型

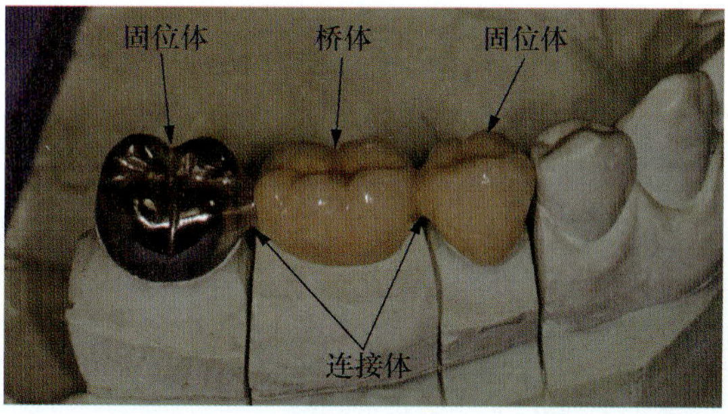

图 10－1　固定义齿的组成

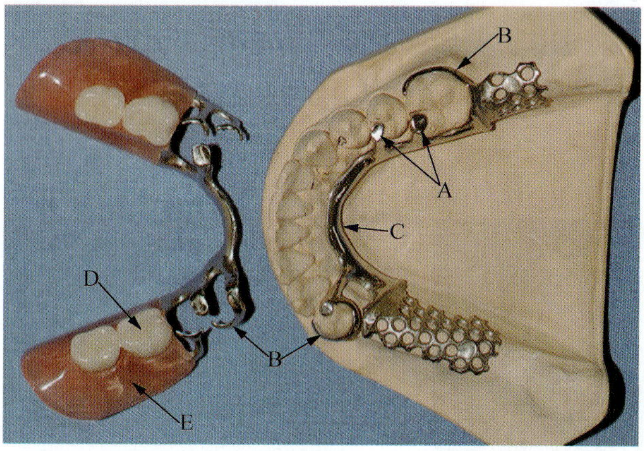

图 10－2　可摘局部义齿的组成

A. 支托　B. 固位体　C. 连接体　D. 人工牙　E. 基托

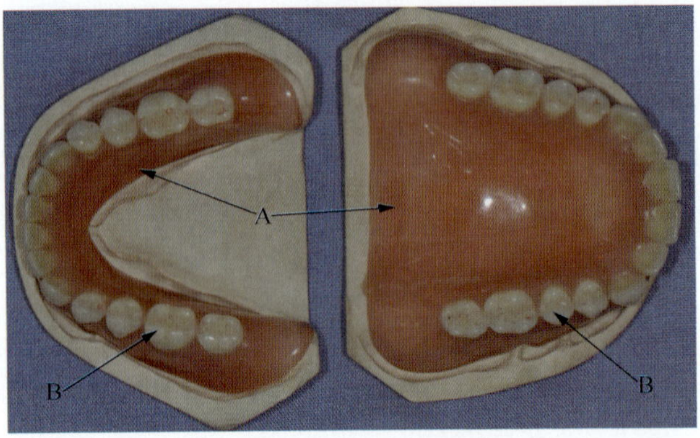

图 10－3　全口义齿的组成

A. 基托　B. 人工牙

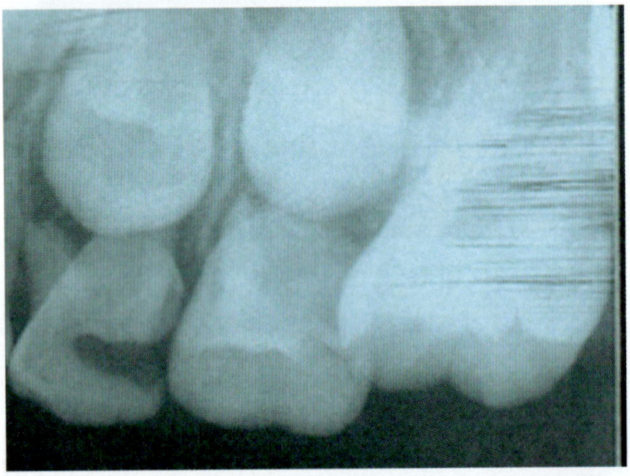

图 11－4　异位萌出

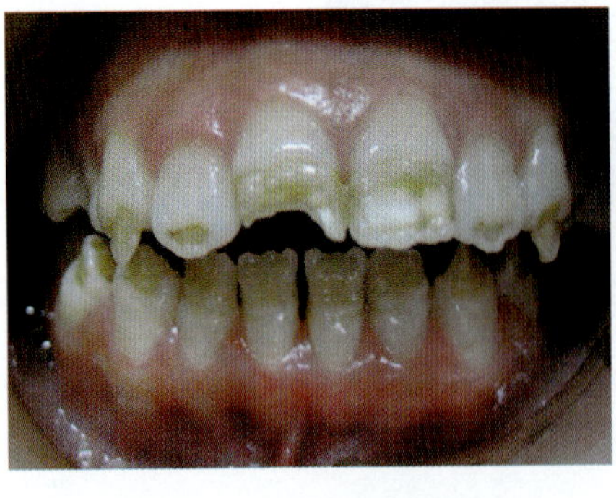

图 12－1　釉质发育不全

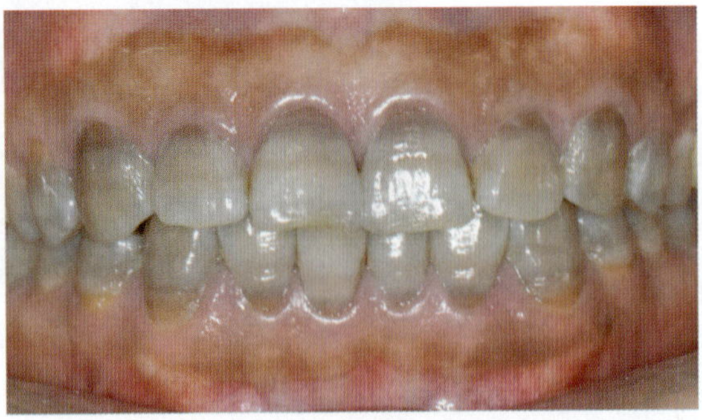

图 12－2　中度四环素牙

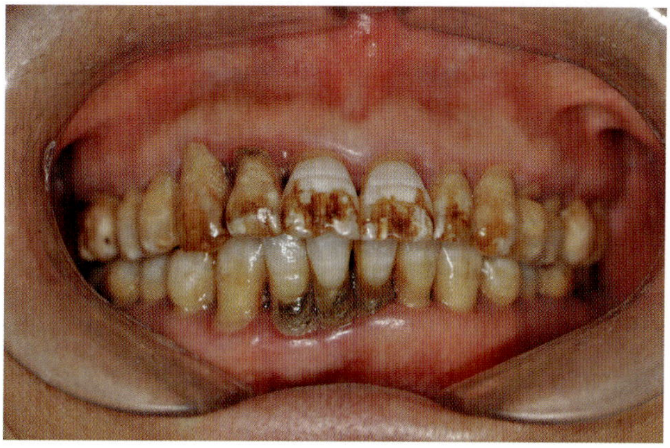

图 12－3　氟牙症

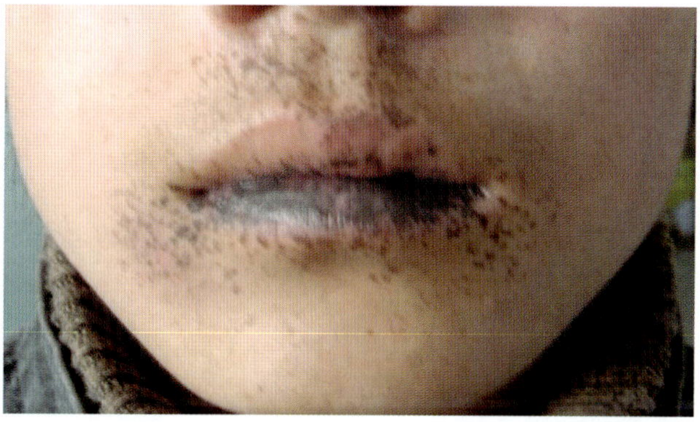

图 12－5　色素沉着-肠息肉综合征，口周皮肤、黏膜色素沉着